KB096122

왜
아
플
까

이 책 목적은 정보를 제공하는 것일 뿐, 전문가의 의학적인 조언을 대신하기 위한 것은 아닙니다. 저자와 출판사는 이 책에 포함된 정보를 사용함으로써 직접 또는 간접적으로 발생하는 모든 책임을 지지 않습니다. 특정 의료 상황에 대해서는 의료 전문가와 상담해야 합니다. 또한 이 책에 언급된 어떤 제품도 저자나 출판사의 제품 보증을 의미하지 않습니다.

WHY WE GET SICK

왜 아플까

벤저민 빅먼 지음
황성혁 감수
이영래 옮김

북드림

만성질환에서 벗어나려면 생활 습관을 바꿔라

우리는 매년 건강 검진을 받고, 그 결과 혈액 검사 수치가 정상 범위를 벗어나거나 내시경 또는 초음파/방사선 검사상에 이상 소견이 발견되면 병원에선 그에 대한 치료를 권한다. 하지만 검사를 통해서 얻을 수 있는 이상 소견은 병증을 감별하기 위한 목적이기 때문에 예방과는 차이가 있다.

나는 안과 의사로 백내장 수술과 어린이 진료 등이 주요 업무이지만 안구 건조증, 노안, 당뇨병성 망막증, 황반 변성과 같은 여러 망막 질환, 녹내장과 같은 질환도 진료를 한다. 수술 외 안과적 문제로 인해 병원을 찾는 환자는 많지만, 나 역시 처음에는 이런 질환의 원인을 깊이 생각하지 않은 채 해당 질환에 맞는 약물을 처방할 뿐이었다. 경험이 쌓이면서 '대체 이 질환들이 어디서 기인했을까, 환자들의 고통을 줄일 수 있는 방법은 없을까'를 고민하며 원인을 하나둘 파헤쳐 보기 시작했다.

그 결과 안과 관련 여러 증상과 질환이 몸의 전체적인 대사와 연관되어 있으며 눈이라는 장기는 몸에서 가장 특수한 목적으로 분화된 여러 세포의 집합체여서 그만큼 염증이나 활성 산소에 취약하다는 사실을 알게 되었다. 무엇보다 이 문제의 핵심에 인슐린 저항성이 상당히 크게 관여한다는 것을 알고 눈이 번쩍 뜨였다.

우리가 성인병(생활 습관병)이라고 부르는, 현대인이 겪고 있는 대부분의 질환에는 인슐린 저항성이 관련된다. 인슐린 저항성은 지방간을 유발하며 그 결과로 비만, 당뇨병, 고혈압, 치매, 각종 신경계 질환, 호르몬 질환, 암 질환 등을 만드는 원인이 된다. 따라서 인슐린의 역할을 이해하는 것 자체가 우리가 왜 아플 수밖에 없는지를 알 수 있는 단서가 되는 것이다.

인슐린 저항성의 문제를 알고 나서도 이 문제를 널리 알리고 개선책을 찾는 것은 정말 어려운 일이었다. 여러 연구 결과가 인슐린 저항성이 다양한 만성 질환의 원인이라는 것을 명확히 밝히고 있음에도 불구하고 산업화 과정에서 왜곡된 기존의 인식을 바꾸기가 쉽지 않았기 때문이다. 그렇다 하더라도 우리가 싸우고 있는 만성 질환에서 벗어나려면 생활 습관을 바꾸는 것이 가장 중요한 부분이며 그중에서도 식습관 개선이 가장 효과적이기 때문에 나는 환자들에게 좀 더 적극적으로 탄수화물을 줄이는 식이를 권했다.

식사를 바꾼 환자들은 질환이 극적으로 개선되었는데 안구 건조증이나 노안이 개선된 것은 물론이고 백내장이 사라지고, 치료가 불가능하다고 여겼던 진행성 당뇨병성 망막증이나 황반 변성이 완치되는 사례도 있었다. 눈의 염증, 혈관, 에너지 등에서 드라마틱한 변화가 생기는 것은 정말 기적과도 같은 일이었다. 또한 환자들은 눈의 증상만 개선된 것이 아니라 당뇨병, 고혈압, 피부병, 자가 면역 질환과 같은 지병들도 동시에 호전되었다.

이후 나는 「저탄고지 라이프스타일」이라는 네이버 카페를 운영하기 시작했으며, 『기적의 식단』이라는 책을 펴내 저탄수화물 식이 요법의 중요성을 알리는 작업을 했고, 방송과 강연을 통해 이를 공유하고 있다. 지금도 환자들에게 인사말처럼 "당 줄이고 밀가루 끊읍시다."를 외치고 있다.

벤저민 빅먼 박사의 저서『왜 아플까』는 인슐린 저항성이 왜 문제이고 우리를 어떻게 아프게 하는지를 논리적으로 잘 풀어내고 있으며, 인슐린 관리를 통한 대사 질환의 예방법과 함께 인슐린 저항성이 유발하는 다양한 질환을 해결할 수 있는 방안도 함께 제시하고 있다. 빅먼 박사의 해결법 역시 우리의 식습관과 생활 습관 개선을 토대로 한다.

음식의 힘이 얼마나 강력한지는 겪어보지 않은 사람에게는 와 닿지 않을 수도 있다. 그러나 여러분이 겪고 있는 많은 건강의 문제, 앞으로 다가올 많은 질병으로부터 멀어질 수 있는 길은 건강한 식습관에서 찾을 수 있다.

물론 음식만 바꾼다고 모두가 병에 걸리지 않고, 건강하게 살 수 있다고 단언할 수는 없지만 몸을 망치는 나쁜 습관을 효율적으로 차단할 수 있다는 것만으로도 충분히 도전해 볼 만한 가치가 있다.

『왜 아플까』는 우리에게 저탄수화물 키토제닉 식단의 필요성을 단호하게 이야기해 준다. 2022년 새해, 건강의 의미를 찾고 싶은 분에게 큰 선물과 같은 책이 되지 않을까 생각한다.

2019년 덴버 학회에서 벤저민 빅먼 박사를 만났고 그의 강의를 들은 적이 있다. 빅먼 박사는 케톤의 대사적 이점에 대해 강의를 했는데, 정말 과학적 기반이 탄탄한 논리를 아주 명확하게 전달해 주었다. 그래서 케톤에 대해 부정적인 의견을 내세우는 사람들에게 빅먼 박사의 강의 영상(www.youtube.com/watch?v=cCJS2m92KwI)을 시청해 보라고 권하곤 한다.

'Dr. Benjamin Bikman'을 검색하면 더 많은 동영상을 볼 수 있다.

이영훈(안과 전문의)

※ 이영훈 원장은 안과 전문의로 부산대학교 의과대학을 졸업하고 부산에서 안과를 운영하고 있으며 2016년부터 저탄고지 식이요법을 환자 임상에 적용하기 시작하여 안과 질환을 비롯한 많은 대사 질환 환자들을 치료하고 있다. 또한 저탄고지 건강 식단을 더 많은 사람과 공유하기 위해 네이버 카페 「저탄고지 라이프스타일」을 운영하면서 한국인의 생활 패턴에 맞는 저탄고지 다이어트 가이드 및 칼럼을 쓰고 『기적의 식단』을 출간했다. 또한 전국을 돌며 저탄고지 다이어트 강연을 활발히 진행하고 있다.

■ MBC 다큐멘터리 「지방의 누명」 자문위원, 다이어트 닥터(dietdoctor.com) 자문위원
■ 「저탄고지 라이프스타일」 카페 cafe.naver.com/lchfkorea
■ 인스타그램 @20eye_yhlee

만성 질환의 진짜 원인은 정말 어디에 있을까

의학 기술과 의학 지식은 눈부시게 진보하고 있다. 30년 전 처음 의학 지식을 접했을 때를 생각해 보면 비교도 할 수 없을 정도로 발전해 왔다. 의료의 질은 점점 향상되고 있지만, 당뇨병·고혈압·고지혈증·갑상샘 질환·암·치매·파킨슨병 등의 만성 질환 환자들은 30년 전과 비교하면 크게 증가하고 있다. 뭔가 이상하지 않은가?

임상 의학의 기본 원칙은 질병의 원인을 찾아서 그 원인을 교정하는 것에 있다. 너무나도 당연한 말이지만 현재 의료는 어떤가? 당뇨병 환자에게 혈당을 낮추는 약을 처방하고, 고혈압 환자에게는 혈압을 낮추는 약을 처방하고, 고지혈증 환자에게는 혈중 지질 수치를 낮추는 약을 처방한다. 물론 이런 처방이 불필요하다거나 이상하다는 것은 아니지만 나와 저자가 공통으로 품는 의문이 있다.

"왜 만성 질환의 근본 원인을 찾지 않는가?"
"왜 (환자를 치료하려 하지 않고) 증상과 혈액 수치를 치료하려 하는가?"
"왜 원인을 교정하려는 근본적인 치료가 우선시되지 않는가?"

열이 나는 환자가 있다고 생각해 보자. 만약 열이 나는 원인(감염성 질환일 수도 있고, 탈수일 수도 있고, 다양한 원인이 있을 수 있다)을 찾지 않은 채 열만 떨어뜨리는 '해열제'만을 처방한다면, 당신은 그 의사를 신뢰할 수 있겠는가? 의학의 기본인 질병의 원인을 찾는 것을 다른 무엇보다도 우선시하여야 한다.

"환자분은 운동을 너무 안 해서 당뇨가 온 겁니다!" (정말 운동 부족만이 원인일까?)

"고지혈증이 심해요. 기름진 음식 드시지 마세요!" (채식주의자일 수도!)

"혈압이 높아요. 짜게 드시면 절대 안 됩니다!" (지나친 소금 섭취가 원인일까?)

이런 말들이 실제로 오가고 있는 것이 냉정한 현실이다. 지금까지 의료계가 질병의 근본 원인을 찾고 교정하기 위해 어떤 노력을 해왔는지, 깊은 반성의 시간이 필요한 시점이라고 생각한다. 나도 이 책을 읽고 깊이 반성하고 있다.

이 책은 바로 이런 부분을 날카롭게 파헤치고 있다. 질병의 '근본 원인'에 대해서 '제대로' 얘기하고 있는 것이다. 저자는 당뇨병 환자에게 기름진 음식 대신 탄수화물을 먹으라고 권장하는 의료계에 따끔한 일침을 놓기도 한다. 현대 사회가 고통받고 있는 모든 만성 질환에 대해, 저자는 과학적으로 입증된 데이터를 직접 보여주면서, 질병의 근본 원인뿐만 아니라 실제 '해결책'까지 제시하고 있다. 그야말로 대단한 책이었다. 최근 몇 년간 읽었던 책 중에서, 가장 최고의 책이라는 찬사가 나도 모르게 입 밖으로 흘러나오고 있었다.

최대한 많은 분들이 이 책을 읽고, 저자의 말에 꼭 귀를 기울이길 바란다. 나 혼자만 알고 가기에는 너무나 주옥같은 내용이 풍요롭게 펼쳐져있다. 독자가 의사이건 아니건, 질병을 예방하고 치료하는 방법을 정말로 이해하면서 알고 싶다면 지금 당장 이 책을 읽기를 바란다. 이 책은 앞으로도 오랫동안 훌륭한 의학적 지침서로 남게 될 것이다.

황성혁(신경외과 전문의)

머리글

〰〰〰

　지난 세기 동안 과학은 상당한 발전을 이루었다. 1900년의 3대 사망 원인은 폐 감염(폐렴과 독감), 결핵, 위장 내 감염증이었다. 당시에 "우리는 왜 아픈가?"라는 질문을 던진다면 '전염성 질환'이란 답이 압도적으로 많았을 것이다. 하지만 지금은 그렇지 않다. 위생 시설, 개인위생, 항생제와 항바이러스제 등 기적과 같은 약물의 발전으로 감염은 더는 치명적인 질환이 아니다.

　오늘날 "우리는 왜 아픈가?"라는 질문을 던진다면 이전과는 다른 답을 얻을 것이다. 제1, 제2의 사망 원인은 물론이고 7대 사망 원인 중 다섯 가지(심장 질환, 암, 뇌혈관 질환, 알츠하이머병, 당뇨병)가 만성 대사 질환과 관련이 있다.[1] 지난 몇십 년 동안 이 모든 질환은 증가세를 이어오고 있다. 왜일까? 당신은 그 대부분이 한 가지 근본 원인으로 귀결된다는 것을 배우게 될 것이다. 바로 인슐린 저항성과 고인슐린혈증이다. 잠깐, 그렇다면 두 개가 아닌가? 아니다. 이 둘은 동전의 양면처럼 보는 방식에 따라서 달라질 뿐 같은 것이다.

　나는 신장 질환 전문의다. 신장 질환의 가장 흔한 원인은 제2형 당뇨병이다. 단 30년 만에 당뇨병 진단을 받는 사람의 수가 4배 증가했고, 나는 그 비참한 영향을 직접 목격했다. 신장 질환만이 아니다. 제2형 당뇨병 환자는 심장 질환, 중풍, 암, 실명, 신경 손상, 절단, 만성 감염 등을 겪을 위험성이 대단히 높다.

　모든 만성 질환에는 여러 가지 다른 원인과 인자가 관련되지만, 우리는 고인슐린혈증과 인슐린 저항성의 전형적 상태인 제2형 당뇨병이 가장 큰 원인이라고만 알고 있다. 그런데 당뇨병의 근본 원인을 이해하지 못하고 있다는 것은 당뇨병의 진단과 치료에 대한 접근법이 모두 잘못되어 있다는 의미이다. 대체로 혈당

왜 아플까

이 조절되지 않을 때만 제2형 당뇨병으로 진단을 받는다. 하지만 이 질환의 원인, 즉 과도한 체중과 인슐린 저항성의 증가는 진단이 이루어지기 훨씬 전부터 나타난다. 벤저민 빅먼 박사가『왜 아플까』에서 설명하듯이, 우리는 인슐린을 주시해야 한다. 인슐린 저항성은 당뇨병의 전조이며 다른 많은 질환에 개입되어 있다. 『왜 아플까』는 인슐린 저항성과 머리, 가슴(심장), 혈관, 내장 등에서 발생하는 여러 문제를 연결해서 만성 질환이 늘어나고 있는 이유와 우리가 할 수 있는 일에 대한 놀라운 그림을 만들어낸다. 바로 이것이 교수이자 과학자 그리고 저자로서 빅먼 박사가 가진 전문성이 빛을 발하는 지점이다.

내가 빅먼 박사를 처음으로 만난 것은 우리 둘 모두 발표자로 국제 영양 콘퍼런스에 참석했을 때이다. 그때 나는 간헐적 단식이 비만과 제2형 당뇨병에 미치는 임상 효과를 이야기했다. 벤은 인슐린의 기반이 되는 분자 프로세스와 인슐린이 건강과 질병에 미치는 영향에 대해 발표했다. 내가 임상에서 보고 있는 것을 벤은 연구실에서 과학적으로 연구하고 있었던 것이다. 내가 환자들에게서 목격한 수많은 대사적 장점을 설명하는 그의 방식에 나는 깊은 인상을 받았다.

벤은 많은 지식을 갖고 있었고 그것을 명료하게 표현할 줄 알았다. 보기 드문 능력의 조합이다. 그는 인슐린을 속속들이 알고 있으며, 그 지식을 일반 청중에게 간단하고 이해하기 쉽게 전달할 수 있는 능력을 가지고 있었다. 그는 이 새로운 책『왜 아플까』를 통해 자신이 가진 지식을 독자에게 쉽게 전달한다.

벤과 마찬가지로 나 역시 작가이다. 나는 이전에 내놓은 책들을 통해 살이 찌는 원인과 비만이 제2형 당뇨병과 어떻게 연관되는지 탐구했다.『비만 코드(The

Obesity Code)』와『당뇨 코드(The Diabetes Code)』는 우리 몸과 인슐린의 연관성, 인슐린이 지나치게 많을 때 우리에게 일어나는 일에 초점을 맞추었다.『왜 아플까』에서 벤은 인슐린을 만성 질환의 주범으로 지목하고 보다 광범위하게 다룬다. 벤은 믿기 힘들 정도로 많은 연구 자료를 수집해서 인슐린이 우리가 건강할 때와 그렇지 못할 때 몸 전체에 미치는 영향을 명확하게 그려낸다.

인슐린은 편두통, 지방간 질환(지방간), 고혈압, 치매에 이르기까지 눈에 띄게 증가하는 많은 질병에서 핵심적인 요소로 부각되고 있다. 벤은 과학적 연구를 통해 겉보기에는 뚜렷이 다른 건강상의 문제들이 어떻게 인슐린 저항성과 연결되어 있는지 보여준다. 다른 많은 질환과 마찬가지로 인슐린 저항성도 대단히 흔하게 볼 수 있다. 최근의 연구는 미국 성인의 85퍼센트가 인슐린 저항성이 의심되며, 다른 많은 나라 역시 비슷한 수준이거나 그보다 심할 가능성이 있다고 말하고 있다.[2]

『왜 아플까』는 널리 퍼져 있지만 잘 알려지지 않은 이 질환에 대해 경종을 울리는 데 그치지 않는다. 인슐린 저항성은 치료하지 않고 방치할 경우 끔찍한 결과를 초래하지만 그렇더라도 반드시 사형 선고로 생각할 필요는 없다. 이 질환을 역전시키거나 진전을 막을 수 있는, 과학에 기반을 둔 간단한 접근법이 있다. 약이나 수술, 의료 기기를 통한 접근법이 아니다. 이 해법은 우리의 음식과 생활 습관을 토대로 한다.

섭취하는 칼로리를 줄이거나 조깅을 시작하라는 일반적인 충고와는 다르다. 벤은 "적게 먹고 많이 움직여라."라는 칼로리 기반의 접근법을 뛰어넘어 인슐린에 기반을 둔, 보다 미묘하고 생리학적인 관점을 보여준다. 벤의 건전한 전략은 인슐린을 건강한 수준으로 되돌리는 쉽고도 강력한, 식사와 생활 습관의 변화에 초점을 맞춘다. 그는 인슐린 저항성이 주로 우리의 일상적 선택과 관련됐음을 밝힌다. 따라서 우리의 생활 습관은 주범이면서, 전형에서 벗어난 유용한 시각에서는 치료제이기도 하다.

아마 당신은 인슐린 저항성이라는 유행병에 대해 '들어본 적'도 없을 수 있지만 비만, 당뇨병, 알츠하이머병, 심장 질환 등의 증가세를 꺾으려면 인슐린을 자세히 들여다봐야 한다. 그리고 건강의 열쇠가 이미 우리 손안에 있음을 깨달아야 한다.

제이슨 펑 박사

※제이슨 펑(Jason Fung) 박사는 캐나다의 신장 학자로, 토론토대학교 의과대학을 졸업하고 캘리포니아대학교 로스앤젤레스 캠퍼스(UCLA)에서 레지던트를 마쳤다. 제2형 당뇨병 및 비만 치료의 세계적인 권위자로, 간헐적 단식 요법의 에너지 균형 이론을 해체하고 새로운 개념의 간헐적 단식 요법을 통한 '식생활 집중 관리 프로그램'을 개발했다. 저서로 『독소를 비우는 몸』, 『당뇨 코드』, 『비만 코드 -체중은 인슐린이 결정한다』가 있다.

현대인은 다양한 병과 씨름하고 있다. 한때는 대단히 희소했던 질병이 전 세계 사람들을 고통으로 밀어 넣고 있다. 그리고 대부분의 사람들은 그 싸움에서 패자가 된다. 전 세계에서 매년 약 1,000만 명은 암으로, 2,000만 명은 심장 질환으로 사망한다. 또 다른 5,000만 명은 알츠하이머병을, 약 5억 명은 당뇨병을 앓고 있다.

이러한 질병이 점점 흔해지는 가운데 이보다 덜 치명적인 질병들 역시 늘어나고 있다. 전 세계 성인의 약 40퍼센트는 과체중이거나 비만이다. 더욱이 45세 이상 남성의 절반 정도는 테스토스테론 수준이 적정치보다 낮으며, 여성의 약 10퍼센트는 생리 불순이나 난임을 겪고 있다.

관련이 없어 보일지도 모르지만 이런 기능 이상은 한 가지 공통점을 갖고 있다. 정도는 다르지만, 인슐린 저항성이 문제를 유발하거나 악화시키고 있다는 것이다. 당신도 똑같은 문제를 가지고 있을 수 있다. 확률은 어느 정도일까? 최근의 연구에 따르면 미국 성인 인구의 최대 85퍼센트가 인슐린 저항성을 가지고 있다.[1] 멕시코, 중국, 인도의 경우에는 전체 성인의 절반, 유럽과 캐나다는 성인의 1/3 이상이 이 문제를 갖고 있다. 태평양 제도, 북아프리카, 중동 전역 역시 이 문제가 그 정도 혹은 그 이상으로 만연해 있다.

사실 인슐린 저항성은 세계적으로 가장 흔한 건강 장애이며, 매년 더 많은 사람, 성인은 물론이고 어린이에게로까지 영향력을 넓히고 있다. 그러나 대부분의 사람이 '인슐린 저항성'이란 용어를 생소하게 여기며, 이 용어를 알고 있다고 해도 제대로 이해하는 사람은 드물다. 놀라운 일도 아니다. 생체의학자이자 교수인 나 역시 지금처럼 인슐린 저항성에 집중하기 전까지는 이에 대해 제대로 된 지식을 갖고 있지 못했으니 말이다.

나는 어떻게 들어본 적도 없는 질환의 전문가가 되었나

인슐린 저항성이 이렇게 흔한 질환인데도 다소 생소한 이유가 궁금하지 않은가? 당신만 모르는 것이 아니다. 학문적 관심에 이끌려 이 방면에 발을 들이기 전까지 나도 인슐린 저항성에 대해서 전혀 알지 못했다. 인슐린 저항성에 대해 알고 나서도 바로 연구를 시작한 것이 아니었다. 하지만 얼마 지나지 않아 관심의 방향이 바뀌기 시작했다.

2000년대 초반에도 지금과 마찬가지로 비만이 엄청난 관심을 모으고 있었다. 지방 세포에서 분비된 호르몬이 혈액으로 흘러들어 다른 모든 신체 부위에 영향을 미친다는 의학 논문을 읽은 나는 그 이야기에 매료되었다. 더 많은 내용을 알고 싶었다. 내 연구는 본래 근육이 운동에 어떻게 적응하는가에 초점을 두고 있었다. 하지만 그 논문으로 인해 나는 신체가 비만에 어떻게 적응하는지, 또 왜 적응하지 못하는지에 대해 관심을 두게 되었다.

인간의 몸은 놀랍다. 인간의 몸은 비만처럼 건강하지 못한 상태에서도 제 기능을 지속한다. (앞으로 배우게 되겠지만, 안타깝게도 이런 인체의 뛰어난 적응력이 항상 이로운 것은 아니다.) 더 많은 논문을 찾아 읽으면서 몸에 지방이 많이 쌓일수록 인슐린 저항성이 커진다는, 즉 인슐린의 영향에 대한 반응이 점점 줄어든다는 증거가 늘어났다.

대학원 시절의 내 연구가 인슐린 저항성의 근원적인 문제를 조금 건드리기는 했지만, 여전히 나는 인슐린 저항성과 다른 질환의 상관관계에 무지한 상태였다. 이후 대학교수가 되고 나서야 그에 대한 깨달음을 얻을 수 있었다.

내 첫 교수 과제는 대학생들에게 병에 걸리거나 부상을 당했을 때 우리의 신체 체계가 어떻게 가동하는지 가르치는 것이었다. (이런 과목을 병리생리학이라고 부른다.) 당시에는 인슐린 저항성이 제2형 당뇨병의 전조이자 심장 질환과 약간의 연관성이 있다는 것 외에, 만성 질환과 연결되어 있다고는 전혀 생각지 않았다.

강의를 위해 여러 가지 자료를 모으고 시간이 날 때마다 인슐린 저항성을 집중적으로 연구하다가 비로소 눈이 뜨였다. 세계 사망 원인 1위를 차지하는 심혈관 질환에 대한 강의를 준비하던 때가 아직도 기억난다. 인슐린 저항성이 고혈압, 고콜레스테롤, 동맥 내 플라크 등과 직접적인 연관이 있음을 증명하는 수많은 과학 논문을 발견한 나는 말문이 막혔다. 그저 가벼운 연관성이 아니었다!

나는 다른 질환에서 인슐린 저항성의 증거를 찾는 일에 착수했다. 그리고 거의 모든 만성 질환에 인슐린 저항성이 함께한다는 것을 알게 되었다. 전혀 생각해 보지 않은 일이었다. 인슐린 저항성이 당뇨병 이외의 질병을 유발한다니!

나는 인슐린 저항성에 관해 전문가로 여겨지는 사람이었다. 부족한 내 지식만큼이나 충격적이었던 것은 대부분의 다른 과학자나 의사들도 나만큼 무지하다는 점이었다. 생의학 전문가들도 인슐린 저항성이 흔한 만성 질환의 원인이라는 것을 알지 못하는 상황에서 일반인들이 알 리 만무했다. 왜 인슐린 저항성이 건강을 주제로 한 대화에 자주 등장하지 않았는지 궁금했는데 시간이 흐르자 알게 되었다. 이 문제의 심각성을 파악하려면 수천 편의 의학 저널과 논문을 읽고, 전문 용어를 이해하고, 단편적인 정보를 연결해 맥락을 파악할 수 있어야 한다는 것을 말이다. 그런 연구를 실무로 옮기는 것은 더 어려운 일이다. 인슐린 저항성의 위험을 인식하는 사람을 찾기 힘든 것이 오히려 당연한 상황이다.

그 이후로 나는 대중 앞에 서서, 팟캐스트 인터뷰를 통해, 유튜브상의 논의를

왜 아플까

통해 이 메시지를 전 세계인과 공유할 수 있게 되었다. 하지만 그렇게 수많은 기회를 이용해도 이 주제에 대해 내가 원하는 만큼의 이야기를 충분히 전달할 수 없었다. 이것이 이 책을 쓴 이유다.

나의 주된 목표는 인슐린 저항성을 쉽게 설명해서 모두가 그것이 무엇인지, 왜 위험한지 이해할 수 있게 하는 것이다. 나는 간단한 생활 양식의 변화를 통해 인슐린 저항성을 예방해서 병원 처방이 필요 없어지는 단계를 가르치고자 한다.

이 책의 기반이 된 연구 자료는 100년에 걸쳐 이 문제를 연구해 온 전 세계 수백 개의 연구소와 병원이 수행하고 발표한 것이다. 내가 이 책에 쓴 내용은 단 하나도 나만의 의견이 아니다. 모두가 기존에 발표되어 의학 전문가들에게 검토를 받은, 과학적 근거를 두고 있다.

인슐린 저항성이 있는지 어떻게 알 수 있을까

이미 언급했듯이, 많은 의학 전문가들이 인슐린 저항성이 얼마나 흔한지, 그것이 어떤 문제를 유발하는지, 가장 중요하게는 인슐린 저항성을 어떻게 확인하는지 알지 못한다. 따라서 의사가 인슐린 저항성을 언급하지 않았더라도 자신이 인슐린 저항성으로부터 안전하다고 생각하고 안심할 일이 아니다.

당신의 위험 수준을 파악하려면 다음 '인슐린 저항성 퀴즈'에 답해 보자.

☐ 복부에 지방이 많은가?

☐ 혈압이 높은가?

☐ 심장병 가족력이 있는가?

□ 혈중 중성 지방 수치가 높은가?

□ 몸이 잘 붓는가?

□ 목, 겨드랑이, 기타 부위에 피부 착색이나 쥐젖이 있는가?

□ 인슐린 저항성이나 제2형 당뇨병을 가진 가족이 있는가?

□ 다낭 난소 증후군(여성의 경우)이나 발기 부전(남성의 경우)이 있는가?

이 모든 질문이 인슐린 저항성과의 관련성을 드러낸다. 한 개의 질문에라도 "예"라고 답했다면 인슐린 저항성이 있을 가능성이 높다. 두 개(이상)의 질문에 "예"라고 답했다면 인슐린 저항성이 있는 것이 거의 확실하다. 이 두 경우에 해당한다면 당신에겐 이 책이 필요하다. 이 책을 읽고 세상에서 가장 흔한 이상 증상(건강 장애)에 대해, 왜 이 병이 이렇게 흔한지, 왜 주의를 기울여야 하는지, 당신이 할 수 있는 일은 무엇인지 배워야 한다. 당신의 건강을 다른 시각에서 봐야 할 때가 왔다. 인슐린에 집중한다면 질병의 위험을 보다 확실하게 파악하고 잠재적 문제를 해결할 수 있다.

이 책을 읽는 방법

이 책을 효과적으로 이용하려면 이 책을 쓴 세 가지 이유를 기억해야 한다.

1. 세계에서 가장 흔한 건강 질환인 인슐린 저항성 문제를 알린다.

2. 인슐린 저항성과 만성 질환과의 관계에 대해 정보를 제공한다.

3. 인슐린 저항성에 대응할 수 있는 정보를 제공한다.

이 세 가지 목표에 따라 책은 3부로 구성되어 있다. Part 1. 인슐린 저항성이란 무엇이며 왜 중요한가에서는 인슐린 저항성과 그 결과로 발생할 수 있는 많은 질환과 증상을 설명한다. 인슐린 저항성과 다양한 만성 질환의 관계에 대해 이미 잘 알고 있고, 그보다는 인슐린 저항성이 어디에서 비롯되는지 알고 싶다면 바로 Part 2. 인슐린 저항성은 왜 생기는가부터 읽기 시작해도 좋다. 이미 인슐린 저항성의 원인과 결과에 대해 배운 적이 있으므로 그 문제를 해결하는 데 가장 좋은 식이 전략과 그것을 뒷받침하는 과학적 근거에 대해 빨리 배우고 싶다면 Part 3. 어떻게 인슐린 저항성을 물리칠 수 있을까를 읽기 바란다.

하지만 인슐린 저항성이 무엇이고 왜 그것이 중요한지 안다고 생각하는 독자라도 이 책을 처음부터 읽으라고 권하고 싶다. 인슐린 저항성에 대해 모르고 있던 내용을 발견하고 놀라게 될 것이다.

대단히 많은 질환이 인슐린 저항성과 관련되어 있기 때문에 나는 이 책에서 상당 부분을 할애해 인슐린 저항성이 우리를 어떻게 아프게 하는지를 다루었다. 제2형 당뇨병, 심장 질환, 알츠하이머병, 특정 암 등 이 책에서 다루는 많은 질환은 치료법이 알려지지 않은 심각한 병이다. 따라서 때로는 끔찍한 이야기를 읽고 있다는 느낌을 받을 수도 있다. 하지만 절망할 필요는 없다. 모든 심각한 만성 질환이 인슐린 저항성에서 비롯되기는 하지만, 인슐린 저항성을 예방하는 것도, 되돌리는 것도 가능하며 우리는 그 방법을 자세히 살펴볼 것이다. 과학에 기반한 해법으로 우리는 인슐린 저항성에 충분히 대적할 수 있고 승리할 수 있다.

Contents

PART 1

인슐린 저항성이란
무엇이며 왜 중요한가

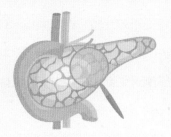

Chapter 1

인슐린 저항성이란 무엇인가

인슐린 저항성은 유행병이다. 하지만 대부분의 사람에게는 낯선 병이기에 이 병이 얼마나 흔한지도 모른다. 미국 전체 성인의 절반, 미국인 세 명 중 한 명은 인슐린 저항성을 갖고 있는 것으로 알려져 있다.[1] 또한 이 수치는 성인의 88퍼센트 정도까지 높여 잡을 수도 있다![2]

앞으로 얼마나 흔한 질병이 될지 생각하면 더 불안하다. 미국에 국한된 문제로만 볼 수도 없다. 세계적인 추세를 보면 상황은 더욱 암울해진다. 인슐린 저항성을 가진 사람의 80퍼센트가 개발도상국에 살고 있으며, 미국과 마찬가지로 중국과 인도의 성인 인구 중 절반이 인슐린 저항성을 가지고 있다. 더구나 이것은 새로운 추세가 아니다. 국제당뇨병연맹International Diabetes Federation에 따르면 지난 30년 동안 전 세계 인슐린 저항성 환자의 수가 두 배 증가했으며 20년 이내에 다시 두 배가 될 전망이다.

인슐린 저항성은 한때 주로 부유한 노인들에게서만 발생하는 풍요병(나는 '번영의 유행병'이라고 부른다)이었다. 그러나 최근에는 상황이 완전히 달라져 인슐린 저항성을 가진 4세 환자가 보고된 바 있으며, 또한 북미 어린이의 최대 10퍼센트가 인슐린 저항성을 갖고 있으며[3] 그 수는 저소득 국가가 고소득 국가를 앞지르는 추세이다.[4]

설상가상으로, 인슐린 저항성을 가진 사람들의 절대 다수가 자신의 증상을 알지 못하며 인슐린 저항성에 대해 들어본 일조차 없다! 이로 인해 세계적으로 증가하고 있는 이 질환과 투쟁하는 데 커다란 걸림돌이 되고 있다. 우선은 사람들에게 이 병을 알려야 한다.

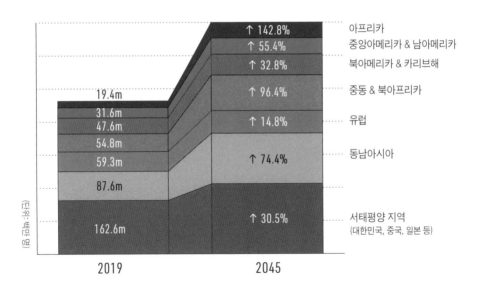

{ 2019년 당뇨병 환자 수와 2045년 예상 증가율(출처: 국제 당뇨병 연맹[5]) }

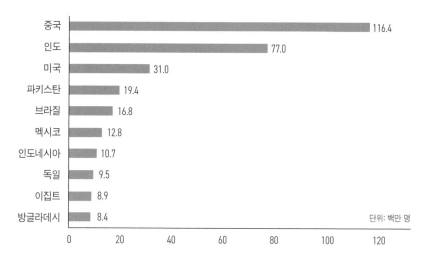

{ 2019년 성인 당뇨병 환자 수 상위 10개국(출처- 국제 당뇨병 연맹⁴) }

인슐린이란

인슐린 저항성을 파악하려면 먼저 인슐린을 이해해야 한다. 많은 사람이 인슐린을 당뇨병 환자들의 치료약으로만 생각하는데 사실 인슐린은 우리 몸에서 자연적으로 생성되는(제1형 당뇨병이 있지 않은 한—이에 대해서는 이후에 더 자세히 설명하겠다) 호르몬이다.

대부분의 호르몬과 마찬가지로 인슐린은 췌장에서 생성돼 혈액을 통해 이동하면서 몸의 다른 부위에 영향을 준다. 가장 널리 알려진 인슐린의 역할은 혈중 포도당 수치를 조절하는 것이다. 혈당을 높이는 음식을 섭취하면 췌장이 인슐린을 분비하고 인슐린은 혈액 속의 포도당이 뇌, 심장, 근육, 지방 등의 다양한 조직으로 들어갈 수 있도록 문을 여는 열쇠 역할을 한다. 또한 인슐린은 혈당을 조절하는 데 그치지 않고 신체의 모든 조직, 모든 세포에 영향을 미치

왜 아플까

는데 이것은 한두 가지 장기에 영향을 미치는 것이 보통인 다른 호르몬에서는 매우 찾아보기 힘든 특징이다.

인슐린은 인체의 모든 세포에 영향을 준다

인슐린이 미치는 효과는 세포에 따라 다르다. 인슐린이 간세포에 작용하면 간세포는 무엇보다도 지방을 합성한다. 인슐린이 근육세포에 작용하면 근육세포는 무엇보다도 새로운 단백질을 합성한다. 인슐린은 머리부터 발끝까지 모든 세포에서 에너지를 사용하는 방법을 조절하고, 세포의 크기를 바꾸고, 다른 호르몬의 생성에 영향을 주고, 심지어는 세포의 생과 사를 결정한다. 이 중에서 가장 많이 알려진 것이 세포로 하여금 보다 작은 물질로 큰 물질을 만들게

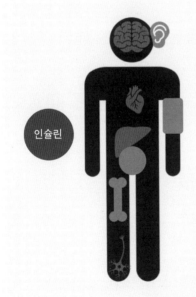

두뇌 에너지와 뉴런 성장을 위해 포도당 사용

귀 에너지와 듣기를 위해 포도당 사용

심장 에너지 사용, 심장 크기, 혈압 강하

근육 에너지 사용, 근육 단백질 생성, 크기

지방 포도당의 지방 전환, 지방 저장, 성장

간 포도당 저장, 지방 생성

고환/난소 정상 성호르몬 생성

뼈 에너지 사용, 성장

신경 에너지를 위해 포도당 사용, 성장

{ 인슐린의 여러 가지 역할 }

하는 능력, 즉 합성 대사라 알려진 과정이다. 따라서 인슐린은 '합성 대사 호르몬'
이다.

분명 인슐린은 중요한 호르몬이며 인슐린이 적절하게 기능하지 않을 때 문
제가 발생한다. 이런 상태를 인슐린 저항성이라고 정의한다. 이 책의 중심 내
용이 바로 이것이다.

인슐린 저항성이란

인슐린 저항성이란 인슐린의 반응이 떨어지는 상태를 말한다. 여러 가지
원인으로 세포에 인슐린 내성이 생겨 인슐린에 정상적으로 반응하지 않는 것
이다. 결국 몸 전체의 많은 세포가 인슐린 저항성을 갖게 되면 그 신체는 인슐
린 저항성이 있는 것으로 본다.

인슐린 저항성 상태에서는 어떤 세포들은 이전과 동일한 반응을 얻기 위
해 정상보다 더 많은 양의 인슐린을 필요로 한다. 따라서 인슐린 저항성의
핵심적인 특징은 이전보다 혈중 인슐린 수치가 높고 종종 인슐린이 제대로
기능하지 않는 것이다.

'혈중 포도당' 또는 '혈당'?

'혈당'이라는 말에서 당(糖)이라는 표현은 애매하고 오해를 부르기도 하지만 모든 단순
탄수화물은 당이라고 부를 수 있기 때문에 기술적으로 정확한 표현이다. 일반적으로 당
(sugar)은 설탕이나 액상 과당과 같이 포도당과 과당 분자의 결합으로 만들어지는 화합
물을 뜻한다. 그러나 우리가 혈당이라고 말할 때의 당은 이런 의미가 아니다. 보다 정확
한 용어는 포도당(글루코스, glucose)이며 일단 소화되면 더 이상 변하지 않는 탄수화물의
최종 형태를 말한다.

왜 아플까

앞서 언급했듯이, 인슐린의 주요 역할은 혈당을 조절하는 것이다. 혈당 수치가 높게 유지되는 것은 위험하고, 심지어는 사망을 초래할 수 있다. 따라서 우리 몸은 혈액 내 포도당을 다른 곳으로 옮겨 혈당 수치를 정상화하는데 이때 필요한 것이 인슐린이다. 하지만 인슐린 저항성이 있으면 포도당을 조절하기 어려워 높은 혈당 수치를 정상화하지 못한 채, 당뇨병의 보편적 징후인 '고혈당증'에 이른다. 하지만 제2형 당뇨병으로 발전하기까지는 상당 기간 인슐린 저항성이 지속되어야 한다. (제1형 당뇨병과 제2형 당뇨병의 차이는 뒷부분에서 설명한다.)

인슐린은 거의 언제나 포도당의 배경 정도로만 언급되는데, 인슐린이 신체 전역에서 하는 수백 어쩌면 수천 가지 역할을 생각하면 정말 공정치 못한 상황이다. 어쨌든 몸이 건강하다면, 즉 혈중 포도당이 정상인 경우라면 인슐린도 보통은 정상이다. 하지만 인슐린 저항성이 있으면 인슐린 수치는 포도당을 기준으로 예상한 수치보다 높다. 인슐린 저항성과 당뇨병을 설명할 때 포도당을 주연으로 취급하는데 사실 포도당은 조연에 불과하다. 즉, 포도당은 당뇨병을 진단하고 추적 관찰하는 데 사용하는 혈액 내의 전형적인 지표일 뿐이다. 그보다는 인슐린 수치에 더 관심을 기울여야 한다.

왜 인슐린이 아닌 포도당에 관심이 집중되었을까

인슐린 저항성이 제2형 당뇨병의 원인이기 때문에 역사적으로 인슐린 저항성은 당뇨성 질환으로 뭉뚱그려져 취급되었다.

당뇨성 질환의 최초 기록은 3,000년 전 고대 이집트에서 발견되었다. '소변량이 지나치게 많은' 사람들의 증상을 파피루스에 기록한 의학 문서였다. 얼마 후, 인도의 의사들은 일부 사람들의 소변에 곤충이—마치 꿀에 꼬이듯—모이는 것을 목격했다. (사실 이 현상이 당뇨병이란 이름의 탄생에 영향을 주었다. 당뇨병의 의학명인 diabetes mellitus에서 'mellitus'는 라틴어로 꿀처럼 달다는 의미이다.)

수백 년이 흘러 그리스에서 'diabete'라는 이름이 생겼다. 이는 사전적으로 '빠져나가다'라는 의미인데, 당뇨병 환자의 소변량이 과다하다는 점을 강조한 것이다. 과다한 소변은 체중 감소가 동반된다는 것을 근거로 초기 이론들은 살이 소변으로 녹아 나오는 것이라고 주장하기도 했다. 그 당시의 과학 수준에서 발견된 사실에 기초해서 내린 공통된 결론이었다.

여기서 말하는 것은 제1형 당뇨병이다. 이후 5세기에 이르러서야 인도 의사들이 두 가지 다른 유형의 당뇨병이 존재한다는 사실을 인식하게 되었는데 하나는 어린 나이에 발생하며 체중 감소를 동반하는 것이고(현대의 의사들이 제1형 당뇨병이라고 부르는), 다른 하나는 성인에게 발생하고 과체중을 동반하는 것이었다(제2형 당뇨병). 그리고 이 두 유형은 증상이나 원인에 차이가 있음에도 불구하고, 포도당이 '과다한 소변'에 영향을 주었다는 것이 공통점으로 파악되었다. 주로 관찰되는 공통적 증상, 즉 다뇨증의 원인이 포도당이다 보니 정확한 검사 방법이 없었던 과거에는 자연히 포도당으로 이 질환을 규정했던 것이다.

하지만 이 같은 한계는 더 연관성이 높은 문제인 인슐린을 무시하게 되는 결과를 낳았다. 제1형 당뇨병과 제2형 당뇨병은 과다한 포도당이라는 동일한 증상을 보이지만 인슐린에 있어서는 현저한 차이가 있다. 제1형 당뇨병은 인슐린이 거의 없거나 전혀 없어서 생기는 반면 제2형 당뇨병은 인슐린이 너무 많아서 발병한다.

초기 의사들은 현대적인 기술과 선별 검사 기법을 이용할 수 없었기 때문에 눈에 보이는 것에만 집중할 수밖에 없었다. 그런데 과거와는 비교할 수 없을 만큼 기술이 발달한 현대에도 왜 포도당에만 집중하고 있는 것일까?

과학적으로 포도당은 여전히 인슐린보다 측정하기가 쉽다. 효소가 묻은 검사지, 즉 기본적인 혈당계만 있으면 포도당을 측정할 수 있고, 그 기술은 거의

소아 성인형 당뇨병: 제1형인 듯 제1형 같은, 그러나 제1형이 아닌

당신은 제1형 당뇨병 환자인가? 제1형 당뇨병 환자인 형제자매가 있는가? 부모 중에 제1형 당뇨병 환자가 있는가? 삼촌이나 이모, 고모는? 조부모는? 제1형 당뇨병 가족력이 강하더라도 당신에게는 1형 당뇨병이 아예 발생하지 않을 수도 있다. 사실 제1형 당뇨병은 유전되는 비율이 비교적 낮다. 병원에 가서 항베타 세포 항체(예, GADA, IA-2A, ICA 등) 혈액 검사를 해보라. 그 결과가 음성이면 MODY(Maturity Onset Diabetesmellitus of Young people), 즉 '소아 성인형 당뇨병'이 있을 것이다.

MODY는 제1형 당뇨병과 달리 가족들에게 대물림되는 패턴이 분명한 유전 질환이다. 인슐린 생성과 관계된 유전자가 돌연변이해 제대로 작동하지 않는 것이다. 진성 제1형 당뇨병과는 대조적으로 MODY는 췌장의 인슐린 생성 베타 세포가 소실되지 않고 그대로 유지된다. 다만 적절히 기능하지 않을 뿐이다.

MODY 환자는 인슐린 부족으로 인해 고혈당증, 체중 감소, 다뇨증, 현기증, 갈증, 허기 등 제1형 당뇨병과 완전히 똑같은 증상을 보일 것이다. 제1형 당뇨병 환자는 인슐린으로 치료하지만, MODY 환자는 돌연변이가 일어난 구체적인 유전자에 따라 먹는 약으로 치료할 수도 있고, 어떤 경우에는 생활 방식만 바꾸어도 치료가 가능하다. 따라서 제1형 당뇨병 가족력에서의 제1형 당뇨병은 사실 제1형 당뇨병이 아닐 수도 있다.

100년 전부터 존재했다. 반면에 인슐린은 그 분자 구조와 특성 때문에 측정하기가 훨씬 어렵다. 1950년대 말에야 검사 방법이 생겼고 그마저도 방사성 물질을 다루어야 했다. 이런 발견이 얼마나 혁명적이었는지 로잘린 얄로Rosalyn Yalow 박사는 이것으로 노벨상까지 받았다. 지금은 더 간단해졌다고는 하나 여전히 그리 쉽지도 저렴하지도 않다.

이렇게 인슐린을 측정할 수 있게 되었지만, 이런 진전이 찾아온 것은 늦어도 한참 늦은 후였다. 이미 당뇨병이 '포도당 질환'이라는 인식이 깊이 자리를 잡았고 의학계에서는 전적으로 포도당을 근거로 한 임상 진단 수치를 개발했다. 인터넷에 '포도당+당뇨'를 검색하면 상위 검색 결과는 제1형 당뇨병과 제2형 당뇨병이 공유하는 혈당의 임상적 수치를 알려줄 것이다. (실제로 그 값은 126mg/dL로 동일하다. 질환이 전혀 딴판인 것을 생각하면 이상하게 보일 것이다. 과다한 포도당은 제1형 당뇨병과 제2형 당뇨병의 유일한 공통점이다. 하지만 포도당 이외에는 증상도 진행 과정도 완전히 다른 질환이다.) 물론 '인슐린'을 검색해도 인슐린을 통한 당뇨병 치료법에 대한 상당히 많은 정보를 찾을 수 있다. 하지만 당뇨병 환자의 혈중 인슐린 수치와 관련된 임상적 정보는 거의 없다. 이 증상에 대해 연구하는 전문가인 나조차 당뇨의 인슐린 값에 대한 합치된 의견을 찾는 데 어려움을 겪었을 정도다.

'인슐린' 검색 결과들이 모두 흥미로운 이야기이기는 하지만 인슐린 저항성을 갖고 있는 많은 사람이 제대로 된 진단을 받지 못하는 이유를 설명해 주지는 못한다. 포도당 수치로 제2형 당뇨병을 확인할 수 있다면 왜 '전(前)당뇨'라고 일컬어지는 인슐린 저항성은 확인하지 못할까?

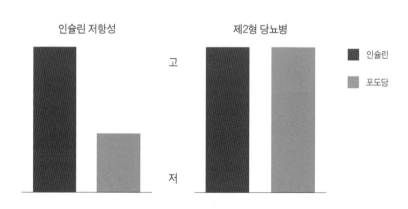

{ 인슐린 저항성 상태와 제 2형 당뇨병의 포도당 수치 비교 }

왜 아플까

우리가 인슐린 저항성을 진단하지 못하는 것은 인슐린 저항성이 있다고 반드시 고혈당 상태는 아니기 때문이다. 달리 말해, 인슐린 저항성을 갖고 있더라도 혈당치가 완벽하게 정상일 수도 있다는 것이다. 그렇다면 인슐린 저항성일 때 정상에서 벗어나는 것은 무엇일까? 짐작이 가는가? 그렇다. 인슐린 수치이다.

인슐린 저항성이 있는 사람은 정상보다 인슐린 수치가 높다. 다만 '지나친' 혈중 인슐린 수치가 어느 정도인지 그 기준을 합의하기 어렵고, 병원에서 혈중 인슐린을 일상적으로 체크하지 않는 데도 문제가 있다. 또 인슐린 저항성이 심해져도 혈당이 정상 범위로 유지되는 상태는 몇 년, 심지어는 몇십 년 계속될 수도 있다. 그래서 인슐린 저항성이 심해져 아무리 많은 인슐린이 생성돼도 더 이상 혈당을 억제할 수 없는 지경에 이를 때까지 문제를 깨닫지 못한다. 보통 포도당 수치만을 중요하게 생각하고 대부분의 기본 검사에는 인슐린 검사가 포함되어 있지 않기 때문에 인슐린 저항성이 시작되고 수년이 지난 뒤에야 질병이 있음을 알게 되는 것이다.

역사와 과학이 이런 방향으로 진행된 것은 무척 유감스러운 일이다. 인슐린 저항성을 가진 많은 사람들이 제대로 진단을 받지 못하는 원인, 즉 우리가 인슐린을 올바로 이해하지 못하고 있다는 점도 대단히 안타까운 부분이다. 인슐린을 좀 더 쉽게 측정할 수 있었다면 제1형 당뇨병과 제2형 당뇨병을 한 덩어리로 취급하지 않았을 것이고 그 질환을 확인할 수 있는 시스템은 훨씬 더 빨리 만들어졌을 것이다. 좀 더 연관성이 큰 지표인 인슐린을 찾았을 테니 말이다. 결론적으로 말하자면 제2형 당뇨병에서는 인슐린이 포도당보다 훨씬 더 나은 예측 변수이다. 인슐린을 예측 변수로 보면 20년은 앞서 문제를 예측할 수 있다.[7]

이야기를 진행하기에 앞서 몇 가지를 지적하고 넘어가는 것이 좋겠다.

첫째, 이미 언급했듯이 인슐린 저항성이 제2형 당뇨병의 위험을 높인다는 것은 사실이다. 제2형 당뇨병은 곧 인슐린 저항성 상태를 의미한다. 하지만 이런 관계를 이해하려면 추가적인 설명이 필요하다. 제2형 당뇨병은 신체가 혈당 수치를 임상적으로 유의미한 지점, 즉 126mg/dL 이하로 억제할 수 없는 정도까지 진행된 인슐린 저항성이다.

이제 누군가가 당뇨병의 해악을 이야기하면 그 말을 '인슐린 저항성'으로 생각하라. 그것이 더 정확하다. 예를 들어 이웃 여성이 당뇨병의 가족력이 없다고 이야기하면 그녀에게 인슐린 저항성의 가족력이 없다고 이해하면 된다.

둘째, 인슐린 저항성이 있다는 건 혈액 속에 인슐린이 정상보다 많다는 의미로, 바꾸어 말하면 고인슐린혈증 상태라고 할 수 있다.

인슐린 저항성 자체가 사망의 원인은 아니지만 목숨을 위협하는 다른 증상들을 유발해 사망에 이르게 할 수 있는 장치가 될 수 있다는 사실을 무시해서는 안 된다. 이 말은 인슐린 저항성의 해결이 여러 가지 건강상의 문제를 해결할 수 있는 키포인트라는 뜻이기도 하다.

사실 인슐린 저항성은 뇌, 심장, 혈관, 생식 기관 등의 문제를 비롯해 엄청나게 많은 심각한 만성 질환에 관여한다. 제대로 치료하지 않으면 단순히 불편한 정도를 뛰어넘어 매우 심각한 질환으로 발전하게 된다는 뜻이다. 인슐린 저항성이 있는 대부분의 사람들은 결국 심장 질환이나 기타 심혈관 관련 합병증으로 사망한다. 그 외에도 인슐린 저항성은 알츠하이머병, 유방암이나 전립샘암, 기타 여러 가지 치명적 질환으로 이어질 수 있다.

인슐린이 우리 건강에 미치는 영향의 중요성을 이해하기 위해서는 인슐린 저항성이 어떻게 치명적인 질병을 유발하는지를 반드시 알아야 한다. 따라서 다음 장에서는 인슐린이 우리 몸에서 어떤 역할을 하는지와 인슐린 저항성은 질병과 어떤 연관이 있는지를 알아볼 것이다.

왜 아플까

Chapter 2

심혈관 질환

심혈관 질환은 세계적으로 질병 관련 사망 원인의 30퍼센트 이상을 차지한다. 너무나 치명적이기 때문에 심혈관 질환의 원인을 놓고 무수한 논의가 있었다. 주로 지목하는 원인으로는 흡연, 알코올, 식이 콜레스테롤, 운동 부족, 지나친 복부 지방이 있다. 하지만 인슐린 저항성은 그리 주목을 받지 못하고 있다. 일부에서 심혈관 질환을 일으키는 퍼즐의 작은 부분 정도로 인슐린 저항성을 인정하고는 있지만 사실 인슐린 저항성이 끼치는 영향은 알려진 것보다 훨씬 크다. 인슐린 저항성과 심혈관 질환은 떼어 놓을 수 없는 관계이며 인슐린 저항성 자체가 문제의 핵심이다.

저명한 의사이자 과학자로 오랜 기간 인슐린 저항성을 연구하고 많은 논문을 발표한 조셉 크래프트Joseph Kraft는 이렇게 선언했다. "심혈관 질환이 있으나 당뇨병(인슐린 저항성)으로 확인되지 않은 사람은 인슐린 저항성이 있다는 진단을 받지 못했을 뿐이다."[1] 심혈관 질환이 있는 사람은 반드시 인슐린 저항성을 갖고 있다.[2] 이 관계는 너무나 확실해서 그 주제만 다루는『생의학 저널』이라는 월간 잡지가 있을 정도이다.

오늘날 '심장병'이라는 단어는 사실 특정한 질환을 의미하는 것이 아니다. 심장병과 심혈관 질환은 우리의 심장과 혈관에 영향을 주는 다양한 증상을 아우르는 포괄적 용어로 고혈압, 심장 근육의 두께 증가, 혈관 플라크 등 여러 증상을 의미할 수 있다. 여기서는 그중 몇 가지를 알아볼 것이다.

고혈압

혈압이 과도하게 높으면 심장 질환으로 발전할 가능성이 극적으로 높아진다. 혈관의 압력이 증가하면 심장은 몸 전체와 전신 조직으로 혈액을 적절히 보내기 위해 더 열심히 움직여야 한다. 심장은 이런 부담을 오랫동안 견뎌야 하는데, 적절한 조치가 취해지지 않으면 결국 쇠약해진다.

인슐린 저항성과 고혈압의 연관성에 대해서는 반박의 여지가 없다. 환자가 일관되게 두 가지 증상을 모두 가지고 있다면 명확한 증거가 될 것이며, 거의 모든 고혈압 환자는 인슐린 저항성을 갖고 있다.[3]

여기서 더 나아가 우리는 인슐린 저항성과 높은 인슐린 수치가 직접적으로 고혈압을 유발한다는 점을 살펴보게 될 것이다.

이것이 중요한 이유는 앞에서 이야기했듯이 인슐린 저항성을 가진 대다수의 사람이 그 사실을 모르고 있다는 데 있다. 하지만 고혈압 진단을 받았다면 그것이 인슐린 저항성이 있다는 첫 번째 증거일 것이다.

하지만 고혈압으로 진단을 받았더라도 한 가닥 희망은 있다. 인슐린 저항성과 고혈압이 깊은 관련이 있는 만큼, 인슐린 저항성이 나아지면 혈압 문제도 바로 해결될 것이기 때문이다.

수년에 걸친 연구를 통해 우리는 어떻게 해서 인슐린 저항성과 그에 수반되는 고인슐린혈증이 만성적으로 혈압을 높이는지 파악하게 되었다. 다음 그림을 통해 자세히 살펴보자.[4]

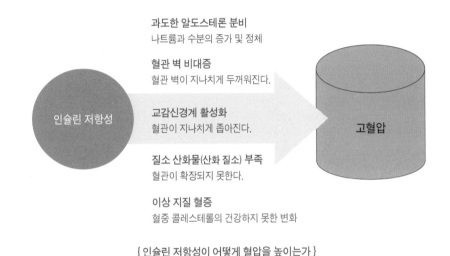

과도한 알도스테론 분비
나트륨과 수분의 증가 및 정체

혈관 벽 비대증
혈관 벽이 지나치게 두꺼워진다.

인슐린 저항성

교감신경계 활성화
혈관이 지나치게 좁아진다.

고혈압

질소 산화물(산화 질소) 부족
혈관이 확장되지 못한다.

이상 지질 혈증
혈중 콜레스테롤의 건강하지 못한 변화

{ 인슐린 저항성이 어떻게 혈압을 높이는가 }

인슐린 저항성은 나트륨 및 수분 정체를 유발한다

인슐린은 알도스테론 호르몬의 작용을 통해 혈압을 높일 수 있다. 알도스테론은 자주 언급되는 호르몬은 아니지만 심장 건강에 중요한 역할을 한다. 신장 위쪽에 위치한 부신에서 분비되며 체내에서 나트륨과 수분의 균형을 맞추는 데 도움을 준다. 소금의 두 구성 요소인 나트륨과 염화물은 우리 몸의 세포 전체가 적절하게 기능할 수 있게 만드는 필수 전해질이다. 알도스테론은 신장에 신호를 보내 나트륨을 혈액 속으로 재흡수시킴으로써 소변으로 배출되지 않게 한다. 따라서 부신이 혈액으로 알도스테론을 많이 방출하면 신체는 보다 많은 나트륨을 갖고 있게 될 것이고, 나트륨이 많아지면 수분도 늘어나게 된다. 이렇게 혈액 내 수분의 양이 증가하면 혈액량이 크게 늘어나면서 압력도 높아진다.

인슐린은 체내 알도스테론의 수치를 높인다. 따라서 인슐린 저항성으로 인해 체내에 인슐린이 늘어나면 알도스테론은 비정상적으로 큰 영향을 받는다. 그에 따라 혈액량이 늘어나고 혈압을 높일 가능성도 커진다. 이것이 인슐린 저항성과 고혈압의 긴밀한 연관성을 설명한다. 식이 지방은 아무런 영향이 없는 반면[5] 다른 영양소에 비해 인슐린 수치를 상승시키는 탄수화물이 혈압을 높이는 원인이라는 것도 설명해 준다.[6] 식이 요인은 2부에서 더욱 자세하게 알아볼 것이다.

인슐린 저항성 상태에서 과다 소금 섭취는 고혈압을 유발할 수 있다

과다한 소금 섭취로 고혈압이 되는 사람들도 있지만, 소금을 많이 섭취해도 별다른 반응을 보이지 않는 사람들도 있다. 소금으로 인해 생기는 고혈압을 '소금 민감성 고혈압(salt-sensitive hypertensive)'이라고 한다.

건강한 상태에서는 소금을 먹어도 신체가 나트륨이 늘어났다는 것을 감지해 '알도스테론의 분비를 멈춘다'. 신장이 나트륨과 수분을 배출하면서 혈압이 정상으로 유지된다. 그러나 인슐린 저항성 상태의 신체는 인위적으로 알도스테론 수치를 높인다. 그런 사람이 소금을 먹으면 신장은 정상적인 생리 작용을 따르지 않고 나트륨을 수분과 함께 배출하는 대신 몸속에 쌓아둔다. 시간이 흐르면서 이런 상황은 체수분의 축적으로 이어지고 이는 혈액량을 늘리고 혈압을 높이는 결과를 가져온다.[7]

인슐린 저항성은 혈관 벽을 두껍게 만든다

인슐린 수치가 상승하면 혈관 벽을 두껍게 만들어 고혈압으로 이어지기도 한다. 혈관은 여러 층으로 이루어져 있는데 가장 안쪽에 있는 층을 '내피세포

endothelial cell' 혹은 '내피endothelium'라고 한다. 합성 대사에 관여하는 호르몬인 인슐린은 내피세포를 비롯한 혈관 세포에 더 커지라는 신호를 보낸다. 이것은 건강하고 자연스러운 반응이다. 그렇지만 혈액 속에 인슐린이 과다하면 그 신호가 정상보다 강해지고 그 결과 혈관 벽 세포가 과다 성장하여 내피세포가 두꺼워지고 혈관은 좁아지기 시작한다.

정원 호스에 물이 흐르는 동안 호스가 두꺼워진다고 생각해 보라. 호스 벽이 흐르는 물에 압박을 가하면 호스 내의 압력이 높아질 것이다. 인슐린이 과다하게 내피세포의 성장을 자극할 때 혈관 안에서 바로 이런 일이 생긴다.

인슐린 저항성은 혈관 확장을 방해한다

물이 흐르는 정원 호스를 다시 한번 떠올려보자. 우리가 지름이 더 큰 호스를 만든다면(길게가 아니라) 물이 빠르게 흐르기보다는 압력이 낮아져 좀 더 천천히 조금씩 흐를 것이다. 산화 질소NO는 강력한 혈관 확장제이다. 즉, 산화 질소는 혈관의 지름을 넓힌다. 내피세포는 산화 질소를 생산해 혈관을 둘러싼 근육층의 이완을 도움으로써 혈관을 확장시킨다. 호스와 마찬가지로 혈관의 지름이 늘어나면 내부 압력이 크게 떨어진다. 신체에서는 이런 압력 저하의 효과가 순식간에 일어난다. 때문에 우리는 이러한 메커니즘을 이용해 오랫동안 경구 니트로글리세린 형태의 산화 질소를 투여해 심장 혈관을 급속히 넓혀 혈류를 증가시킴으로써 가슴 통증을 예방하고 치료해 왔다. 실제로 산화 질소는 심혈관 건강에 너무나 중요한 요소이며, 그 기능을 연구한 과학자들이 노벨상을 받았을 정도이다.

인슐린은 내피세포 내의 산화 질소 생성을 활성화한다. 인슐린은 혈관을 흐르면서 내피세포에 산화 질소를 생성하라는 신호를 하여 혈관을 확장시키고 그 부위의 혈류를 증가시키는데[8] 이는 인슐린이 다양한 조직에서 영양소의 흐름과 사용을 지시하는 방법 중 하나이다. 예를 들어 인슐린은 근육으로 가는 혈액의 흐름을 늘려 근육이 보다 많은 영양소와 산소를 공급받도록 한다.

인슐린 저항성(고인슐린혈증)으로 알도스테론과 내피세포의 성장이 과도해지는 심혈관 문제와 반대로, 산화 질소와 관련된 인슐린 저항성의 문제는 인슐린이 내피세포의 산화 질소 생성을 촉진하는 능력을 떨어뜨리는 것이다. 이런 상황에서는 내피세포들이 산화 질소 생성을 증가시키는 인슐린의 작용에 잘 반응하지 못하게 된다. 본래는 인슐린이 혈관의 크기를 늘려 혈압을 낮추었으나, 그 효과가 떨어지면서 혈압이 계속 상승할 수밖에 없다.

인슐린 저항성은 혈관을 수축시킨다

우리의 교감신경계는 보통 투쟁·도피 반응계라 일컬어진다. 교감신경계는 심장 박동, 심장 수축, 혈관 크기, 땀샘 등 신체의 무의식적 활동을 조절하며, 필요할 때 신체적으로 최상의 기능을 하도록 촉진하기 때문이다. 위험 상황에서 혈압을 높이는 것도 투쟁·도피 반응의 일부이다. 우리는 고혈압 상태를 대개 나쁘게만 생각하지만 생존을 위해 싸우거나 도망칠 때는 신체 전반의 여러 조직, 특히 근육에 혈액(그와 함께 영양소와 산소) 공급을 늘릴 수 있기 때문에 매우 유용하게 작용한다.

흥미롭게도, 인슐린은 인지된 위협이 없을 때에도 감지하기 힘든 정도 이지만 투쟁·도피 반응을 유발한다. 하지만 인슐린 저항성 때문에 인슐린이 과도한 상태라면 인슐린이 높게 유지되는 동안 혈압 상승을 경험하는 정도로 투쟁·도피 반응이 활성화된다.

왜 아플까

인슐린 저항성은 이상 지질 혈증을 만든다

지질은 혈액과 조직에 존재하는 지방 혹은 지방 유사 물질이다. 우리 몸은 에너지로 사용하기 위해 지방을 저장한다. 에너지가 필요할 때, 몸은 지질을 지방산으로 분해하고 포도당처럼 연소시킨다. 이상 지질 혈증은 혈액 속에 지질의 양이 비정상적인 상태이다. 보통 이상 지질 혈증은 지나치게 많은 지질을 가지고 있을 때로 규정되지만 여러 종류의 지질이 보통의 수준에서 벗어난 상태를 나타내기도 한다.

주요한 지질에는 중성 지방TG, Triglyceride, 저밀도 지단백LDL, Low-Density Lipo-protein, 고밀도 지단백HDL, High-Density Lipoprotein이 있다. 의사들은 주로 두 가지 콜레스테롤에 초점을 맞추는데, LDL 콜레스테롤은 주로 악당 취급을 받는다. 많은 이가 HDL을 '좋은 콜레스테롤', LDL을 '나쁜 콜레스테롤'이라고 칭한다. 이런 결론을 뒷받침하는 자료들이 있는 것은 사실이지만,[9] 그와는 다른 이야기를 하는 자료도 대단히 많다.[10] 과거의 믿음처럼 LDL이 치명적이라는 이론을 지지하는 일관된 증거는 거의 없다. 이런 모순은 그 측정 방법과 관련이 있는 것으로 보인다.

LDL 콜레스테롤은 '저밀도'라고 불리기는 하지만 사실 그 크기와 밀도가 무척 다양하다. 요즈음에는 이를 측정하는 게 점점 쉬워지고 있다. 우리는 수십 년 동안 LDL을 '패턴'이라고 부르는 크기와 밀도로 범주화하는 것이 심장 질환을 예측하는 데 더 의미가 있다고 생각해 왔다. 스펙트럼의 양극단을 대표하는 A와 B라는 두 가지 패턴이 존재한다. 패턴 A는 크고 밀도가 낮은 LDL 분자이고, 패턴 B는 보다 작고 조밀한 LDL이다. 콜레스테롤 운반체가 질병을 유발하려면 콜레스테롤이 혈액을 지나 혈관 벽으로 침투해야 한다. 따라서 보다 작고 조밀한 지단백이 큰 지단백보다 이 일을 더 잘할 것이다.

좀 더 쉽게 이해할 수 있도록 비유를 들어 설명하겠다. 당신이 강을 건너는 다리 위에 서 있다고 생각해 보자. 왼손에는 비치볼LDL A을, 오른손에는 골프공 LDL B을 들고 있다. 두 개의 공을 강으로 떨어뜨리면 어떻게 될까? 부력이 있고 밀도가 낮은 비치볼은 강물 위에 떠 있겠지만, 밀도가 높고 물에 잘 뜨지 않는 골프공은 강바닥으로 바로 가라앉을 것이다. LDL A와 B도 혈관에서 비슷한 방식으로 움직인다. LDL A는 떠오르기 때문에 LDL B만큼 혈관 벽과 자주 상호 작용을 하지 않는다. 중요한 것은 LDL은 혈관 벽에 부딪쳤을 때에만 지방과 콜레스테롤을 떨어뜨릴 수 있다는 점이다. 따라서 작고 조밀한 LDL B가 있는 사람들이 크고 가벼운 LDL A가 있는 사람들보다 심혈관 질환 문제를 경험할 가능성이 훨씬 높다.[11]

최근 콜레스테롤 검사를 해보았다면 지질 부분에 TG, LDL, HDL이라는 세 개의 주요 항목만 표시되어 있었다는 것을 기억할 것이다. 현재 LDL의 크기를 판단하는 것은 전형적인 혈액 검사에 속하는 부분이 아니다. 주목할 만한

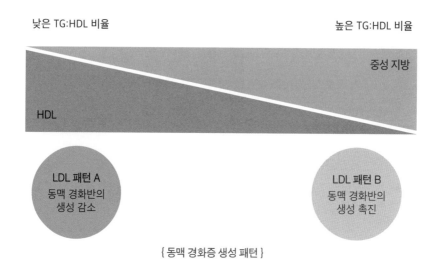

{ 동맥 경화증 생성 패턴 }

점은 이 수치 중 두 가지를 이용하면 LDL 크기를 아주 잘 예측할 수 있다는 것이다. 중성 지방TG 수치mg/dL를 HDLmg/dL로 나누면 LDL 크기를 정확하게 예측하는 비율을 얻을 수 있다. 이 비율이 2.0 미만 정도로 낮을수록 부력이 있는 보다 큰 LDL 입자, 즉 LDL A가 지배적이다. 하지만 비율이 2.0을 초과하여 높아지면 작고 조밀한 LDL B 입자가 더 흔해진다.[12] 거의 모든 혈액 검사에는 TG와 HDL이 포함되어 있기 때문에 개인의 LDL 패턴을 쉽게 파악할 수 있는 것이다.

그런데 이것이 인슐린 저항성과 무슨 관계가 있을까? 거의 모든 콜레스테롤은 간에서 생성되는데 인슐린은 간이 LDL B를 만들도록 선택적으로 유도한다. 인슐린 저항성이 높아지면서 인슐린 수치가 꾸준히 상승하면, 간은 LDL B 쪽으로 전환하라는 신호를 받는다.[13] 간단하게 말하면 혈관 벽에 지질이 쌓여 생기는 동맥 경화반은 고혈압과 이상 지질 혈증이 함께 만들어낸 결과이다. (실제 과정은 조금 더 복잡하다. 이에 대해서는 뒷부분에서 다룰 것이다.)

스타틴

스타틴(Statins)은 콜레스테롤 수치를 비정상적 수준까지 높이는 유전적 결함(예를 들어 가족성 고콜레스테롤 혈증)이 있는 사람에게는 실제적인 도움이 될 수 있다.[14] 하지만 유전적 결함이 없는, LDL 수치에 근거하여 고위험군으로 분류된 사람에게 스타틴은 거의 효과가 없다.[15] 스타틴이 LDL 콜레스테롤의 패턴 B 비율을(패턴 A에 비해) 크게 높이기 때문이다.[16]

이와 별개로, 스타틴은 인슐린 저항성과 관련된 부작용을 갖고 있다. 폐경 후의 여성이 스타틴을 복용할 경우 제2형 당뇨병 발병 위험이 최고 50퍼센트까지 상승할 수 있다.[17] 스타틴은 근육 조직에 피해를 입히기도 하지만[18] 세포의 인슐린 반응성을 차단하고 혈액 내 포도당을 증가시키는 호르몬의 분비를 촉진하기도 한다.[19]

동맥 경화증

동맥 경화증은 심혈관 질환 발병에서 가장 핵심이 되는 과정이다.[20] 콜레스테롤을 무섭게 여기는 가장 큰 이유는 동맥 경화증, 즉 혈관이 딱딱해지고 좁아지는 과정을 콜레스테롤이 야기하기 때문이다.[21] 이 과정에 대해서 좀 더 자세히 들여다보자.

앞에서 설명했듯이, 병원성이 되려면 콜레스테롤이 반드시 혈관 벽을 통과해야 한다. 콜레스테롤이 내피에 축적되어 있는 그 자체만으로는 병이 생기지 않는다. 내피에 들어간 콜레스테롤과 지방은 양성으로, 어떤 부정적인 반응도 끌어내지 않는 것으로 보인다. 실상 혈관 안쪽을 감싸고 있는 세포들은 체내의 다른 세포들과 마찬가지로 건강한 기능을 유지하기 위해 콜레스테롤과 지방을 필요로 한다. 그러나 지질은 장기간 계속 얌전하게만 있지 않을 수도 있다. 특정한 사람에게서는 콜레스테롤과 지방을 유해하게 만드는 반응이 일어날 수도 있다.

지방이나 콜레스테롤이 산화하면 대식 세포macro-phage라고 불리는 백혈구가 산화된 지질을 에워싸 세포의 다른 부분이 산화되는 것을 막는 스위치가 작동한다. (대식 세포라는 이름은 '대식가'를 의미하는 그리스어에서 유래했다. 이 세포가 일하는 방식을 생각하면 매우 적절한 이름이다. 대식 세포는 병원체, 이물질, 세포 파편을 삼켜 소화시킨다.) 이런 과정이 반복되면서 시간이 흐르면 대식 세포는 산화된 지방이나 콜레스테롤로 채워진다. 지질이 가득 찬 세포는 현미경으로 볼 때 거품처럼 보이기 때문에 '거품 세포'라고도 부른다. 이후 이 거품 세포가 단백질을 분비해 더 많은 대식 세포를 그 부위로 불러(염증 반응이라고 알려져 있다) 도움을 받는다. 새로 온 대식 세포 역시 시간이 흐르면 거품 세포가 되면서 문제가 악화된다. 결국 이런 거품 세포와 지질의 혼합물이 동맥 경화의 핵이 되는 것이다.

지금까지는 주로 콜레스테롤에 초점이 맞춰졌다. 하지만 원인을 이해하기 복잡해지는 것을 무릅쓰더라도, 책임 범위를 비콜레스테롤 지방으로까지 넓히는 것이 보다 타당하며 공정하다. 특히 대두유와 같은 종자유에 흔한 리놀레산이라고 불리는 다가 불포화 지방산은 콜레스테롤보다 훨씬 더 산화되기 쉬운 지방이기에 주범일 가능성이 높다.[22] 실제로 콜레스테롤이 산화하는 것은 리놀레산이 콜레스테롤 분자에 묶여 있기 때문인 경우가 많다.[23] (문제를 일으키지 않는) 중성 콜레스테롤이 말썽꾸러기 산화 리놀레산에게 목말을 타도록 목을 내줄 수밖에 없는 형편이기는 하지만 말이다. 어쨌든 여기서도 인슐린 저항성이 관련된다.

인슐린 저항성은 동맥 경화증의 중요한 위험 인자이다.[24] 이는 인슐린 저항성이 동맥 경화증과 연관된 것으로 여겨지는 두 가지 주요 변수를 자극하기 때문일 것이다. 그 하나는 이미 이야기했듯이 LDL의 하위 유형인 패턴 B를 증가시키는 인슐린의 역할이다. LDL B는 리놀레산과 같은 문제 있는 지방을 운반할 수 있다. 다른 변수는 산화 스트레스이다. 인슐린 저항성이 산화 스트레스를 높이는 것으로 보인다.[25] 이후 우리는 이 두 가지가 쌍방향으로 작동해서 산화 스트레스 역시 인슐린 저항성을 높인다는 사실을 이해하게 될 것이다.

인슐린 저항성은 염증을 활성화한다

다양한 염증 지표, 특히 널리 알려진 'C-반응성 단백질'은 콜레스테롤 수치보다 심혈관 질환을 더 정확하게 예측한다.[26] 인슐린은 인슐린에 민감한 사람(인슐린 수치가 정상인)에게서 항염 작용을 유발하는[27] 반면, 인슐린 저항성인 사람(인슐린 수치가 높은)에게서는 염증을 활성화한다.[28]

이것은 매우 중요한 사실이다. 인슐린 저항성을 염증의 원인으로 보는 것은 곧 인슐린 저항성을 심장 질환의 시초로 삼는 것이기 때문이다. 인슐린 저항성은 동맥 경화증을 촉진하는 등 온갖 일을 하면서 혈관에서 전쟁을 벌인다. 첫째, 인슐린 저항성은 혈압을 높이면서 혈관 손상의 가능성을 높인다. 다음으로 인슐린 저항성은 혈관 벽의 지질 침착을 증가시킨다. 마지막으로 인슐린 저항성은 염증을 악화시키고 대식 세포의 지속적인 혈관 침투를 촉진한다. 대식 세포는 산화된 지질로 점점 가득 차서 거품 세포로 변화한다. 인슐린 저항성으로 유발된 이런 모든 일의 결과로 동맥 경화가 발생한다. 이 모든 것을 생각한다면 인슐린이 혈관에서 거품 세포 형성을 직접 촉진할 수도 있다는 사실이 전혀 놀랍지 않다.[29]

심근증

심장의 근육, 즉 심근과 관련된 심혈관 질환이다. 심근증이 생기면 심장의 근육은 혈액을 펌프질해 신체의 수많은 혈관으로 보낼 힘을 상실한다. 심근증에는 여러 유형이 있지만, 일반적으로 심장의 구조적 변화에 따라 다음과 같이 분류된다.

- 심장이 팽창하는 확장성 심근증
- 심장 근육이 너무 두꺼워 혈액이 충분히 채워지지 않는 비후형 심근증
- 심장 근육에 상처가 생기고 경직되는 제한성 심근증

이러한 심근증은 '비허혈성 심부전'이라고 불리기도 한다. 이는 혈류의 부족이 심장의 기능 상실을 야기하는 것(예를 들어 동맥 경화증이나 심장 마비)이 아니라는 뜻이다.

인슐린 저항성은 세 가지 주요 유형 중에 확장성 심근증과 가장 밀접한 관련이 있다.[30] 심장 근육 세포의 주된 연료는 포도당이다. 확장성 심근증의 경우, 심장 근육이 팽창해 늘어나고 얇아진다. 이런 상황이 계속되면 심장 근육이 정상적으로 수축되지 않고 혈액을 제대로 퍼 올릴 수 없다. 이론적으로는 이런 이상 상태가 지속되면 심근은 일을 계속하기 위해 포도당에 점점 더 의존하게 된다. 하지만 인슐린 저항성은 포도당을 받아들이고 사용하는 능력을 손상시킨다. 이런 대사적 변화 때문에 심장은 에너지와 영양소의 부족으로 고통받기 시작한다.[31]

인슐린 저항성과 확장성 심근증의 관계를 입증하는 증거는 많지 않다. 다만 일부 연구는 인슐린 저항성이 비후형 심근증 발병에 중요한 역할을 할 수도 있다고 지적한다.[32] 만성적으로 높은 인슐린 수치는 심근의 성장을 유도해서 심실이 혈액을 충분히 담을 수 없도록 두꺼워지게 만들기 때문이다.

우리는 종종 다른 요인들을 탓하지만, 인슐린 저항성만큼 심장 질환과의 관련성이 큰 변수는 없다. 이 점을 모두가 명확하게 인지했으면 하는 것이 나의 바람이다. 모든 심장 질환의 위험을 낮추기 위해서는 반드시 인슐린 저항성 문제를 해결해야 한다. 인슐린 저항성 문제를 인식해야 비로소 우리는 약물에 의지하지 않고 근본 원인을 해결할 수 있다. 심장 질환을 예방하기 위해 전 세계가 아무리 애를 써도 인슐린 문제를 간과한다면 심장 질환은 계속 악화될 뿐이다.

Chapter 3

뇌와 신경 질환

20년 전만 해도 의학계는 뇌를 인슐린에 반응하지 않는 기관으로 보았다. 세상이 얼마나 변했는지! 그 이후 이 분야에 대한 많은 연구가 이루어졌다. 이제 우리는 인슐린이 뇌의 수많은 기능을 조절한다는 것을 알고 있으며, 인슐린 저항성이 뇌 건강을 위협하는 증거는 계속해서 발견되고 있다.

신체의 모든 세포와 마찬가지로, 뇌세포 역시 인슐린 수용체를 가지고 있다. 인슐린 수용체는 인슐린을 감지하고 반응해서 제대로 기능하도록 돕는데, 뇌에서는 연료인 포도당을 섭취하도록 자극하여[1] 뇌세포가 성장 및 생존하는 데 도움을 준다.[2] 또한 인슐린은 식욕과 에너지 소비를 조절하는 역할을 한다. 식후에 뇌가 체내의 증가한 인슐린을 감지하면 식욕은 떨어진다. 인슐린이 뇌에서 하는 추가적인 활동으로는 생식 호르몬을 변화시키는 것이 있다.[3]

또 인슐린은 학습과 기억 형성에도 중요한 역할을 한다.[4] 쥐를 이용한 한 유명한 연구에서 제1형 당뇨병의 실험 모델을 관찰했는데 일부 쥐는 인슐린을 만들지 못했다. 특히 제1형 당뇨병이 있는 쥐는 인슐린 생산이 가능한 대조군 쥐들에 비해 미로 학습에서 뒤처졌다. 그러나 인슐린을 주입하자 당뇨병이 있던 쥐들의 학습과 기억이 향상되었다.[5]

이 같은 모든 사실은 정상적인 뇌 기능에서 인슐린이 갖는 중요성을 시사한다. 인슐린이 지나치게 많거나 뇌가 인슐린에 반응하지 못하면 문제가 발생한다는 사실이다.[6] 달리 말해 뇌에 인슐린 저항성이 생길 때 문제가 생기는 것이다.[7]

인슐린 저항성을 거론할 때는 간이나 근육과 같이 인슐린 저항성이 생기는 몇 개의 조직만 생각하기 쉽다. 하지만 뇌에도 다른 조직과 마찬가지로 인슐린 저항성이 생긴다는 것을 뒷받침하는 많은 연구 결과가 나오고 있다. 더구나 뇌 조직은 건강한 인슐린 민감성을 필요로 한다.

장기적인 인슐린 저항성은 뇌를 물리적으로 변화시킨다. 최근의 연구에서는, 10년간 인슐린 저항성이 지속된 사람의 뇌는 같은 나이의 인슐린에 민감한 사람의 뇌보다 2년 더 노화된 모습을 보인다는 사실이 확인되었다.[8] 그 분명한 결과로 나타난 것이 뇌 기능의 손상인데, 이로 인해 인슐린 민감성이 떨어지면 과식을 하게 되고 체중이 늘어날 수도 있다. 또한 뇌의 단기 기억에 문제를 발생시키며 장기 기억도 손상시킬 수 있다.[9]

이와 같이 인슐린과 뇌의 연관성은 우리의 건강과 자생 능력에 큰 영향을 미친다. 그뿐만이 아니다. 인슐린 저항성은 뇌 생리에 엄청난 해를 입힘으로써 심각한 뇌 관련 질환의 발병 위험을 높일 수 있다.

이 장에서는 가장 흔한 알츠하이머병부터 인슐린과 뇌·중추 신경계 질환의 연관성을 살펴볼 것이다.

알츠하이머병의 새로운 이해

많은 연구를 통해 인슐린 저항성이 심각한 뇌 질환과 깊이 연관되어 있음이 밝혀졌으나, 치매와 관련해서는 아직도 밝혀내야 할 것이 많다. '치매'는 일상생활을 위협할 정도로 기억과 지적 기능이 소실된 상태를 말한다. 여러 장애가 치매로 분류되지만 그중 가장 흔한 것은 알츠하이머병이다.

우리는 아직 알츠하이머병의 원인과 속성에 대해 완전히 파악하지 못하고 있고, 따라서 병을 예방하거나 치료할 능력도 없다. 알츠하이머병은 전체 치매 환자의 80퍼센트를 차지하며, 전 세계적으로 약 3,000만 명의 환자가 있는 가장 흔한 신경계 질환이 되었다.[10] 현재의 추세가 계속된다면 이 숫자는 20년마다 두 배씩 늘어날 것이다.[11] 이렇게 흔한 질병임에도 불구하고 우리는 알츠하이머병의 예방은커녕 진단과 치료 방법도 거의 밝혀내지 못했다. 사실 기존의 이해라는 것조차 너무나 모호해 사후에 뇌를 해부해야만 확실한 진단이 가능하다. 그렇지만 인슐린 저항성이 이 병에 크게 영향을 끼친다는 점은 점점 명확해지고 있어서 알츠하이머병에 '3형 당뇨병'이라는 새로운 이름을 붙이자는 의견이 나올 정도이다.[12]

의사들과 과학자들은 수십 년 전부터 알츠하이머병과 인슐린 저항성의 연관 관계를 알고 있었다. 이 둘의 관련성을 생각하게 된 것은, 알츠하이머병 환자들이 상대적으로 몸을 많이 움직이지 않는 생활 습관을 가지고 있었기 때문이다. 다시 말해 생의학 전문가들은 알츠하이머병 환자들이 밖에 나가 운동을 하지 않기 때문에 인슐린 저항성이 나타나는 것으로 생각했다. 이후 추가적인 연구를 통해 건강한 사람들과 비슷한 수준의 신체 활동을 하고 비슷한 생활 습관을 지닌 초기 알츠하이머병 환자들도 인슐린 저항성이 높다는 것이 드러났다. 증거 자료가 쌓이면서 인슐린 저항성과 알츠하이머병의 연관성은 무시하기 어려운 정도가 되었다.

알츠하이머병은 우리가 아직 알지 못하는 여러 기제가 복합적으로 관련된 질병이다. 그렇지만 알츠하이머병 연구의 초기 단계에서 뇌에 플라크와 신경 섬유 다발이 축적되어 있는 것이 이 질병의 두 가지 주된 특성이라는 데 합의 가 이루어졌다.

이론적으로 알츠하이머병은 뇌에 아밀로이드 베타 펩타이드(Aβ)로 이루어 진 플라크가 축적되는 것이다. 아밀로이드는 신체가 정상적으로 생성하는 단 백질 조각이다. 그것이 뭉쳐서 플라크라는 덩어리가 되면 기억, 기분, 운동, 학 습 등 정상적인 뇌 기능을 방해한다. 이런 A 베타 플라크는 대단히 해롭기 때 문에 우리의 뇌는 이것의 형성을 막는 프로세스를 구축해 두고 있다. 가장 두 드러진 예방 기제는 '아포 지단백 E APOE'이라는 지질 단백질인데, 체내에서 다 양한 기능을 수행한다.

APOE는 뇌에서 뉴런에 필수 콜레스테롤을 운반해 주고 A 베타 플라크의 분해를 촉진한다. 단, 적절하게 기능할 때에 한해서 말이다. 그런데 APOE 유 전자에는 세 가지 유형이 있고, 전체 인구의 15퍼센트가 APOE4라고 알려진 아형 을 가지고 있다. APOE4는 플라크를 막는 임무를 보통 수준으로 해내지 못하 기 때문에 APOE4가 있는 사람은 그렇지 않은 사람보다 70대 중반까지 알츠하이머 병에 걸릴 확률이 10~30배나 높다.[13] 알츠하이머병에 걸릴 위험 인자를 찾을 때 APOE4의 유무를 가장 중요한 변수로 여기는 이유가 여기에 있다.

한 예로 핀란드의 연구진이 광범위한 모집단을 대상으로 알츠하이머병의 위험 인자를 조사했다.[14] 아니나 다를까, APOE4 표현형을 보유한 것이 알츠 하이머병을 가진 사람의 가장 중요한 변수였다. [통계의 정확도에 관심이 있는 독 자들을 위해 소개하자면 이 통계의 유의 수준(p)은 0.0001이다!] 다른 중요 변수로는 연령(p=0.005), 교육 수준(p=0.002)이 있었다.[15] 통계적으로 유의미한 다음 변수는 고혈압(p=0.31), 뇌졸중 병력(p=0.59), 흡연 상태(p=0.47)가 아닌 공복 인슐린(p=0.0005)이었다. 공복 인슐린이 나이보다 통계적 유의성이 더 강한 요인이었으며 혈중 포도당과 인슐린 수치를 비롯한 인슐린 저항성의 모든 지표가 알츠하이머병과 통계적 유의성을 보였다.

인슐린은 A 베타 플라크 축적에 직접적으로 작용하는 것으로 보인다. 한 연구에서 건강한 노인에게 인슐린을 주입했고 이로 인한 급격한 인슐린 농도 상승이 실험 참가자의 뇌척수액 속 A 베타 생성을 증가시킨다는 것을 발견했다. 노인의 경우에는 변화가 더 극심했다.[16]

하지만 A 베타의 증가만으로는 알츠하이머병이 발병할 위험이 되지 못한다. 위치가 중요하다. 알츠하이머병의 경우 A 베타 플라크가 뇌 신경 사이의 공간에 축적되는데 인슐린은 뇌신경으로부터의 A 베타 분비를 늘려,[17] 뇌 신경 표면과 뇌 신경 세포들 사이에 A 베타 플라크의 축적을 증가시킨다.

알츠하이머병의 또 다른 핵심적 특성으로는 '신경 섬유 다발'이 있다. 알츠하이머병의 경우, 정상 신경 구조를 유지하는 역할을 하는 단백질 타우-Tau가 과잉 활성되어 제멋대로 날뛰는 아이처럼 부산하게 움직이는 모습을 보인다. 이는 타우가 제대로 일을 하지 않는다는 의미인데, 즉 타우가 신경 구조를 유지하는 원래의 기능을 하지 않고 신경을 비틀어서 신경 섬유 다발을 만드는 것이다.

여기에도 인슐린이 관계된다. 뇌에서 정상적으로 작용하는 인슐린 신호는 타우의 활동을 억제한다.[18] 그런데 이 신호 체계가 인슐린 저항성 때문에 손상되면 타우는 과활성화되고 이는 신경 섬유 다발의 형성으로 이어질 수 있다.[19]

A 베타 플라크와 신경 섬유 다발의 역할을 뒷받침하는 이런 증거 앞에서는 알츠하이머병의 근원을 설명하는 다른 이론이 있을 것이라고 생각하기 어렵다. 그러나 최근 한 연구에서 치매의 징후가 없는 노인의 뇌에서 플라크와 신경 섬유 다발이 발견되었다.[20] 다른 관점을 적용해야 하는 상황이 벌어지고 있는 것만은 분명하다.

대안적 이론도 존재한다. 이 이론은 뇌의 대사 작용 변화에 초점을 맞춘다. (지금쯤이면 당신도 짐작했겠지만 여기에서도 인슐린이 한몫을 한다.)

뇌는 엄청난 에너지를 필요로 한다. 휴식 상태에서도 뇌는 우리 몸에서 가장 대사 활동이 많은 조직 중 하나이며(근육의 몇 배), 따라서 에너지 부족에 대단히 민감하다. 뇌는 일종의 고성능 엔진인데 연료가 부족해지면 털털거리기 시작한다.

공복 상태에서 사람의 뇌가 포도당에서 얻는 에너지는 50퍼센트 이하이다. (나머지는 '케톤'이라는 것에서 얻는다. 케톤은 206쪽을 참고).[21] 하지만 '식후'(평범한 식사를 한 후)에는 에너지의 100퍼센트를 포도당으로부터 얻는다. 전형적인 서구식 식단에서는 잦은 식사와 탄수화물이 많이 함유된 음식 섭취로 공복 시간이 짧아 식후와 같은 상태가 지속된다. 그런데 이처럼 전적으로 포도당에 의존하는 상태가 계속되면 놀라운 문제가 발생한다.

뇌가 충분한 포도당을 얻는 능력을 상실하는 것은 알츠하이머병의 가장 중요한 특성이다. 근육에서와 마찬가지로, 인슐린은 포도당이 뇌로 이동하는 것을 촉진한다. 그렇지만 뇌에 점차 인슐린 저항성이 생기면 에너지 수요를 충족시킬 만큼의 포도당을 얻는 능력이 떨어지기 시작한다.[22] 따라서 힘을 잃은 엔진처럼 뇌는 제대로 기능하지 못하는데 이런 현상을 '포도당 대사 저하'라고 한다.

포도당 대사 저하가 심해질수록 임상적 알츠하이머병의 시작은 빨라진다.

뇌의 인슐린 민감성 저하 → 뇌 포도당 흡수 저하 → 뇌 에너지 저하 → 뇌 기능 저하 상태가 잇따라 나타난다.

우리는 현재 그 어느 때보다 알츠하이머병에 주의를 집중하고, 많은 것을 알아내기 위해 노력하고 있다. 플라크나 신경 섬유 다발과 같은 낡은 이론이 밀려나고, 인슐린 저항성과 같은 알츠하이머병의 대사성 원인을 발견함으로써 이 질병의 진단과 치료에 보다 새롭고 더 나은 접근법을 내놓고 있다. 하지만 인슐린 저항성의 영향력은 거기에 그치지 않는다. 인슐린 저항성은 알츠하이머병을 일으키는 원인 중의 하나인 동시에 다른 형태의 치매와도 관련이 있기 때문이다.

혈관성 치매

알츠하이머병에 이어 가장 흔한 것은 혈관성 치매이다. 혈관성 치매의 증상은 알츠하이머병과 대단히 비슷하지만 혈관성 치매의 주요 발병 원인은 뇌의 혈류 부족에서 기인한다. 그런데 두 질환은 뇌에 축적된 플라크가 혈관에 손상을 준다는 면에서는 연관성이 있다. 따라서 플라크와 신경 섬유 다발 이론이 맞다면, 알츠하이머병도 혈관성 치매의 원인 중 하나로 볼 수 있을 것이다.[23]

앞서 다루었던 심혈관 질환을 떠올려보자. 이미 인슐린 저항성이 혈관 기능에 미치는 광범위한 영향을 살펴보았기 때문에, 당신은 인슐린 저항성과 혈관성 치매 사이의 밀접한 연관성도 예상하고 있을지 모르겠다. 호놀룰루 아시아 노화 프로그램Honolulu-Asia Aging Program은 20년 이상 거의 1만 명에 달하는 성인 남성을 추적 조사해, 인슐린 저항성이 있는 조사 대상자는 인슐린에 민감한 대상자들에 비해 혈관성 치매 발병 위험이 두 배 정도 높다는 사실을 알아냈다.[24]

고혈압과 관련해 거론한 인자들—산화 질소 생성의 변화, 혈관 벽의 두께 증가 및 2장에서 논의했던 다른 기제들—의 조합 때문일 가능성이 농후하다. 그것이 어떤 것이든 증거가 있다면 강한 설득력을 갖는다. 인슐린 저항성이 원인이 되어 발생하는 심혈관 문제는 심장병뿐만 아니라 혈관성 치매로 이어질 수 있다.

파킨슨병

파킨슨병은 신체의 움직임을 조절하는 능력에 변화를 일으킨다는 측면에서 가장 눈에 띄는 뇌 질환이다. 느린 움직임, 뻣뻣한 사지, 떨림과 같은 증상 외에 우울증, 수면 장애, 피로, 인지 변화와 같은 문제로도 이어질 수 있다. 미국에서만 매년 6만여 명이 파킨슨병 진단을 받지만 발병 원인이 명확히 밝혀지지 않았고 예방법과 치료법도 아직 나오지 않았다. (한국의 경우도 파킨슨병 환자 수가 2015년 약 10만 명에서 2019년 12만 5,000명으로 꾸준히 늘고 있다. 출처: 건강보험심사평가원 국민 관심 질병 통계)

파킨슨병 환자 대부분은 병이 진전되면서 치매까지 함께 겪는다. 이런 치매의 주된 특징은 뇌에 '루이 소체Lewy body'라고 불리는 단백질이 증가하는 것이다. 그러나 더 중요한 것은 도파민 생성 뉴런의 소실이다. 파킨슨병은 뇌의 흑질, 즉 중뇌에서 운동과 보상 기능을 통제하는 구조에서 발병한다. 흑질 세포는 도파민을 생산하는데, 그 세포들이 죽기 시작하면 도파민이 소실되어 운동 문제를 야기한다.

인슐린은 뇌의 도파민을 변화시킨다고 알려져 있다.[25] 이 사실이 인슐린과 파킨슨병의 직접적인 인과관계를 증명한다. 한 연구에서는 쥐의 인슐린 수치를 낮추자 쥐 뇌의 도파민 수용체가 35퍼센트 증가했다는 사실이 발견된 바 있다.[26] 인간을 대상으로 한 또 다른 연구에서는 인슐린 저항성이 가장 심한 피험

자에게서 뇌의 도파민 생성률이 가장 낮게 나타났다.[27]

파킨슨병과 인슐린 저항성에 관해서는 인슐린 문제가 도파민 문제를 유도한다는 합의가 있는 반면, 그 반대로 작용한다는 증거도 있다.[28] 달리 말해, 인슐린의 변화는 보통 도파민 수용체의 변화로 이어지지만, 일부 연구에서는 도파민의 변화가 인슐린의 변화로 이어지는 것으로 나타났다.

설치류와 인간을 대상으로 한 실험에서 도파민 신호를 개선하면 대사 기능이 개선된 반면, 신호를 약화시키면 대사 기능이 악화되며 심지어는 인슐린 저항성으로 이어지기도 했다. 사람에게서 얻은 증거는 더 충격적이다. 도파민 수용체를 차단하는 항정신병 약으로 치료를 받은 사람들은 인슐린 저항성이 생기고 체중이 늘어났다. 실제로 치료 목적으로 항정신병 약을 복용한 사람의 최대 40퍼센트가 5년 안에 제2형 당뇨병 발병을 경험했다.[29] 약을 끊으면 인슐린 저항성은 몇 주 안에 사라진다.[30]

헌팅턴병

인슐린 저항성과 헌팅턴병 사이의 인과관계를 암시하는 실질적인 증거는 거의 없다. 그럼에도 불구하고 나는 헌팅턴병이 언급할 만한 가치가 있다고 생각한다. 헌팅턴병 환자들은 비슷한 특성(연령, 체성분 등)을 갖고 있었으며 헌팅턴병이 없는 사람들에 비해 인슐린 저항성이 있을 가능성이 훨씬 높기 때문이다.[31] 실제로 면밀한 연구를 통해 살펴본 결과, 헌팅턴병 환자는 건강한 사람들에 비해 인슐린 저항성 증상을 보일 확률이 10배 정도 높게 나타났다.[32]

헌팅턴병은 헌팅턴 유전자를 물려받은 사람에게만 생기는 확실한 유전 질환이다. 이 유전자는 시간이 흐르면서 근육과 정신을 손상시킨다. 헌팅턴병 연구는 설치류의 DNA를 변형시켜 인간 헌팅턴 유전자를 갖도록 하여 실험을 진행했는데 흥미롭게도 이 쥐들은 헌팅턴병의 발병과 동시에 몇 주 안에 인슐린 저항성이 생겼다.[33]

왜 아플까

인슐린을 파킨슨병과 관련짓는 요인이 무엇이든 명확한 연관성이 존재하는 것만은 확실하다. 파킨슨병 환자의 최대 30퍼센트는 제2형 당뇨병 환자이며, 최대 80퍼센트는 인슐린 저항성(또는 전당뇨)이 있을 가능성이 높다.[34]

편두통

편두통은 가장 흔한 신경계 질환으로 미국 성인의 약 18퍼센트가 이로 인해 고통받고 있다. 중년 여성들을 대상으로 한 연구에서 인슐린 저항성이 있는 사람은 정기적으로 편두통에 시달릴 가능성이 두 배나 높다는 것을 발견했다.[35] 남녀를 대상으로 한 다른 연구에서는 편두통을 경험하는 사람들의 인슐린 수치가 그렇지 않은 사람들에 비해 눈에 띄게 높은 것으로 나타났다.[36] 이와 반대되는 실험도 있었다. 정기적으로 편두통을 겪는 32명의 환자에게 인슐린 민감도를 높여주는 약물로 치료를 한 결과, 절반 이상이 발병 빈도가 크게 낮아지는 경험을 했다.[37]

알츠하이머병과 마찬가지로 편두통의 문제 중 일부는 뇌가 충분한 연료를 얻지 못하고 '빈속으로 달리는' 시나리오에서 나오는 것일 수 있다.[38] 인슐린이 작동하지 않으면 포도당은 뇌에 이르지 못하니 말이다.

신경병증

지금까지의 내용을 종합해 보면, 건강한 뇌 기능과 인슐린 저항성의 연관성은 확실하다. 다음으로 기억해야 할 것은 뇌가 일종의 신경 다발이며 이것이 몸 전체의 신경과 소통한다는 점이다. 뇌의 신경과 마찬가지로, 뇌 이외의 신경도 인슐린 저항성에 영향을 받는다. 당뇨병에 수반되는 신경 손상(사지, 특히 발이 타는 듯한 저린 감각)은 흔히 제2형 당뇨병과 연관된다. 때문에 신경 손상은 제2형 당뇨병의 주요 증상으로 여겨진다. 당뇨병으로 유발된 이런 신경병증은 오랫동안 고혈당의 결과로 간주해 임상에서 제2형 당뇨병의 식별에 사용되어왔다. 그런데 최근의 연구는 이런 개념에 이의를 제기한다.

고혈당이 신경병증과 관계되는 것은 의심의 여지가 없지만, 문제는 혈당의 변화가 시작되기 이전에 나타난다. 포도당 외에 다른 요인이 있음을 시사하는 것이다. 물론 그 '다른 요인'이란 인슐린 저항성이다. 신경은 다른 모든 체내 세포와 마찬가지로 인슐린에 반응한다. 그리고 인슐린은 신경이 에너지를 어떻게 흡수하고 사용할지 결정한다. 신경이 인슐린 저항성을 갖게 되면 정상 기능을 유지하는 능력이 손상되고 결국 신경병증이 유발된다.[39]

이제 우리는 인슐린이 대부분의 뇌 관련 만성 질환과 연관되어 있다는 것을 알게 되었다. 뇌가 기능하기 위해서는 많은 에너지를 필요로 하기 때문에 믿을 만한 연료를 공급받아야 한다. 그런데 뇌에 인슐린 저항성이 생기면 이런 연료의 접근이 제한된다. 그리고 그 관련성은 병이 시작되기 이전부터 생긴다. 우리는 현재 인슐린이 뇌와 중추 신경계에서 맡고 있는 역할에 대해 막 배우기 시작한 단계다. 인슐린은 식욕에 영향을 주고, 기억을 돕고, 도파민을 조절하는 등의 역할을 한다. 요점은 건강한 뇌는 건강한 인슐린 민감성을 필요로 한다는 것이다.

뇌와 기타 신경의 장애는 건강상의 심각한 문제이다. 신체에 대한 통제력을 잃는 것은 상상하는 것만으로도 끔찍한 일이다. 인슐린 저항성이 이런 질환들에 관여한다는 사실을 받아들임으로써 단지 질병을 확인하는 데서 한 발 더 나아가, 질병의 진행을 억제하고 예방할 수 있는 새로운 관점을 갖게 될 것이다.

왜 아플까

Chapter 4

생식 기능

인간은 다른 생물들과 마찬가지로 생식을 한다. 우리 주위에는 생식을 대단히 잘하는 사람들(우리 부모가 대표적이다. 나는 12명의 형제가 있다.)도 있는 반면, 난임으로 고통을 받는 사람들도 있다. 개인의 상황이야 어떻든 생식 기능성의 필수적인 요소는 1차 생식샘(남성은 고환, 여성은 난소)에서 생성되는 성호르몬이다. 이 과정에는 뇌가 부분적으로 개입한다. 생식샘은 뇌와 상호 작용을 하면서 번식을 위해 반드시 일어나야 하는 남녀 사이의 많은 일을 적절히 조율한다. 인슐린도 대단히 중요한 역할을 하는데 그 역할이 얼마나 중대한지 알면 깜짝 놀랄 것이다.

인슐린 저항성과 생식 장애 사이의 연관성은 이 책에서 다루는 내용 중에 독자의 예상을 가장 벗어난 주제가 아닐까 싶다. 대다수는 인슐린이 생식에서 필수적인 역할을 한다는 생각은커녕 관련이 있다는 생각조차 없을 것이다. 그러나 인슐린은 정상적인 생식에 절대적으로 필요하다.

생식 기능에서 인슐린의 중요성은 대사 기능과 생식 기능 사이에 단순하지만 심오한 연결 고리가 있다는 증거일 수도 있다. 결국 생식이란 대단히 위험한 일이다! 후손을 기아와 같은 위험하거나 건강하지 못한 상황에 빠뜨리는 것은 신중한 처사가 아니기 때문이다. 인슐린은 우리의 환경이 대사적인 측면에서 안전하지 못할 때 뇌에 신호를 보내는 역할을 한다. 정상적인 인슐린 수치는 예비 부모가 건강하고, 그들의 식이가 태아 그리고 신생아를 키우는 데 적절하다는 것을 말해 준다.

건강한 생식을 위해서 인슐린이 필요하다는 것은 명백한 사실이다. 설치류 실험을 통해 인슐린 부족이 생식 과정을 감소시키는 뇌 기능과 생식샘 기능의 변화를 초래한다는 것이 밝혀졌다.[1] 하지만 인슐린 과잉도 인슐린이 지나치게 적은 것보다 나을 것이 없다. 인슐린 저항성이 있는 남성[2]과 여성[3]은 인슐린에 민감한 사람들보다 난임의 가능성이 높다. 또한 인슐린 저항성이 있는 어린이는 성조숙증을 경험할 가능성이 높다.[4]

이런 일이 일어나는 정확한 이유를 알면 생식력이 얼마나 섬세하게 조절되는지, 대사 과정이 생식 과정을 어떻게 유도하는지 파악할 수 있다. 이 장에서는 남성, 여성, 어린이에게 인슐린 문제가 발생했을 때 일어날 수 있는 성과 생식 관련 질환을 알아볼 것이다.

인슐린과 여성의 생식

여성이 임신하기까지 대단히 복잡한 과정을 거친다. 여러 호르몬이 여성의 월경 주기를 관장하고 일련의 호르몬 변화가 난자의 발육과 배란으로 이어진다. 임신한 여성의 생식 능력은 태아를 성장·발달시키고 유지하는 것까지 포

왜 아플까

함된다. 출산 후에도 여성의 일은 끝나지 않는다. 여성의 신체는 모유를 생산하는 등 생식에 관련된 변화를 이어 나간다.

여성의 임신에는 엄청난 변화와 성장이 포함되며 많은 에너지가 필요하다. 아마 이런 이유로 남성보다 여성의 생식 기능이 인슐린 및 인슐린 저항성과 훨씬 밀접하게 연관된 것처럼 보인다.

여성의 인슐린과 생식 장애의 병리학적 측면을 이야기하기 전에, 인슐린과 임신 사이의 흥미로운 그리고 정상적인 관계에 대해 살펴보자.

임신한 몸은 성장을 필요로 하며 인슐린은 그것을 돕는다. 인슐린은 세포의 크기, 때로는 수까지 늘리는 동화(합성 대사) 과정을 가동시킨다. 인슐린은 태반의 성장을 돕고[5] 수유에 대비해 유방 조직을 발달시키며[6] 모체의 지방 저장성을 높여 힘겨운 출산 과정에 사용할 충분한 에너지를 얻도록 돕는다. 이를 촉진하기 위해 임신이 시작되면 여성의 지방 조직 내 인슐린 수용체가 증가하며 인슐린 수용체는 출산이 끝나면 정상 수준으로 복귀한다.[7] 모체의 지방 조직은 임신 기간 중에 보다 빠르게 성장한다. 지방 조직의 인슐린 반응성이 인생의 다른 어떤 시기보다 높기 때문이다.

임신은 인슐린 저항성이 정상으로, 심지어는 유용하게 보이는 드문 경우 중 하나이다. 그렇다. 임신은 자연적인 인슐린 저항성 상태이다. 건강한 보통 여성은 임신 말기가 되면 임신 초기에 비해 인슐린 민감성이 거의 절반으로 떨어진다.[8] 이 경우 인슐린 저항성은 긍정적인 것이다. 이를 전문적으로 칭하는 용어가 있는데, 의도적인 인슐린 저항성이라는 의미의 '생리적 인슐린 저항성physiological insulin resistance'이다. 임신한 여성의 몸에 인슐린 저항성이 생기면서 인슐린 수치가 상승하는데 이것은 태반과 같은 조직의 성장을 유도한다.

임신 중에 높아진 인슐린 수치는 단지 엄마가 되는 준비 이상의 더 중요한 일을 한다. 인슐린은 태아의 성장과 발달을 자극한다.[9] 따라서 높은 수치의 인슐린은 임부의 몸이 임신에 적절한 기능을 하도록 준비시키면서 동시에 태아에게 필수적인 성장 신호를 준다.

하지만 임신 중에 자연 발생하는 인슐린 저항성이라도 임신의 문제, 다낭성 난소 증후군, 임신성 당뇨병, 자간전증(임신중독증) 등 여성의 생식 기능에 영향을 줄 수 있다.

임신성 당뇨병

인슐린 저항성과 여성의 생식 과정의 연관 관계로 일어나는 가장 두드러진 질환은 임신성 당뇨병이다. 이는 임신 중인 여성이 인슐린 저항성을 갖게 되면서 인슐린이 혈당을 정상 수준으로 유지할 만큼 충분하지 못할 때 일어난다. 이때에는 정상적인 생리적 인슐린 저항성이 병적인 것이 된다. 이 두 상태를 가르는 것이 포도당 조절 능력이다.

임신성 당뇨병은 임신한 여성 누구에게나 생길 수 있지만, 가장 관련성이 큰 것은 인슐린 저항성에 해당하는 위험 요인이다. 2부에서 그것에 대해 보다 상세히 알아보겠지만, 임신성 당뇨병의 경우 그 위험 요인에는 임신 전 체중, 연령, 당뇨병 가족력, 인종(아시아·히스패닉·중동계 여성들이 인슐린 저항성에 따른 위험도가 가장 높다)이 포함된다.[10]

안타깝게도 여성들은 임신 전에 인슐린 저항성이나 제2형 당뇨병의 징후가 없었다 해도 임신성 당뇨병 발병 이후에는 제2형 당뇨병의 발병 가능성이 높아진다. 실제로 임신 중 임신성 당뇨병을 겪은 여성은 그것을 경험하지않은 여성에 비해 출산 이후 제2형 당뇨병에 걸릴 위험이 평균 7배 더 높다.[11]

왜 아플까

자간전증(임신중독증)

임신 중의 심한 인슐린 저항성(보통 임신성 당뇨병으로 나타나는)은 가장 치명적인 임신 질환의 하나인 자간전증의 발병 위험을 높인다. 자간전증이란 신장 기능의 위험한 변화를 말한다. 임신 초기에 인슐린 저항성이 심하게 나타난 여성은 임신 중후기에 자간전증을 경험할 확률이 훨씬 높다.[12]

두 질환 사이의 연관성은 아직 충분히 밝혀지지 않았으나, 교감신경계의 활성화와 산화 질소 생산의 감소 등 인슐린 저항성에서 유발되는 혈압 문제와 관계될 가능성이 높다.[13] (2장 참조)

인슐린 저항성으로 인한 혈압 변화로 혈류가 태반을 비롯한 모체 조직에 순조롭게 흘러 들어가지 못하는 상황이 발생할 수도 있다.[14] 충분한 혈액을 얻지 못한 태반은 자신과 몸의 다른 부분을 위해 혈관 내피 성장 인자VEGF, Vascular Endothelial Growth Factor라는 이름의 신호 단백질을 만든다. VEGF는 혈관의 형성을 촉진하며, 이 단백질이 분비되면 태반은 받아들이는 혈액의 양을 늘리기 위해 노력한다.[15] 임신부가 건강해야 이 활동이 보다 활발한데 더 많은 혈액을 필요로 하는 태반을 VEGF가 돕는 것이다. 하지만 원인은 알 수 없으나, 자간전증의 경우에 태반은 수용성 VEGF 수용체라고 불리는 또 하나의 단백질을 분비하는데 이 단백질이 VEGF에 달라붙어 그 작용을 방해한다. 따라서 태반이 VEGF를 만들어도 사실상 아무 일도 할 수 없는 것이다.

이런 시나리오는 새로운 혈관을 만들지 못하게 하여 태반에 피해를 줄 뿐아니라 태반이 만드는 VEGF를 필요로 하는 신장에 심각한 장애를 유발한다. 신장은 보통 VEGF를 이용해 정상적인 혈액의 여과 상태를 유지하는데 이것은 신장의 주요 업무로 건강에 절대적으로 중요하다. 하지만 자간전증 상태에서 충분한 VEGF를 얻지 못한 신장의 전반적인 기능이 저하되고, 특히 여과 기능이 떨어지면 독소와 잉여 수분이 혈액에 축적된다. 수분 과다로 인한 혈액량의 증가는 2장에서 언급한 것처럼 혈압 상승의 주원인이다. 또한 독소의 축적은 더욱 위험한데, 독소가 두뇌에 영향을 줘 발작과 사망에 이를 수도 있다. 한편 신장에서 VEGF가 부족하면 '신장 누수'를 유발해서 혈액 내의 단백질이 소변으로 빠져나간다. 이 때문에 자간전증이 있는 여성은 혈압뿐만 아니라 단백뇨의 양까지 모니터링해야 한다.

자간전증을 빨리 발견해 치료하지 않으면 간이나 신장 기능 부전(신부전), 나아가 심장 질환으로 이어질 수 있다. 또한 태반의 혈류 부족은 영양소와 산소를 태아에게 제대로 공급하지 못하는 결과를 초래해 태아를 저체중 상태로 만든다. 자간전증의 유일한 실제적 해법은 태반을 제거하는 것으로, 자궁 안의 태아가 안전하게 분만할 수 있을 정도까지만 자라면 즉각 분만을 시행해야 한다. 즉, 자간전증의 유일한 해결책은 유도 분만이나 조기 제왕 절개술을 시행하는 것이다.

과체중 또는 저체중인 신생아

체중이 정상 범위를 넘어서거나 모자라게 태어나는 것은 이후 삶에 영향을 줄 수 있다. 이 또한 산모가 가진 고인슐린혈증과 인슐린 저항성이 놀라울 정도로 큰 영향을 미친다.

이야기를 이어 가기 전에, 이 책에서 신생아의 체중을 언급할 때 가족의 유전으로 인해 선천적으로 크거나 작은 것을 의미하지 않는다는 점을 분명히 하고 넘어가려고 한다. 여기서는 모든 조건을 고려했을 때 아기가 예상보다 크거나 작은 상황을 이야기하는 것이다.

엄마의 대사 건강과 아기의 건강은 밀접한 관계가 있다. 이를 뒷받침하는 강력한 증거 중 하나가 네덜란드 기근Dutch Famine에 대한 연구에서 나왔다. 제2차 세계 대전 말인 1944년부터 1945년까지 독일군의 봉쇄로 네덜란드인들이 기근에 시달릴 당시 엄마의 배 속에 있다가 태어난 사람들을 대상으로 건강 상태를 추적한 연구였다.[16] 연구자들은 기근이 임신 초기에 일어났느냐, 중기나 후기에 일어났느냐에 따라 태아에게 미치는 영향을 탐구했다. 엄마가 임신 초기에 기근을 겪은 아이들은 성장 후 비만이 되는 확률이 높았다. 더 중요한 것은 이런 관찰 결과가 아기가 태어났을 때의 체중과는 그다지 관련이 없었다는 점이다. (다음 장에서 볼 수 있듯이, 비만과 인슐린 저항성은 밀접한 관계가 있다.)

임신 시 인슐린 저항성이 심한 모체의 경우(임신성 당뇨병과 다낭 난소 증후군에 대해서는 이후에 다룬다), 가장 흔한 결과는 출생 시 신생아의 체중이 정상보다 무겁다는 것이다. 아마도 태아가 인슐린과 포도당이 풍부한 환경에서 잘 자랐기 때문일 것이다. 이는 긍정적으로 보일 수도 있지만 성장기에 악영향을 준다. 이런 아기들은 10대 이후 비만이 되고, 대사성 합병증이 생길 확률이 약 40퍼센트 더 높다.[17] 스펙트럼의 반대쪽 극단에는 정상 체중에 못 미치게 태어난 아기들이 있다(모체가 자간전증일 경우 흔하다).[18]

단순하게 생각했을 때 과체중으로 태어난 아기는 나중에 비만이 되거나 인슐린 저항성이 생길 가능성이 정상 체중이거나 저체중으로 태어난 아기에 비해 더 높을 것이라고 생각하기 쉽다. 하지만 실제로는 이렇게 단순하게 구분되지 않는다.

과체중으로 태어나면 유년기 이후 비만이 되고 인슐린 저항성이 생길 가능성이 확실히 높긴 하지만[19] 오히려 저체중인 사람들이 가진 위험성이 한층 더 높다. 역설적이게도 출생 시 과체중이었던 아기와 마찬가지로 저체중인 아이들도 이후 평균보다 비만과 신진대사 장애가 생길 가능성이 높다. 영국은 특히 저체중의 대사 장애에 관련한 증거 자료를 많이 보유하고 있다. 연구자들이 마른 몸으로 태어났으나 그 상태를 오래 유지하지 못하는 아이들을 꾸준히 관찰해 왔기 때문이다.[20] 그 결과 저체중으로 태어난 아기들은 비만과 인슐린 저항성이 생길 가능성이 대단히 높았다.[21] 이런 추세는 4세라는 이른 나이부터 나타날 수도 있다. 이 나이가 되면 아이는 체중에 있어서 또래의 표준을 따라잡고 이내 넘어서기 시작한다. 이런 일이 10대에 발생할 수도 있고, 더 늦게 성인기에 나타날 수도 있지만 말이다.[22] 이런 영향의 일부는 저체중으로 태어난 신체적 스트레스와 연관되어 있을 수도 있고, 출생을 중심으로 한 복잡한 사건들 때문일 수도 있다.[23] (스트레스가 인슐린 저항성과 어떻게 연관되는지는 135쪽에서 설명할 것이다.)

아빠는 어떨까?

신생아 대사 합병증 연구는 대부분 엄마의 인슐린과 대사 건강이 미치는 영향에 초점을 맞추어왔다. 상대적으로 아빠의 인슐린과 대사 건강에는 주의를 기울이지 않다 보니 상충되는 결과가 많았다.[24] 그렇지만 자녀의 인슐린 저항성과 출생 시 체중 이외의 대사 지표를 추적하고 탐구한 연구들은, 아빠의 인슐린 저항성도 중요하다는 가설을 지지한다. 아빠가 인슐린 저항성을 갖고 있을 경우, 그것 또한 아이가 물려받을 수 있는 특성이 될 수 있다는 것이다.[25]

모유의 공급 부족

아기의 성장 발달과 모체의 건강에 관한 다른 영향들과 별개로, 모체의 인슐린 저항성은 엄마의 수유 능력에도 영향을 줄 수 있다. 2000년 임신성 당뇨병이 있는 엄마들을 연구한 결과에서 인슐린 저항성이 심한 여성은 모유가 적게 나올 가능성이 높다는 사실을 밝혀냈다.[26]

흥미롭게도 산모가 수유에 문제가 있을 경우 자체적으로 인슐린 저항성을 개선하기에 어려울 수 있다. 수유는 엄마의 산후 인슐린 민감성을 높여주는 효과적인 방법이기 때문이다.[27] 따라서 인슐린 저항성이 있으면 모유 수유에 문제가 생기고 임신에 의한 인슐린 저항성 문제를 해결하는 가장 자연스러운 방법을 이용하는 데 어려움이 생기는 것이다.

다낭성 난소 증후군

다낭성 난소 증후군PCOS, Polycystic Ovarian Syndrome은 세계적으로 약 1,000만 명의 여성에게 영향을 주는 가장 흔한 여성 난임의 원인이다. 그 이름이 말하듯이 이 병에 걸린 여성의 난소에 낭종이 생기며, 이로 인해 난소가 정상 크기보다 몇 배 커지면서 엄청난 통증을 야기한다. 핵심적으로 다낭성 난소 증후군은 인슐린 과다로 인해 생기는 질병이므로 인슐린이 불가분의 원인이 되는 요소이다.

앞서 언급했듯이, 여성 난임은 정교한 호르몬 조합에서 비롯된다. 여성 월경 주기 초기에는 에스트로겐 수치가 낮다. 시상하부라고 불리는 뇌의 작지만 아주 중요한 부위에서, 역시 뇌에 위치한 뇌하수체에 신호를 보낸다. 그러면 뇌하수체는 난포 자극 호르몬FSH, Follicle-Stimulating Hormone을 분비한다. FSH는 난소의 몇몇 난포에 성숙한 난자를 만들라고 지시한다. 이 난자들 중 하나가 우성이 된다.

난포가 성숙해지면서 난소의 에스트로겐이 엄청나게 증가하며, 이것이 시상하부와 뇌하수체에 난자가 나올 준비가 되었다고 알린다. 다음으로 뇌하수체는 황체 형성 호르몬LH, Luteinizing Hormone을 분비한다. LH가 급격하게 올라가면 성숙한 우성 난자가 난소 밖으로 나오도록 유도한다. 이것이 배란이다. 배란과 동시에 남겨진 난자들에게는 호르몬 신호가 전달돼 퇴화를 유도하면서 난소에서 사라지게 만든다.

앞서 말했듯이 이 과정은 몹시 복잡하다! 결국 중요한 것은 하나의 우성 난자가 배란되는 과정이 특정한 호르몬의 지배를 받는다는 점이다. 그렇기에 이런 호르몬의 변동에 이상이 생기면 문제가 야기된다.

그렇다면 인슐린은 정확히 어떻게 관련되는 것일까? 모든 조직이 그렇듯이 난소는 인슐린에 반응한다. 그 반응 방식 중에 가장 예상을 벗어난 것 중 하나는 에스트로겐 생성을 막는 것이다. 모든 에스트로겐은 원래 안드로겐이었다. 생성 과정에서 방향화 효소가 테스토스테론과 같은 안드로겐(남성 호르몬)을 에스트로겐(여성 호르몬)으로 전환시킨다. (이 과정은 남성과 여성 모두에게서 일어난다.) 하지만 인슐린 과다는 방향화 효소의 작용을 억제한다. 이 효소의 작용이 줄어들면서 안드로겐이 필요한 양만큼 에스트로겐으로 전환되지 못해서 에스트로겐 생성이 정상보다 줄어들고 안드로겐은 정상보다 많아진다.

에스트로겐은 몸 전체에 많은 영향을 준다. 그중 여성에게서 중요한 것이 월경 주기에서 에스트로겐의 역할이다. 우리가 방금 배웠듯이, 월경 주기 중간에는 에스트로겐 생성이 극적으로 많아진다. 이렇게 에스트로겐이 급증해 뇌에 신호를 주면 뇌는 LH 생성을 촉진하고 그 결과로 배란이 이루어지며, 배란된 난자를 제외하고 발달 중인 다른 난자는 퇴화한다. 그런데 인슐린 저항성으로 월경 주기 동안 에스트로겐의 변화가 생기지 않으면 배란이 일어나지 않고 난포는 발달하지 못하며, 퇴화된 난자만이 늘어난다.

인슐린은 에스트로겐에 영향을 미치는 것 외에도 뇌에 직접 영향을 주어 정상적인 LH 생성을 막는다. LH 호르몬에는 일정한 생성 리듬이 있다. 호르몬 생성이 주기적으로 늘어났다 줄어드는 것이다. 인슐린은 이 패턴을 방해해 정상적인 생식을 가로막는다.

왜 아플까

인슐린이 성호르몬에 주는 영향은 생식 문제에만 국한되는 것이 아니다. 다낭성 난소 증후군으로 인해 안드로겐이 에스트로겐으로 비교적 적게 전환되면 안드로겐 수치가 높아진다. 안드로겐 수치가 높은 여성은 얼굴과 몸에 털이 많고 굵어지며, 남성 패턴의 대머리가 나타날 수 있다. 마지막으로 성호르몬과 별개로 인슐린이 높다는 것만으로도 흑색 가시 세포증acanthosis nigricans이라 불리는 피부의 흑색 침착이 늘어난다. (6장 참조)

난임 치료의 문제

인슐린 저항성이 유발하는 다양한 생식 장애를 고려하면 쉽게 짐작하겠지만, 인슐린 저항성이 있는 많은 여성이 난임 치료를 받게 된다. 여기에서도 인슐린 저항성이 존재감을 발휘한다.

난임 치료에 대해 이야기하기에 앞서, 인슐린 민감성은 여성의 생식력에 직접적으로 긍정적 영향을 미친다는 것을 지적하고 싶다. 체중 감량을 통해서든, 인슐린 민감성을 높이는 약물을 복용해서든 인슐린 수치를 낮추고 인슐린 민감성을 개선한다면 어떤 난임 치료제의 개입 없이도 정상적인 배란을 촉진할 수 있다.[28]

여성의 생식력을 높이는 가장 흔한 치료법은 클로미펜clomiphene을 이용한 치료이다. 이 물질은 에스트로겐을 변화시켜 배란을 유도한다. 그렇지만 인슐린 저항성이 있는 다낭성 난소 증후군 여성은 이 약물에 잘 반응하지 않기 때문에 보통보다 높은 용량을 써야 할 필요가 있는데, 이 경우 부작용을 유발할 수 있다.[29] 실제로 다낭성 난소 증후군이 있는 여성이 클로미펜에 어떻게 반응할지 예측하는 가장 믿을 만한 지표는 혈중 인슐린을 측정하는 것이다. 인슐린 수치가 낮을수록 반응도는 높아진다.

여성의 생식력이 호르몬의 오케스트라라면, 인슐린은 지휘자이다. 월경 주기 동안 지휘자의 손끝에서 에스트로겐, FSH, LH와 같은 생식 호르몬의 비정상적인 크레셴도(점점 크게)와 디크레셴도(점점 작게)가 나타난다. 여성이 인슐린을 통제할 수 있다면 대개는 생식 호르몬도 그 뒤를 따를 것이고, 앞서 언급한 흔한 형태의 난임은 나쁜 음률이 사라지듯이 사라질 것이다.

인슐린과 남성의 생식

복잡한 여성 생식과 반대로, 남성의 생식 건강을 측정하는 지표는 비교적 단순하다. 남성 난임의 주된 문제는 적은 정자 수나 낮은 정자의 질이다. 훨씬 빈도가 낮은 이차적 문제로는 해부학적 문제나 유전적 결함이 있다. 이 부분에서는 인슐린 저항성으로 유발될 수 있는 두 가지 큰 문제, 즉 정자 생성 이상과 발기부전에 초점을 맞출 것이다. 인슐린 저항성은 이 두 가지 문제 모두와 연관되기 때문에, 우선 테스토스테론과의 연관성부터 살펴보기로 하자.

우리는 테스토스테론에 대한 문화적 강박증에 사로잡혀 있다. '테스토스테론 저하' 진단을 받은 사람들은 에너지 부족이나 체중 감량의 어려움 등 모든 건강상 문제를 그 때문이라고 변명한다. 많은 사람이 낮은 테스토스테론 수치를 체중 증가의 원인으로 생각하는 것 같다. 그 생각이 맞을 수도 있다.[30]

하지만 테스토스테론이 눈에 띄게 증가한 것은 그 외에 다른 일이 일어나고 있음을 시사한다(남성들이 자발적으로 '덜 남자다워진다'는 생각을 옹호하는 것이 아닌 한). 따라서 남성들이 불과 한 세대 만에 테스토스테론 수치가 낮아지고 비만해지고 난임이 되도록 진화했다는 결론을 내리기 전에 그 과정을 역으로 추적해 보는 것, 즉 대사 건강의 악화가 테스토스테론의 감소를 유발한 것은 아닌지 고려해 보는 것도 의미가 있다고 생각한다.

체지방이 많은 남성들은 테스토스테론이 적은 경향이 있다.[31] 반대로 남성의 체중이 줄면 테스토스테론 수치는 높아진다.[32] 여러 연구 결과가 인슐린이 체지방과 별개로 테스토스테론 생성을 직접적으로 방해한다는 것을 확인해 주었다.[33] 결국 높은 인슐린 수치는 낮은 테스토스테론 수치로 이어진다.

지방 속의 난소- 방향화 효소

여성의 난소는 남성의 고환과 달리 비교적 적은 안드로겐을 생성하는 대신 방향화 효소의 수치가 높다(72쪽 참조). 방향화 효소는 남성 호르몬(안드로겐)을 여성 호르몬(에스트로겐)으로 바꾸는 효소이며(고환에서도 이런 일이 일어난다. 난소에서처럼 많이 일어나는 것은 아니지만.) 이 효소는 지방 조직에도 존재한다.[34] 그렇다. 남성들이여! 당신의 지방 조직은 난소와 같은 작용을 한다. 정확하게 말하면, 과다한 지방 조직은 남성과 여성 모두의 몸에 에스트로겐을 증가시킨다. 의사가 "테스토스테론 저하입니다"라고 한다면 범인을 고환이라고 몰지 말라. 그것은 당신의 지방이 한 일이다!

정자 생성

배란만큼 복잡하지는 않겠지만 정자 생성도 뇌에서 나오는 호르몬들과 고환에서 나오는 테스토스테론, 심지어는 에스트로겐까지 여러 호르몬이 관여하는 일이다. 이런 호르몬의 정상적인 생산에 혼란이 오면 건강한 정자가 충분하게 생성되지 못할 수 있다. 테스토스테론이 정상 수치보다 낮다면 정자가 아예 생성되지 않을 수도 있다.[35]

발기 부전

인슐린 저항성이 있는 남성은 발기 부전이 올 위험이 크며[36] 인슐린 저항성이 심해질수록 발기 부전은 악화된다.[37] 사실 이 관계는 발기 부전이 인슐린 저항성의 가장 초기에 나타나는 징후 중 하나일 정도로 대단히 긴밀하다. 최근의 과학자들은 연구 논문에서 이렇게 말하고 있다. "인슐린 저항성은 잘 알려진 다른 병인이 없는 젊은 발기 부전 환자의 근본적인 발병 기전이다."[38] 달리 말해, 건강해 보이는 젊은 남성이 발기 부전일 경우에 인슐린 저항성이 원인일 수 있다는 것이다. 이런 연관성을 이해하기 위해서는 인슐린이 혈관에 미치는 강력한 영향력에 대해서 다시 생각해 볼 필요가 있다.

발기 부전은 전형적으로 혈관 조절의 문제에서 비롯된다. 발기를 시키고 유지하기 위해서는 혈관이 극적으로 확장되어야 한다. 이 과정에서 산화 질소의 생성과 작용이 필요하다.[39] 2장에서 이야기했듯이, 혈관 내벽을 감싸고 있는 세포가 인슐린 저항성을 갖게 되면 산화 질소 생산이 저하되며, 이로 인해 혈관 벽에 강력한 확장 신호를 주지 못한다.

여성의 생식력이 오케스트라와 같다면, 남성의 생식력은 남성 4중창단과 비슷하다. 구성 요소는 많지 않지만, 각 요소가 필수적이다. 남성에게 있어 복잡한 문제는 생식력에 물리적 과정(발기)과 호르몬 과정(정자 생성) 모두가 필요하다는 데 있다. 두 과정 모두 인슐린이 선창을 해야 다른 가수들이 음조를 맞추어서 제대로 노래할 수 있다.

인슐린과 사춘기

아동에서 성인으로 이행하는 기간은 극심한 변화의 시기이다. 이 시기에는 호르몬의 변화가 심하게 일어나는 것으로 악명이 높다. 이런 변화는 뇌가 '생식샘 자극 호르몬 분비 호르몬GnRH, Gonadotropin-Releasing Hormone'을 분비하면서 시작된다. GnRH는 사춘기 난소와 고환에 신호를 보내 에스트로겐과 안드로겐의 수치를 높이며, 이는 남학생의 수염과 목소리 변화, 여학생의 선택적 지방 증가와 골반 확장, 여학생과 남학생 모두의 급격한 성장과 같은, 2차 성징의 발현으로 이어진다.

이렇게 급격히 성장하는 시기에는 엄청난 에너지가 필요하다. 호르몬은 체내 에너지 사용을 좌우하기 때문에 사춘기는 명백한 신체적 변화뿐 아니라 대사 기능의 변화와도 밀접하게 연관된다.

신진대사가 사춘기와 어떻게 연관되는지 이해하려면 또 다른 호르몬인 렙틴의 역할을 알아야 한다. 렙틴은 지방 조직에서 분비되는 대사 호르몬이다. 지방 조직이 많을수록 그 사람의 혈액 속에 순환하는 렙틴도 많다. 렙틴이 '배부르다'는 신호를 뇌에 보내는 호르몬이라는 이야기를 들어보았을 것이다. 충분히 먹었다는 것을 몸에 알리는 호르몬인 것이다. 그런데 렙틴은 이 일 외에도 많은 일을 한다. 여기에는 신체가 성적으로 발달하는 데 필요한 체지방이 충분히 있다는 것을 뇌에 알리는 일도 포함된다. 렙틴은 뇌의 GnRH 생성을 늘려 사춘기가 진행되도록 유도한다. 그 영향이 대단히 강력하기 때문에, 쥐의 경우 렙틴만 주입해도 사춘기가 시작된다.[40]

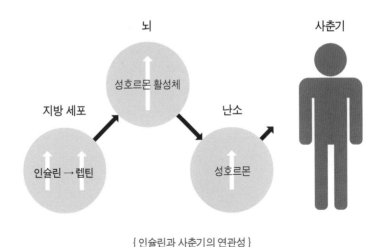

{ 인슐린과 사춘기의 연관성 }

얼핏 생각하기에 사춘기라는 주제는 다른 호르몬과 관련이 많고 인슐린과는 별 관계가 없을 것 같다. 그렇지만 인슐린은 생식샘 호르몬 생성을 활성화시키는 렙틴과 서로 큰 영향을 미치는 관계이다. 인슐린 수치가 상승되면 지방 세포의 렙틴 생성을 자극하고 렙틴은 뇌에서 성호르몬 전구체, 다음에는 생식샘 호르몬의 생성을 활성화시킨다. 따라서 대사 건강과 영양 상태는 사춘기의 시작 시점에 큰 영향을 준다. 이렇게 인슐린은 사춘기에도 한 역할을 담당한다.

영양 과잉과 조기 사춘기

여러 요인이 사춘기의 시작 시기를 결정한다. 가족력과[41] 같은 일부 요인들은 예측이 가능한 반면, 예측할 수 없는 것도 있다. 예를 들어 부모로부터 제대로 된 부양을 받고 있는 여학생은 그렇지 않은 여학생에 비해 사춘기가 늦게 시작될 가능성도 있기 때문이다.[42]

사춘기의 시작 시기를 결정하는 가장 강력한 요인은 그 사람의 영양과 체지방량이다.[43] 사춘기 여학생과 남학생을 비교하면 남학생보다 여학생이 대사와 영양 상태에 훨씬 더 민감한데, 그 이유는 여성이 생식에 있어서 태아를 발달시키고 신생아에게 수유를 해야 하는 대사적 부담이 있기 때문일 것이다.

최근 들어 세계적으로 영양상에 큰 변화가 일어났다. 과거에는 세계 인구가 충분한 식량을 갖지 못하는 것이 큰 문제였으나, 이제는 음식의 과다 섭취로 인한 문제가 더 흔해졌다. 더구나 우리가 과식하는 음식의 많은 부분이 설탕과 같이 인슐린을 치솟게 만드는 정제 탄수화물의 형태이다.[44] 이런 영양이나 생활 습관의 변화에 발맞춰 혈중 인슐린 수치도 병적으로 높아지고 있다.[45]

인슐린은 체지방을 증가시킨다. 높은 인슐린 수치는 지방 세포의 발달과 성장을 촉진하며, 세포에 저장된 지방의 분해를 제한한다. 지방 세포가 커지면 그들은 더 많은 렙틴을 생산해 혈액 속으로 분비한다. 렙틴과 인슐린의 관계는 사춘기, 특히 성조숙증이라고 알려진 '조기 사춘기'라는 맥락에서 중요하다. 수십 년에 걸친 현대 사회의 영양 과잉 섭취 문제는 인슐린과 렙틴 변화를 동반하면서 사춘기에 엄청난 영향을 끼쳤다.

현재 기준으로 정상적인 사춘기의 시작점은 여학생 8~12세, 남학생 9~14세이다. 그렇지만 현대인의 생활 습관은 이전 세대, 어쩌면 인간 역사의 그 어떤 세대와도 큰 차이가 있다. 균형 잡힌 시각으로 문제를 바라보기 위해 언급하자면, 1800년대 중반의 평균 사춘기 시작점은 여학생의 경우 16세였다. 이것이 1900년대 초 14세로 떨어졌고 1900년대 중반과 후반에 각각 13세, 12세로 떨어졌다. 현재의 평균 연령은 10세 이하이다. 19세기에 비해 사춘기의 시작이 거의 7년이나 빨라진 것이다!

비만과 성조숙증 사이의 관계는 정량화가 가능할 정도로 명확하다. 2~8세 아동의 경우 체질량 지수BMI, Body Mass Index가 한 단위 증가할 때마다 사춘기의 시작이 약 1개월 빨라진다.[46] 달리 말하면, 이 연령대에서 여아의 BMI가 5점 증가한다면 이 아동의 사춘기 시작은 정상적인 체중 증가 상태일 때보다 반년 앞당겨지는 것이다.

성조숙증의 원인은 여러 가지로 추측할 수 있는데 많은 이론이 세제나 플라스틱에서 발견되는 유사 여성 호르몬(에스트로겐)을 중심에 둔다. 이것도 영향이 있을 수 있지만, 성조숙증에 있어 인슐린 저항성과 고인슐린혈증의 역할에는 반박의 여지가 없다. 다시 말하지만, 과다한 인슐린은 과다한 렙틴 생산을 유도하고, 이는 '조기 사춘기'로 이어진다. 생식은 대단히 부담이 큰 과정이기에 우리 몸은 다음 세대를 걱정하기 이전에 신진대사를 비롯한 모든 기능이 반드시 제대로 작동하기를 원한다.[47]

모든 대사 호르몬의 왕인 인슐린은 신체의 대사 상태를 확실히 보여주는 지표이다. 높은 인슐린 수치는 경보를 울린다. 뇌에서부터 난소와 고환까지, 인슐린은 생식을 촉진하기도 방해하기도 한다. 건강한 대사 상태를 반영하는 정상적인 인슐린 수치는 정상적인 생식을 촉진한다.

생식의 문제는 좌절감을 주기도 하지만 생존의 문제가 아니므로 좀처럼 '두려움'의 영역에 들어가지는 않는다. 하지만 다음에서 다룰 건강상의 문제는 그 두려움의 영역에 포함된다. 생식과 암은 서로 다르지만 공통점이 있다. 정도는 다르겠지만 둘 다 인슐린의 영향을 받기 때문이다.

영양 부족과 사춘기

영양 부족과 사춘기의 연관성도 다룰 만한 가치가 있는 문제이다. 아동의 영양 결핍 상태가 사춘기에 미치는 영향은 충분한 영양 공급이 되지 않은 시기에 따라 달라진다.

첫 번째 시나리오는 저체중으로 태어난 아기의 경우 체지방 증가에 있어 생후 2년 안에 또래를 따라잡고, 이후 몇 년 내에 또래를 넘어서는 것이 보통이다. 이 때문에 저체중으로 태어난 아이들은 또래들과 사춘기의 지속 기간은 동일하지만 정상보다 일찍 시작될 수도 있다.[48] 여아의 경우에는 특히 더 그렇다. 출생 시 체중이 평균 이하이면 인슐린 저항성의 발병 위험이 높아진다는 사실을 기억하라.[49] 따라서 비교적 영양이 부족한 상태로 태어나는 아기들은 인슐린이 비교적 낮은 상태로 시작했다가 체지방이 정상 수치가 되면 곧 넘어서고, 뒤이은 몇 년간 인슐린 저항성이 진행되면서 인슐린 수치가 상승한다. 높은 인슐린 수치는 렙틴 수치를 높이고 사춘기를 앞당길 가능성을 높인다.

두 번째 시나리오는 출생 시 체중은 정상이었으나 사춘기 이전 아동기에 영양 부족을 겪었을 경우다. 이 경우 인슐린 수치가 대단히 낮고 그 결과 체지방이 아주 적다. 이는 다시 불충분한 렙틴 생성이라는 결과를 낳고[50] 사춘기의 지연으로 이어진다. 그 대표적인 예가 체지방을 줄이고 근육량을 늘리기 위해 엄격한 식이 조절을 하면서 훈련을 받는 어린 여성 체조 선수들로 사춘기가 지연되는 일이 대단히 흔하다.[51]

사춘기 지연의 두 번째 사례는 신경성 식욕 부진증을 가진 사람, 즉 자진해서 기아 상태를 초래한 사람이다. 이런 상태에서는 으레 사춘기가 지연되며, 이후 영양을 충분히 공급해도 신체적 성 발달이 영구적으로 저해되는 경우도 있다(예를 들어 유방 미발달).[52]

Chapter 5

암

암은 미국인의 사망 원인 중 2위를 차지한다. 심장 질환의 1위 자리를 위협하고 있는 것이다.[1] 암은 어떤 장기에든 영향을 줄 수 있다. 유방암과 전립샘암은 각각 여성과 남성에게 가장 흔한 암이며, 폐암은 사망률이 가장 높다. 미국에서는 암을 치료하는 데 매년 1,600억 달러가 쓰이고 있다. 세계적으로 계산한다면 경제적 부담이 약 1조 2,000억 원에 이르는 데도 점점 더 많은 사람이 암으로 사망한다. 투자한 만큼의 성과를 전혀 내지 못하고 있는 것이다. (한국의 경우 사망 원인 1위가 암, 2위가 심장 질환이다.)

암의 원인은 다양하다. 암이 유전적 돌연변이나 유전자 손상의 결과라는 데에는 일반적인 합의가 이루어져 있지만, 이런 결론에 이의를 제기하는 증거가 점점 많아지는 것도 사실이다. 어쩌면 암은 유전적 질환이 아닌 대사 질환일지도 모른다. 논란이 있기는 하지만 대사가 암의 원인이라는 주장에도 상당한 지지 자료가 있으며, 그중에는 100년 전에 시작된 것도 있다.[2] (이후 자세히 설명할 것이다.)

구체적인 원인이 무엇이든, 암은 세포 성장에 관련된 질환이다. 특정 세포가 통제할 수 없이 증식하기 시작한다. 인슐린 저항성도 이 방정식의 일부이다. 인슐린이 암세포를 더 빨리 성장하게 만들기 때문이다. 인슐린 저항성이 있으면 암세포가 번성할 수 있는 두 가지 주요 구성 요소를 갖추게 된다.

첫째, 암세포는 단것, 그중에서도 포도당을 몹시 좋아한다.[3] 보통 우리의 세포는 지속적으로 충분한 영양을 공급받는다. 다만 신체는 모든 세포가 무제한 급증하는 것을 원치 않기 때문에 자체적으로 통제 시스템을 갖추고 있다. 건강한 세포는 성장 인자라고 불리는 물질의 구체적인 지시를 받기 전에는 영양을 받아들이지 않는다. 신호를 받으면 정상 세포들은 영양을 받아들이고 효소에 의지해 그들을 연소시키면서 우리 몸의 연료가 되는 에너지를 방출한다. 이런 에너지 생성 과정은 세포의 미토콘드리아에서 일어난다. 그렇지만 암세포는 대사의 배선을 바꾸어서 다른 방법으로 에너지를 얻는다. 거의 100년 전, 독일의 의사이자 과학자인 오토 하인리히 바르부르크Otto Heinrich Warburg는 암세포의 대사 연료가 거의 전적으로 포도당이라는 것을 발견했다. 더욱이 바르부르크의 연구는 암세포가 포도당을 분해하기 위해 미토콘드리아를 사용하지 않고, 산소의 도움 없이 미토콘드리아 외부에서 당을 분해한다는 것(이를 전문 용어로 혐기성 당 분해anaerobic glycolysis라고 한다)을 보여주었다. 우리는 현재 이 현상을 바르부르크 효과Warburg effect라고 부른다. 이런 표준에서 벗어난 심각한 일탈로 인해 암세포는 적절한 혈류가 없을 수도 있는(따라서 충분한 산소가 없는) 부위를 비롯해 몸의 어디에서나 급속히 성장한다.

둘째, 인슐린 저항성이 있으면 혈중 인슐린 농도가 높아진다. 인슐린의 주요 역할 중 하나가 세포를 성장시키는 것이므로 이러한 인슐린의 동화(합성 대사) 효과는 암세포 역시 성장시킨다. 암세포가 스스로를 정상 세포보다 인슐린에 더 민감하게 만들었을 때는 특히 더 그렇다. 따라서 높은 혈중 인슐린이 지방 세포에 성장 신호를 보내는 동안 인슐린에 더 민감하게 변형된 모든 암세포는 인슐린이 주는 추진력 덕분에 정상보다 훨씬 더 빠르게 성장한다.

암과 인슐린의 연관성을 더욱 강조해 보여주는 것이 있다. 암 연구에서 가장 많이 다루어진 성분은 인슐린 유사 성장 인자-1 insulin-like growth factor-1이라는 것이다. 이 단백질은 인슐린과 마찬가지로 신체의 전반적인 성장을 촉진한다. 보통은 좋은 일이지만 많은 암의 공통된 특성이기도 하다.[4]

이 두 가지 신호, 즉 포도당과 인슐린의 조합은 고인슐린혈증인 사람이(말랐든 살이 쪘든) 암으로 사망할 확률이 거의 두 배에 이르는 이유를 이해하는 데 필수적이다.[5] 설상가상으로 유방암, 전립샘암, 결장암(결장직장암)은 인슐린 저항성과 더욱 긴밀한 연관이 있다.

유방암
인슐린 저항성과 가장 연관이 큰 암은 유방암이다. 유방암은 미국 여성에게서 가장 흔히 발병하는 암이기도 하다(전체 유방암 중 남성 유방암의 비중은 1퍼센트 미만에 불과하지만 남성 역시 유방암에 걸릴 수 있다). 그런데 세계적인 통계로 볼 때 유방암이 가장 흔한 암이 아니라는 사실은 암을 비롯한 많은 질병이 그렇듯이 환경이 질병에 얼마나 중요한 영향을 미치는지를 보여준다. 인슐린 저항성은 환경과 대단히 깊은 관계가 있다. 이에 대해서는 2부에서 더 자세히 탐구할 것이다.

공복 인슐린 수치가 가장 높은 여성(즉, 인슐린 저항성이 있는 여성)은 유방암의 예후가 가장 나쁘다.[6] 인슐린이 세포(암세포를 비롯한)에 성장을 지시한다는 것을 기억하라. 하지만 높은 인슐린 수치만이 인슐린과 유방암의 관계를 말해 주는 것은 아니다. 평균적인 유방암 종양은 암이 없는 유방 조직에 비해 인슐린 수용체가 무려 6배 이상 많다.[7] 이는 이 악성 조직이 정상 조직에 비해 인슐린과 그 성장 신호에 6배나 더 민감하다는 의미이다.

인슐린 저항성과 유방암의 관계는 유방암 환자 치료 시도 시작된 이래로 오랫동안 일관되게 관찰되어 왔기 때문에, 인슐린 민감성을 높이는 약물을 통한 병증의 개선이 그렇게 놀라운 일이 아니다.[8]

지방 조직 자체의 역할도 관련이 있다. 우리는 과도한 지방 세포가 혈액 내의 에스트로겐 수치를 높인다는 것을 이미 배웠다(75쪽 '지방 속의 난소' 참조). 유방 조직은 에스트로겐에 민감하다. 에스트로겐은 유방 조직에 성장의 신호를 보내는데 이 신호가 비만의 경우처럼 과도하게 이루어지면 유방 조직은 비정상적으로 성장해 유방암의 발병 위험을 높인다.[9]

전립샘암

전립샘암은 미국 남성에게 가장 흔한 암이며 나이가 들면서 점점 흔해진다. 전립샘암 역시 인슐린 저항성과 깊은 관계가 있다. 유방과 마찬가지로 전립샘은 호르몬에 대단히 민감한 조직이며 호르몬 신호를 기반으로 성장하거나 수축한다. 테스토스테론이 주된 호르몬 신호이지만 인슐린도 한몫을 한다.

남성의 경우 전립샘암을 걱정하기에 앞서 전립샘 비대증에 대해 고민한다. 전립샘 비대증은 나이가 들면서 남성들에게 흔히 나타나는 증상으로, 비대해진 전립샘이 방광에서 소변이 나오는 출구를 막기 때문에 소변보는 일을 어렵게 만든다. 인슐린 저항성이 있는 남성은 인슐린에 민감한 남성보다 전립샘이 비대해질 가능성이 2~3배 정도 높다.[10] 높은 인슐린은 곧 낮은 혈류(소변 배출 속도)를 의미한다. 인슐린 저항성이 높은 남성은 연령, 인종, 체중이 같은 인슐린에 민감한 남성에 비해 전립샘암이 발병할 가능성이 250퍼센트 높다.[11] 사실 전립샘암과 인슐린 저항성은 동시에 발생하는 경우가 대단히 많아서, 일부 과학자들은 전립샘암이 인슐린 저항성의 최종적 증상이 아닌가 의심하고 있다.[12] 특히 500명의 남성을 대상으로 한 분석에서는 인슐린(포도당이 아닌)이 전립샘암의 위험과 양(陽)의 상관관계가 있다는 것이 발견되었다.[13]

그런데 인슐린과 전립샘의 관계는 혈중 인슐린 수치의 상승에서 끝나지 않는다. 유방암과 비슷하게 양성과 악성을 막론하고 전립샘 종양의 흔한 특징은 인슐린 수용체가 과다하게 존재한다는 점이다.[14] 여기에서도 높은 혈중 인슐린과 전립샘 내 인슐린 수용체의 증가가 합쳐져서 강력한 성장 신호를 만들고, 이로 인해 전립샘이 정상 한계 이상으로 성장한다.

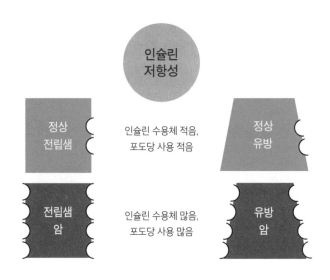

{ 인슐린 저항성과 전립샘암·유방암의 관계 }

대장암

인슐린 저항성은 대장의 대부분을 차지하는 결장과 직장을 비롯한 소화관 하부의 암 발생 위험 증가와 관련이 있다. 또한 결장암을 더욱 치명적으로 만든다.[15] 실제로 인슐린 저항성이 있는 결장암 환자는 인슐린 저항성이 없는 환자보다 암으로 사망할 확률이 약 3배 더 높다. 인슐린 저항성을 항상 동반하는 고인슐린혈증은 결장암 발병의 주요 동인이다.[16]

지나치게 많은 인슐린은 장 최외층(점막층)의 세포 수를 늘리는 것으로 관찰되었다.[17] 좋은 현상으로 보일지 모르지만 암이 세포가 과도하게 성장하고 확산되는 문제라는 것을 생각하면 그렇게 긍정적이지 않다.

암은 끔찍한 질병이다. 무작위하게 보이는 성질도 사실은 한 가지 이유 때문이었다. 건강한 습관을 제대로 유지하는 사람도 암에 걸릴 수 있는 반면, 평생 담배를 피웠는데도 암에 걸리지 않는 사람이 있다. 물론 연령이나 유전과 같은 변수는 우리의 통제 밖에 있다. 따라서 환경이나 먹는 음식과 같이 통제할 수 있는 변수에 집중하는 것이 암의 위험을 줄이고 혹시라도 암에 걸렸을 때의 결과를 개선하는 가장 합리적인 전략이다. 암을 일으키는 다양한 원인 중 하나가 인슐린 저항성인 것은 분명하며 다행인 것은 인슐린 저항성은 관리가 가능하다는 점이다.

방금 우리는 암이라는 무거운 주제를 다루었다. 이제는 우리가 움직이고 일할 수 있게 만드는 우리 몸의 모든 부분에 대해 논의할 차례이다. 앞으로 알게 되겠지만 몸의 다른 부분들 역시 인슐린의 변화에 민감하다.

Chapter 6

노화, 피부, 근육, 뼈

중년에 이르면서 깨달은 것이 있다. 지금의 나는 이전과 다르다. 분명 과거보다 현명해졌다. 그러나 내 몸은 예전처럼 움직이지 못하고 예전의 모습도 아니다. 아마 당신도 같은 것을 깨달았을 것이다. 나이가 들면서 우리의 몸은 큰 변화를 거친다. 피부는 늘어지고 건조해지며, 근육은 약해지고, 뼈에는 구멍이 생겨 부러지기 쉬워진다. 노화는 아무도 피해 갈 수 없는 것이기에 노화에 대한 관심은 매우 높다. 하지만, 우리는 아직 노화의 메커니즘을 온전히 이해하지 못하고 있다.

간단하게 말하자면, 노화는 세포가 스스로를 새롭게 보충하는 능력을 잃은 결과의 총합이다. 이에 따라 우리의 장기, 나아가 우리 몸 전체가 과거처럼 작동하지 않는 것이다. 다양한 노화 관련 연구로 노화의 이유를 설명하는 많은 이론이 나왔고, 각각의 이론은 이를 입증하는 증거를 갖고 있다. 저명한 일부 이론은 세포 복제 횟수의 최대치가 유전적으로 제한되어 있다고 주장한다. 또 다른 일부는 해로운 환경 인자들이 산화 스트레스나 염증과 같은 세포 손상으로 이어진다는 이론을 펼친다. 하지만 보다 새로운 이론은 인슐린 저항성을 노화의 원인으로 지목하는데 그 이론에는 설득력 있는 근거가 있다.

효모, 벌레, 파리, 쥐를 비롯한 여러 생물을 대상으로 한 실험은 인슐린 저항성이 장수와 연관되어 있다는 결정적 증거를 내놓고 있다. 이런 생물들의 인슐린 작용을 늦추면(인슐린 수치를 낮추거나 선택적으로 작용을 막음으로써) 정상보다 50퍼센트 오래 생존하는 것이 확인되었다.[1] 중요한 점은 이 상관관계가 인슐린 신호에 유전적 변화를 가한 생물에만 해당되는 것이 아니라 인슐린을 낮게 유지시키는 식이를 제공받기만 한 생물에도 똑같이 적용된다는 것이다![2]

하지만 이런 연구 결과가 인간에게는 적용되지 않을 수도 있다. 노화의 문제나 그 뿌리를 전적으로 인슐린 저항성에 돌리려 하는 것은 어리석은 일이다. 하지만 이 이론을 뒷받침하는 결정적인 증거가 있다. 가장 장수하는 사람들은 가장 인슐린 민감성이 높다는 사실이다. 체질량과 성별을 비롯한 다른

노화와 저칼로리의 논란

몇십 년 전 노화의 '손상 이론'을 지지하는 사람들은, 칼로리 제한 식이가 사람의 수명을 연장시킨다는 생각을 사실로 받아들였다. 가장 결정적인 실험은 인간과 가장 가까운 동물인 원숭이를 이용했다. 2009년 과학자들이 칼로리 제한이 실제로 평균 수명 연장으로 이어진다는 연구 결과를 발표하면서 이 이론에 대한 관심이 폭발했다.[3] 그렇지만 이후 감염과 같은 '노화 이외의' 원인으로 죽은 칼로리 제한 동물들이 실험에 포함되지 않았음이 드러났다. 이런 원숭이까지 포함하면 평균 수명에 차이가 없었다. 이 이론은 2012년 원숭이를 대상으로 한 다른 유사한 연구를 통해 칼로리 제한이 수명 연장에 효과가 없다는 것이 밝혀지면서 또 한 번 타격을 입었다.[4]

명확해 보이는 변수들을 통제한 후에도 마찬가지다.[5] 더구나 인슐린 관련 유전자에 특별한 변이가 있는 사람들은 그런 변이가 없는 사람들보다 오래 살 가능성이 높다.[6]

최신 발표되는 연구들은 인슐린 민감성을 높이는 약물이 노화를 늦춘다는 주장을 지지하고 있다. 노화의 진행은 여러 요인이 복합적으로 작용하지만 피부 변화, 근육량 감소, 골 소실과 같은 노화의 거의 모든 특징은 인슐린 저항성의 결과이다.

인슐린 저항성과 피부

피부는 많은 다른 유형의 세포로 이루어져 있으며 각각의 유형은 다른 기능을 갖고 있다. 또한 피부는 놀라울 정도로 인슐린에 민감하다. 당뇨병이 피부 문제를 유발한다는 이야기를 들어보았을 것이다.

당뇨병이 있는 사람들은 피부가 극도로 건조하고 가려우며, 피부 염증이 자주 생기고, 상처 치료에 문제가 생기는 경향이 있다. 이런 증상은 보통 고혈당이나 혈액 순환 장애에서 비롯되지만, 인슐린의 변화와 관련된 여러 피부 병증이 존재하며, 그중 상당수가 성인이 되기 훨씬 이전에도 발생할 수 있다.

흑색가시세포증

흑색가시세포증은 인슐린 저항성이 있다는 것을 보여주는 첫 번째 징후일 수 있다. 이 증상은 멜라닌 세포의 과잉 활동으로 나타난다. 멜라닌이라는 분자를 생성하는 세포가 피부에 침착된 것이다(이 세포는 피부 내에 존재하는데 멜라닌이라는 분자를 만들어낸다).

멜라닌은 피부에 색깔과 색조를 제공하는 물질이다. 어두운 피부일수록 멜라닌이 더 많고, 밝은 피부일수록 더 적다.

신체의 모든 세포와 마찬가지로, 멜라닌 세포는 인슐린에 민감하다. 혈중 인슐린 농도가 높으면 멜라닌 세포가 과잉 활동하게 되고, 결국 피부색이 정상보다 어두워지는 정도까지 멜라닌 생성이 늘어난다.[7]

이런 착색은 피부 마찰이 많은 부분, 즉 목, 겨드랑이, 사타구니에 주로 나타나지만 몸통, 팔, 다리, 얼굴 등에 큰 면적으로 나타날 수도 있다. 색소 변화는 피부가 밝은색일 때 더 뚜렷하게 드러나기는 하지만, 보통 어떤 피부색이든 눈에 띈다. (입안의 착색된 부분은 흑색종-멜라닌 세포암-의 징후일 수 있다는 점을 유념하라.)

비만하거나 제2형 당뇨병이 있는 사람들을 비롯해 인슐린 저항성이 있는 사람은 흑색가시세포증에 인한 피부 변화가 있을 가능성이 높다. 더구나 이 징후는 어떤 연령에서든 나타날 수 있다. 인슐린 저항성이 있다면 어린이한테서도 발생할 수 있는 것이다.

쥐젖

내 몸 혹은 다른 사람의 몸에서 피부가 작게 튀어나와 늘어져 있는 것을 보고 '이게 뭘까?' 궁금해한 적이 있는가. 이것의 정식 명칭은 '연성 섬유종 acrochorda'이다. 보통 '쥐젖'이라고 부르는 이 작은 혹은 흑색가시세포증이 나타나는 동일한 부위(목, 겨드랑이, 사타구니)에서 흑색가시세포증과 같이 나타나는 경우가 많다.

인슐린 저항성이 있는 사람들은 인슐린에 민감한 동일 조건의 사람들보다 쥐젖이 생길 가능성이 높다.[8] 인슐린 저항성과 쥐젖은 어떤 관계가 있을까. 쥐젖은 고인슐린혈증이 피부 구조를 형성하는 각질 세포의 성장과 분화를 자극한 결과물일 수 있다.

건선

건선은 만성 염증성 피부 질환이며, 보통 심상성 건선psoriasis vulgaris(피부의 일정 부분이 눈에 띄게 붉게 변하고 흰색이나 은색 딱지로 덮이는 질환)으로 나타난다. 건선은 팔꿈치, 무릎, 두피, 몸통에 자주 나타난다. 연령과 상관없이 생길 수 있지만, 대부분이 사춘기에서 35세 사이에 자주 나타난다.

건선의 정확한 원인은 밝혀지지 않았다. 하지만 면역 체계 그리고 유전과 관련됐을 것으로 추측한다. 즉, 인슐린이 연관되어 있는 것이다. 건선 환자들은 인슐린 저항성과 같은 대사 합병증이 있을 가능성이 높다.[9] 실제로 건선 환자는 인슐린 저항성이 있을 가능성이 정상보다 약 3배나 높을 정도로 강한 연관성이 있다.[10]

여드름

여드름은 주로 10대 때 두드러지게 나타나지만, 성인기 내내 발생할 수도 있다. 여드름은 얼굴, 목, 등의 과도한 면포(블랙헤드나 화이트헤드)가 특징이다. 저체중이든 과체중이든 여드름이 있는 사람은 없는 사람들에 비해 공복 혈중 인슐린 농도가 높다. 한 연구에서 여드름이 있는 젊은 남성과 여드름이 없는 젊은 남성에게 마시는 포도당 용액을 주어 인슐린 저항성과 여드름의 관계를 조사했다. 놀랍게도 여드름이 있는 과체중 참가자들의 경우 인슐린 수치가 4배 이상 치솟았고 여드름이 있는 마른 참가자들의 경우에도 2배 정도 높아졌다.[11]

앞서 인슐린 저항성이 생명을 위협하는 심각한 결과를 강조했으며 물론 이러한 것에 주의를 기울여야 하는 것은 맞다. 그러나 이런 문제는 감지하기가 쉽지 않다. 뇌에 플라크가 생기거나 혈압이 올라가는 것은 눈에 보이지 않기 때문이다. 하지만 피부의 변화는 바로 확인 가능한 체크 포인트이다.

인슐린 저항성과 청력 상실

청력 상실과 현기증은 유감스럽긴 하지만 피할 수 없는 노화의 결과로 여겨지는 것이 보통이다. 그러나 어쩌면 이런 증상을 유발하는 것은 노화가 아니라 나이가 들면서 축적된 대사 장애 때문일 수 있다.

나이가 들면서 거의 모든 사람이 청력 저하를 겪는다. 이것을 노인성 난청(presbycusis)이라고 한다. 사실 노인성 난청은 대단히 흔해서 노화에 따른 첫 번째 의사소통 장애 요인으로 꼽힌다. 체중과 연령의 영향이 없는 경우에도 인슐린 저항성이 있으면 내이 기능이 크게 떨어진다.[12] 특히 인슐린 저항성이 커질수록 낮은 음을 듣기가 힘들어진다.

또 다른 흔한 귀 질환은 메니에르병(Ménière's diseease)이다. 내이의 림프액이 과도하게 고여서 생긴다고 여겨지는 메니에르병은 현기증, 이명, 청력 저하를 유발할 수 있다. 메니에르병과 인슐린 저항성은 깊은 연관이 있다.

한 연구는 메니에르병 환자의 76퍼센트가 인슐린 저항성이 있다는 사실을 발견했다.[13] 다른 자료에 따르면, 이명이 있는 사람의 92퍼센트가 고인슐린혈증이다![14] 따라서 이명을 경험하는 사람은 심하든 약하든 인슐린 저항성이 있을 가능성이 크다. 실제로 저명한 이비인후과 의사 윌리엄 우프데그라프(William Updegraff) 박사는 40년 전 이 연관성을 처음 연구한 후 이렇게 단언했다. "가장 흔한 그리고 가장 쉽게 간과되는 현기증의 원인은 포도당 대사 장애이다."[15]

인슐린과 근육

근육은 몸에서 가장 인슐린에 민감한 조직이다. 평균적인 중년 여성 혹은 남성의 경우 근육은 체질량의 25~30퍼센트를 차지한다. 근육은 인슐린 반응성이 대단히 높다. 인슐린은 근육 성장과 유지를 촉진하고 단백질 대사를 조절하는 등 여러 중요한 역할을 한다. 인슐린 저항성이라는 맥락에서 근육은 대단히 중요하다. 얼마나 근육이 많은가, 근육이 인슐린에 얼마나 민감하냐가 몸 전체가 인슐린에 얼마나 민감한가를 결정짓는 데 대단히 중요하기 때문이다. 인슐린 반응으로 혈액에서 포도당을 흡수하는 것은 근육의 중요한 기능이다. 포도당이 떨어지면 인슐린은 표준 수준으로 복귀한다. 근육의 양이 늘어나거나 줄어들면 인슐린 민감성도 그에 따라 변화한다.[16] 근육이 많으면 과잉 포도당을 혈액에서 빼내어 근육에 저장할 수 있는 '공간'이 생긴다는 것이고, 따라서 인슐린 수치를 낮추고 인슐린 민감성을 높은 수준으로 유지하는 데 도움이 된다는 의미이다.

인슐린 저항성이 있으면 근육의 인슐린 민감성은 필요한 만큼의 절반 정도로 떨어진다.[17] 또한 근육은 인슐린 저항성에 가장 먼저 영향을 받는 조직이다. 인슐린 저항성은 건강한 근육의 기능을 저해하며 근육 손실, 근력 감소, 기능 저하를 유발할 가능성이 있다.

근육 손실

근감소증sarcopenia은 노화에 수반되는 근육 손실을 가리키는 용어이다. 중년이 지나면 매년 근육의 1퍼센트가 소실된다.[18]

물론 근육 손실은 성장 호르몬과 안드로겐을 비롯한 여러 호르몬 변화에서 비롯되는 노화의 정상적인 과정이다. 하지만 근육의 인슐린 저항성이 높아지면 인슐린의 합성 대사에도 저항이 생기고, 이에 따라 근육은 강력한 성장 신호를 잃게 된다.

근육을 유지하거나 늘리려면 근육이 모든 단백질 손실을 보상하는 충분한 세포 내 단백질을 생산해야만 한다. 이 현상을 단백질 대사 회전protein turnover이라고 한다. 단백질 대사 회전은 음성 균형(소실되는 단백질이 생성되는 단백질보다 많다), 중립 균형(소실되는 단백질과 생성되는 단백질의 양이 동일하다), 양성 균형(생성되는 단백질이 소실되는 단백질보다 많다)일 수 있다.

왜 아플까

인슐린은 근육 단백질의 생성을 촉진하는 한편, 근육 단백질의 분해를 막아 근육의 단백질 대사 회전이 양성 균형까지는 아니더라도 중립 균형 상태에 있도록 돕는다. 하지만 이 모든 것이 인슐린에 대한 근육의 민감도와 반응 능력에 좌우된다. 인슐린 저항성이 있는 사람은 노화 요인 외에도 같은 나이의 인슐린에 민감한 사람에 비해 근육 단백질의 분해가 많다.[19] 달리 말해 인슐린 저항성이 있는 사람은 근육 성장 촉진은커녕 근육량을 유지하는 것조차 힘들어 진다.

섬유근육통

섬유근육통은 가장 일반적인 통증 장애 중 하나이다. "어떤 느낌인가요?"라는 질문에 섬유근육통 환자는 이렇게밖에 대답하지 못한다. "그냥 아파요." 광범위한 근육 통증은 피로, 기억력의 문제, 우울증을 종종 동반한다.

섬유근육통 환자들 대부분은 이런 불편한 증상을 겪으면서도 통증의 원인에 대한 설명조차 들을 수 없다. 수술이나 감염, 신체적 외상을 겪고 처음 통증을 경험하는 사람도 있지만, 뚜렷한 계기가 없는 경우도 있다.

인슐린과 보디빌더

프로(혹은 프로가 아니더라도) 보디빌더들은 자신을 더 뛰어난 선수로 만들어 줄 방법에 큰 관심을 갖고 있다. 이런 방법에는 단백 동화(합성 대사) 스테로이드나 인간 성장 호르몬과 같은 불법적인 약물을 사용하는 것도 포함된다. 무해하게 보이는 인슐린 같은 호르몬으로 눈을 돌리는 사람들도 있다. 인슐린이 골격근을 성장시키는 효능을 가진 것은 사실이다. 하지만 만성적으로 인슐린 농도가 높을 경우 부작용이 나타난다. 인슐린을 사용하는 사람이라면 근육 성장 이외의 영향들, 즉 인슐린 저항성, 높은 혈중 콜레스테롤 수치, 고혈압, 치매 등을 고려해야 할 것이다. 명심해야 할 것은 인슐린으로 근육을 키워도 인슐린 저항성이 계속되면 근육을 유지하는 것이 점점 더 힘들어진다는 점이다.

최근에 나온 연구 결과는 인슐린 저항성이 섬유근육통의 원인일 수도 있다고 말한다. 「인슐린 저항성이 섬유근육통의 원인인가?: 예비 보고(Is insulin resistance the cause of fibromyalgia: a preliminary report)」에서 연구자들은 섬유근육통 환자들이 인슐린과 포도당 조절에 어려움을 겪을 확률이 눈에 띄게 높다고 밝히고 있다.[20]

인슐린 저항성이 근육에 막대한 피해를 입히는 것만은 확실하다. 인슐린은 근육을 건강하고 튼튼하게 지키는 데 중요한 역할을 한다. 그러나 근육도 움직임을 가능하게 하는 군건한 조직이 없으면 쓸모가 없다. 그 구조를 이루는 것은 뼈와 관절이다.

인슐린과 뼈, 관절

뼈는 단순히 서고 움직일 수 있게 하는 구조만 제공하는 것이 아니다. 뼈는 장기를 보호하고, 미네랄을 저장하고, 백혈구와 적혈구를 생산한다. 뼈는 대부분의 조직과 마찬가지로 주기적으로 변화한다. 근육이 그렇듯이 뼈는 단백질 수요가 높기 때문에 적절한 뼈 건강을 위해서는 뼈 기질의 대사 회전이 필요하다.

뼈는 그 내용물을 끊임없이 분해하고 다시 만들며, 칼슘과 다른 미네랄이 뼈에 더해지거나 빠져나간다. 이 과정에서 두 가지 세포가 두드러지게 작용한다. 조골세포(造骨細胞)와 파골세포(破骨細胞)이다. 조골세포는 새로운 골 조직을 만들고 강화해 낡은 골 조직을 대체하고, 파골세포는 낡은 골 조직을 분해한다. 이 두 유형의 세포는 우리가 건강한 골 질량을 가질 수 있게 한다.

뼈 인슐린 신호는 근육 인슐린 신호만큼 많은 관심을 끌지 못했다. 따라서 뼈의 인슐린 저항성에 대해서는 알려진 것이 많지 않지만 점점 새로운 사실이

드러나고 있다. 인슐린이 골 질량 유지에 도움을 주는 것은 분명하다. 조골세포와 파골세포 사이의 협력은 상당 부분이 각각의 세포에 대한 인슐린의 다른 영향 덕분에 이루어진다. 인슐린은 조골세포의 활동을 촉진해 뼈의 성장을 촉진하고[21] 파골세포의 활동을 막아 뼈의 분해를 줄인다.[22] 전체적으로 인슐린은 성장을 지원하고 손실을 막아 뼈를 강화한다.

뼈로 인슐린 저항성을 판단할 수 있을까

조골세포는 뼈를 만드는 핵심적인 역할 외에 오스테오칼신(osteocalcin)이라는 호르몬을 분비한다. 실험용 쥐에게 오스테오칼신을 주입했더니 인슐린 저항성이 개선되고 제2형 당뇨병의 예방 효과가 드러났다.[23] 흥미롭게도 그 관계는 인간에게도 이어진다. 오스테오칼신 수치가 낮은 사람들은 인슐린 저항성이 있을 가능성이 훨씬 높았고 그 반대의 경우도 성립되었다.[24] 이런 결과는 비타민 D의 역할 때문인 듯하다. 조골세포가 오스테오칼신을 생성하기 위해서는 비타민 D가 필요하다.[25] 이는 비타민 D가 인슐린 민감성을 호전시키는 문제에 흔히 등장하는 이유를 설명해 준다. 남학생들을 대상으로 한 2019년의 한 연구를 통해 인슐린 저항성이 사춘기의 뼈 성장 저하와 밀접한 연관이 있음을 발견했다.[26]

골 질량 감소

골다공증에 대해서는 많이 들어보았을 것이다. 골다공증은 뼈가 가늘어지고 약해져 골절의 위험이 예상되는 상태이다. 골다공증이 진행되는 과정에 골감소증을 경험하는데 골감소증은 골밀도가 경미하게 감소되었으나 골다공증 수준에는 이르지 않은 것을 말한다.

인슐린 저항성이 뼈 건강에 미치는 영향을 연구하는 학자들은 체중이라는 복잡한 문제에 부딪히게 된다. 지방 때문이든 근육 때문이든 체중이 늘어나면 뼈도 커지게 마련인데 체지방 증가와 인슐린 저항성의 문제는 연관이 깊기 때

문이다.[27]

인슐린 저항성이 있는 사람들은 골 질량이 정상이라도(혹은 정상 이상이라도) 그것은 무거운 몸을 움직인 결과일 뿐이고, 모순적으로 뼈의 강도는 낮으며 골절을 당할 가능성은 훨씬 높다는 사실이 많은 자료에서 드러나고 있다.[28] 인슐린 저항성이 뼈 건강에 미치는 영향에 관해서는 여러 연구가 상충되는 결과를 보이고 있기 때문에 연구자들 간에 아직 합의가 이루어지지 않았다.[29] 이런 혼란이 빚어지는 것은 인슐린 저항성이 있는 사람이 복용하는 다양한 약물 때문일 수 있다.[30]

골 질량은 몸을 움직이는 것 외에 극단적인 조치가 필요한 치명적인 질병에 걸린 사람들에게도 중요한 영향을 미친다. 특히 백혈병 환자에게는 골수 이식이 필요한데 골수를 이식한다는 것은 다른 사람의 세포로 자기 뼈를 채운다는 뜻이다. 연구자들은 골수 이식 후 골 질량이 감소하는 사람과 그렇지 않은 사람의 차이를 조사했다. 흥미롭게도 그들은 인슐린 저항성이 있는 환자가 인슐린에 민감한 환자에 비해 골 질량 저하를 경험할 가능성이 훨씬 높다는 사실을 발견했다. 실제로 이 연구에서 인슐린 저항성은 두 집단을 나누는 유일한 변수였다.[31]

골관절염

질 높은 삶을 영위하려면 뼈가 건강해야 한다는 것은 당연한 생각이다. 그러나 뼈를 움직이는 관절이 건강하지 못하면 건강한 뼈도 소용이 없다. 과거 골관절염 혹은 관절 연골의 소실은 과도한 마모와 파열로 인한 질환으로 여겨졌다. 비만 환자에게서 자주 나타나기 때문에 많은 의사들이 오랫동안 지나친 체중을 실어 나르느라 생긴 결과라고 생각한 것이다. 그렇지만 골관절 질환을 점차 대사 질환으로 인식하는 전환이 일어나고 있다. 다른 많은 조직과 마찬가지로 관절 역시 인슐린을 비롯한 대사 신호에 민감하다. 연구 대상이 된 광범위한 과체중 환자들 가운데 골관절염이 있는 환자는 인슐린 농도가 매우 높을 가능성이 컸다.[32]

관절의 필수 구성 요소는 연골이다. 연골은 뼈의 관절 면을 감싸고 있는 부드럽고 유연한 결합 조직이며 연골을 구성하는 주요 세포인 연골 세포는 인슐린에 민감하다. 연골 세포는 기질matrix이라고 알려진 연골 내층을 만들고 유지하는 임무를 맡고 있다. 연골 기질은 주로 콜라겐과 기타 물질로 이루어진다. 이 기타 물질을 생성시키려면 연골 세포는 포도당이 필요한데, 연골 세포가 포도당을 받아들이려면 인슐린이 필요하다.[33] 인슐린 저항성이 높은 연골 세포는 기질을 유지할 수 없으며 결국 연골은 약해진다.

내벽 이외에 관절의 또 다른 필수 구성 요소는 관절 활액이라 불리는 '윤활제'이다. 관절 활액은 활액막 세포synovial cell라 불리는 특화된 세포로부터 만들어진다. 활액막 세포는 연골 세포와 마찬가지로 관절이 적절히 움직이는 데 필수적인 역할을 하는데 활액막 세포는 고농도의 인슐린에 노출될 경우 면역세포의 공격을 받는다. 그러면 관절의 염증은 증가하고 활액의 생성은 감소한다.[34] 윤활제가 없으면 기어는 삐걱거린다.

골관절염을 류머티즘성 관절염과 혼동해서는 안 된다. 류머티즘성 관절염은 만성 염증성 관절 질환이다. 다만 류머티즘성 관절염이 일으키는 염증 때문에, 이 병에 걸리면 인슐린 저항성이 생길 가능성이 높아진다. (인슐린 저항성에서 염증의 역할에 대해서는 2부에서 논의할 것이다.) 류머티즘성 관절염의 심각성이나 활동성은 시간에 따라 호전되거나 악화될 수도 있고, 그에 수반된 인슐린 저항성도 그 강도가 약해지거나 강해진다.[35]

통풍

통풍은 관절에 요산 결정이 침착되어서 염증이 발생하는 염증성 관절 질환이다. 발(특히 엄지발가락), 발목, 손가락, 손목 등 사지의 관절이 가장 많은 영향을 받는다.

요산은 정상적인 경우라면 신장에서 소변으로 배출되어 몸에서 제거된다. 인슐린 저항성은 이 과정을 변화시켜 신장이 요산을 배출하지 않고 쌓아두게 만든다. 혈중 요산 수치가 높아지면서 요산이 관절에 침착되면 해당 부위가 붉어지고 붓는 등 전형적인 염증 반응을 일으킨다.

근육, 뼈, 피부의 역할에는 공통점이 있다. 신체를 '연결'해서 하나의 단위로 활동할 수 있게 하는 것이다. 이 연결 조직은 힘과 무결성을 유지하기 위해 인슐린의 작용을 필요로 한다. 그러나 이 덩치 큰 조직(근육과 뼈)과 신축성이 있는 조직(피부)만 인슐린을 필요로 하는 것은 아니다. 지금까지 신체를 감싸고 움직이게 하는 조직에 대해 살펴보았으니, 이제는 인슐린 저항성이 우리 몸에 영양을 공급하고 정화시키는 조직을 어떻게 변화시키는지 알아보도록 하자.

> **하나의 문제는 해결하지만 다른 문제를 유발하는 글루코사민**
>
> 골관절 통증으로 고생하는 많은 사람이 몇 가지 형태의 글루코사민을 복용한다. 글루코사민은 관절 건강에 도움을 주고 관절 통증을 완화시킬 수 있지만 그 근거는 모호하다.[36] 반면 글루코사민이 관절 건강을 개선하는 측면은 있지만 인슐린 저항성을 증가시킬 가능성이 높다는 사실이 인간과 쥐를 대상으로 한 실험으로 입증되었다.

Chapter 7

소화기관과 신장

위장과 신장은 생명 유지에 필수적인 장기로 우리의 몸을 깨끗하게 유지하는 책임을 공유하고 있으며 해로운 물질이 우리 시스템 안으로 들어오거나 남아 있지 않도록 막고 몸 밖으로 배출하는 일을 한다. 그런데 안타깝게도, 위장과 신장 둘 다 인슐린 저항성에 대단히 민감하다.

인슐린 저항성(제2형 당뇨병)이 있는 사람들의 극히 많은 수(약 63퍼센트)가 위장의 문제를 경험한다. 또 인슐린 저항성은 신부전의 대표적인 원인이기도 하다.

인슐린은 우리의 위장과 신장 건강에 긴밀히 연결되어 있다. 이런 장기들이 최선을 다해 일하기를 바란다면 인슐린을 통제해야 한다.

인슐린과 소화

위장관은 입부터 항문에 이르는 모든 부위가 포함된다. 간, 담낭, 췌장과 같은 여러 연관 기관도 여기에 포함된다. 이 모든 선수가 협력해 음식을 소화시키고 장에서 영양을 흡수해 혈액으로 보낸다. 이런 과정에는 다양한 단계가 포함된다. 우리는 음식을 씹고 삼키며(침 속의 효소가 소화 과정을 시작한다), 음식은 장을 통과한다. 특정 분비샘들이 소화 물질을 장에 분비하면 이런 물질들이 음식을 보다 작은 분자로 분해한다. 이후 이 작은 분자들이 장 세포를 통과해 혈액으로 들어간다. 그런데 각 단계들이 조화롭게 작동하려면, 그 이전 단계의 역할들이 반드시 필요하다. 그리고 인슐린 저항성은 이 모든 단계에서 문제를 유발할 수 있다.

역류성 식도염

음식을 소화시키기 위해 위는 산도가 높은 위액을 만들어낸다. 위는 두꺼운 점액으로 보호되고 있기 때문에 위산에 견딜 수 있지만 식도는 위산을 견디지 못한다. 그 때문에 하부 식도 괄약근이라는 고리 모양의 근육이 식도를 닫아준다. 그렇지만 때때로 위의 내용물이 식도로 역류할 수 있다. 식도는 이 높은 산도의 혼합물에 대한 아무런 보호 장치가 없기 때문에 역류의 결과로 하부 식도에는 궤양이 생긴다.

전체 미국 성인의 거의 절반(약 40퍼센트)이 역류의 흔한 증상인 속 쓰림(가슴 쓰림)을 자주 경험한다.[1] 미국 성인의 절반 이상이 인슐린 저항성이라는 것을 떠올리면, 대사 증후군이 역류성 식도염 그리고 그 사촌 격인 위식도 역류 질환과 관련이 깊다는 사실이 전혀 놀랍지 않다.[2] 특히 대사 증후군의 두 가지 핵심 증상인 내장 비만과 인슐린 저항성이 이 문제와 관련되어 있다. 내장 비만과 역류성 식도염의 연관성은 쉽게 파악할 수 있다. 복부에 지방이 많으면 위를 비롯한 주변 조직을 압박한다. 이것이 위 내압을 올리고 하부 식도 괄약근을 이완시킨다. 다음 장에서 보다 상세히 알아보겠지만, 인슐린 저항성은 내장 비만으로 이어질 수 있고 역류성 식도염의 한 원인이 되는 것이다. 하지만 내장 비만이 역류의 주범일지라도 그것만으로 역류가 일어나지는 않는다(이것이 중요하다). 여러 생활 습관의 변수를 면밀히 조사한 대만의 의사들은 내장 비만, 혈압, 다른 변수들과는 별개로 인슐린 저항성이 역류의 위험을 약 15퍼센트 높인다는 사실을 발견했다. 풀어 쓰자면, 연구 대상자의 인슐린 저항성이 심해지면서 역류도 악화됐다는 것이다.[3]

시간이 흐르면서 식도의 하단부는 스스로를 위산 역류로부터 방어하기 시작한다. 세포의 최외층을 보다 탄탄한 내벽으로 변화시키는 것이다. 바렛 식도 Barrett's esophagus라고 불리는 이 상태는 인슐린 저항성인 사람들에게 보다 많이 나타난다.[4] 음식을 삼킬 때 불편함과 통증이 생길 수는 있지만, 바렛 식도 자체는 심각하거나 생명을 위협하는 상태가 아니다. 하지만 일단 세포 변화가 시작되면 계속 진행되어 악성이 될 수 있다. 따라서 바렛 식도의 진짜 문제는 식도암으로의 발전 가능성이다.[5]

위마비증

위장관을 따라 여행을 계속해 보자. 먹은 음식을 장으로, 최종적으로는 몸 밖으로 밀어내기 위해서 장은 끊임없이 수축하고 이완하며 연동 운동이라 불리는 수송 패턴을 이어간다. 위마비증은 위가 마비되어 음식을 다음 단계로 이동시킬 수 없는 심각한 질환이다. 그 결과 음식이 정체되고, 때로는 위석이라 불리는 딱딱한 덩어리로 응축되어 음식이 지나가는 통로를 막는다. 이때 음식이 천천히 통과하면서 엄청난 통증을 유발한다.

당뇨병은 위마비증의 주된 원인이다. 당뇨병 환자의 위마비 증상은 당뇨병 합병증인 신경 질환(신경 병증)에 의해 특정 신경이 손상된 데서 비롯되는 것으로 알려졌다.[6] 이 경우 위를 조절하는 미주 신경이 손상되고, 이로 인해 위 수축과 연동 운동을 촉진하기 힘들어진다. 이런 신경 손상은 당뇨병의 특징인 과다한 혈중 포도당의 결과일 가능성이 높지만, 인슐린만으로도 영향을 줄 수 있다. 한 연구에서 환자에게 인슐린을 주입해 인위적인 고인슐린혈증—인슐린 저항성에 수반되는 것과 같은—상태를 만들었다. 그러자 음식이 장을 통과하는 시간이 40퍼센트 가깝게 느려진 것을 확인할 수 있었다.[7]

물론 장은 다른 장기의 도움이 없으면 스스로의 역할을 온전히 해낼 수 없다. 장은 기본적으로 음식과 노폐물이 통과하는 튜브이다. 따라서 물질을 수

포도당을 몸 밖으로 배출하는 것의 불리한 이면

흥미롭게도 장과 신장은 체내 포도당 조절에 있어서 흔하게 공격을 받는 부위이고, 포도당 조절에 문제가 생기면 인슐린에도 영향을 미친다. 혈중 인슐린은 혈중 포도당에 완전히 종속돼 있기 때문에(포도당이 올라가면 인슐린도 올라간다), 포도당과 인슐린을 조절하는 두 가지 계열의 약이 있다는 것은 상당히 흥미롭다. 한 가지 전략은 포도당 소화를 막아(예: 알파 글루코시다아제 억제제) 포도당이 장내에서 분해되지 않고 남아 있게 함으로써 포도당이 혈액으로 유입되는 것을 차단하는 방식으로 장에서 작용한다. 불행히도, 소화되지 않은 포도당은 '삼투성 설사'라는, 듣기만 해도 거북한 결과를 가져온다.[8]

두 번째 전략은 인위적으로 신장이 혈당을 소변으로 배출하게 하여 혈액에서 포도당을 빼내는 것이다. 이 경우에는 슬프게도 포도당을 요로로 밀어내는 과정에서 포도당 때문에 기존에 있던 세균이 증식하면서 요로 감염의 확률을 높인다.[9] 포도당을 몸 안으로 옮기든 몸 밖으로 밀어내든, 포도당과 인슐린을 조절하는 일에 소화관과 요로가 관련된다.

송하고 영양소와 물을 흡수할 수 있을 뿐이다. 장에서 영양소를 흡수하려면 전 단계에서 먼저 여러 장기들의 도움을 거쳐 소화가 이루어져야 하다. 지금부터 장을 돕는 장기들에 관해 알아볼 것이다.

인슐린과 간

생리적 처리 과정에 얼마나 많이 관여하는가를 기준으로 체내 장기에 순위를 매긴다면 간이 1위를 차지할 것이다. 간은 혈액에서 독소를 제거하고, 오래된 혈구를 정리하고, 비타민을 저장하고, 영양 대사(예를 들어 지방, 단백질, 탄수화물을 다루는)를 진행하는 등 엄청나게 많은 역할을 하는, 꼭 필요한 장기이다.

간에 인슐린 저항성이 없다면 몸 전체에도 인슐린 저항성이 생기지 않을 가능성이 높으며, 인슐린 저항성이 생긴다면 가장 먼저 발현되는 장기도 간일 것이다.[10] 건강한 간은 혈액 속의 인슐린을 감지할 경우 포도당을 받아들인다. 바로 사용하기 위해서가 아니고, 신체를 위한 예비 에너지로 저장해 두기 위해서이다.

간은 포도당의 일부를 글리코겐(여러 포도당 분자가 서로 연결된 것)으로, 나머지는 지방으로 전환시킨다. 이런 과정을 통해 혈중 포도당의 양을 감소시켜 인슐린을 낮추는 데 도움을 준다. 그렇지만 인슐린 저항성이 있으면 간은 특이한 병리적 상황을 만든다. 혈액 내 포도당과 혈중 지방이 상승할 뿐 아니라, 잠재적으로 LDL 콜레스테롤의 크기(이미 언급했듯이 혈관을 딱딱하고 좁게 만들 수 있다. 45~47쪽 참조)를 변형시키는 것이다.[11]

정상적인 상황이라면 글리코겐은 간과 근육에 예비 에너지로 저장되었다가 신체가 에너지가 필요하다 느낄 때(저혈당이나 스트레스, 소화 등에 도움이 필요할 때) 다시 당으로 전환되어 혈류로 방출된다. 인슐린 저항성이 있으면 인슐린은 더 이상 간에 포도당을 글리코겐으로 저장하라고 지시하지 않는다. 이런 신호가 없으면 혈액 중에 포도당과 인슐린 농도가 높아도 간은 여전히 글리코겐을 분해해서 포도당을 혈액으로 방출함으로써 포도당과 인슐린 농도를 더욱 높인다.

또한 필요 이상의 인슐린이 간에 작용하면 간은 과도한 당을 지방으로 빠르게 전환시킨다는 것을 기억하라. 이 지방의 일부는 간에 저장되고 일부는 혈류로 흘러 들어간다.[12] 인슐린 저항성에 수반되는 전형적인 고인슐린혈증이 있는 경우, 이 과정이 정상보다 자주 일어난다. 달리 말해, 간에 과도한 인슐린 신호가 전달되고 과도한 지방이 만들어지는 것이다. 이런 상황은 고지질혈증(고지혈증)과 지방간이라는 두 가지 위험한 질환의 발병 가능성을 높인다.

고지질혈증

앞서 이상 지질 혈중을 유발하는 인슐린 저항성의 역할을 논의했다(45쪽 참조). 인슐린이 혈액 속의 콜레스테롤을 부정적으로 변화시키는 것이다. 이상 지질 혈중의 하나인 고지질혈증은 지질 단백질(LDL 콜레스테롤과 그 전구체인 VLDL 콜레스테롤)에 의해 운반되는 지방이 혈액 속에 지나치게 많다는 것을 의미한다.

간은 어떤 원료로부터 지방을 생산하든, 주로 팔미트산이라고 불리는 포화지방산을 생산하는데 이 지방은 유해하다. 혈액 속에 포화 지방산이 증가하면 염증이나 심혈관 문제가 심화되고, 인슐린 저항성을 악화시키는 상황을 일으킬 가능성이 있다. 더 중요한 것은 전혀 지방을 섭취하지 않아도 이런 일이 일어날 수 있다는 점이다. (혈액 속의 포화 지방산은 음식으로 섭취하는 포화 지방산과 전혀 다르다. 이 내용은 이후 다시 살펴볼 것이다.)

비알코올성 지방간

간은 지방을 혈액으로 분비하는 대신 자체적으로 저장할 수 있다. 그런데 지나치게 많은 지방을 저장하면 간의 기능이 저하되기 시작하며 심각한 합병증을 유발할 수도 있다. 여기서 '지나치게 많은' 지방이란 간 전체 무게의 5~10퍼센트에 해당한다.

과거에는 지방간의 원인이라고 하면 전적으로 '알코올 섭취'를 꼽았다. 다른 조직은 알코올 대사가 불가능하므로 오랫동안 지나친 음주를 하면 간세포에 지방이 쌓인다. 이것이 알코올성 지방간이다. 그러나 술을 마시지 않아도 지방간이 생길 수 있다. 최근 몇십 년에 걸쳐 상황에 변화가 일어났다. 현재 미국인 약 세 명 중 한 명은 비알코올성 지방간을 갖고 있다.[13] 이 수치는 매년 증가하고 있으며, 이 질환이 초기에는 증상이 없다는 점을 고려하면 생각보다 더 만연해 있을 가능성도 있다. 30년 전에는 들어본 적도 없는 질병이 지금은 흔한 질병 중 하나가 되었다는 것은 대단히 놀라운 일이다.[14]

인슐린 저항성은 비알코올성 지방간 발병의 가장 강력한 예측 변수로 알려져 있다. 인슐린 저항성이 있는 사람은 인슐린에 민감한 사람에 비해 비알코올성 지방간의 발병 확률이 15배까지 높아진다. 거의 모든 비만 환자가 비알코올성 지방간을 갖고 있으며, 마른 사람들도 인슐린 저항성이 있다면 비알코올성 지방간이 발병할 가능성이 훨씬 높아진다.[21] 마른 사람이 비알코올성 지방간 진단을 받는다면 그 사람에게 인슐린 저항성이 있으며, 제2형 당뇨병에 걸릴 가능성이 높다는 거의 확실한 신호이다.

지방간은 한때 다른 질환의 부작용으로 큰 해가 없다고 여겨졌지만 최근의 연구는 이런 생각을 반박한다. 비알코올성 지방간은 생명을 위협하는 심각한 간 질환으로 가는 관문이며 모든 간 질환은 인슐린 저항성과 연관된다.[22]

과당: 달콤하지만 간을 아프게 한다

과당과 알코올 모두 간에서 대사가 이루어지며 에너지 생성에 사용되지 않을 경우 대부분 지방으로 전환된다는 공통점을 가지고 있다. 실제로 지나친 음주가 알코올성 지방간을 야기하는 것과 마찬가지로, 과다한 과당 섭취는 비알코올성 지방간의 강력한 원인으로 작용한다.[15] 과당은 지방간을 만들기에 매우 적합한 성분으로 일주일만 과당이 많은 음식을 먹어도 간의 지방은 눈에 띄게 늘어난다.

2009년 발표된 한 연구는 과당과 포도당이 내장 지방에 미치는 영향을 탐구했다.[16] 연구 대상자들을 두 그룹으로 나뉘어 각각 과당과 포도당이 함유된 음료를 공급했는데 전원이 지방의 증가를 보였다. 흥미로운 것은 지방이 축적된 부위였다.

포도당을 마신 그룹은 피하 지방이 늘어난 반면, 과당을 마신 그룹은 내장 지방이 늘어났다. 인류의 과당 소비량은 한 세대 전에 비해 몇 배나 늘었다.[17] 많은 사람이 과일 주스를 몸에 좋은 음료라고 생각하지만 불행히도 이런 오해 때문에 성인은 물론이고 어린이들에게도 비알코올성 지방간이 증가하고 있다.[18] 모든 과일 주스는 과당의 강력한 공급원이다. 아이에게 주스를 주기 전에 한 번 더 생각하기를 바란다![19]

과일은 마시지 말고 그냥 먹도록 하자. 생과일은 섬유소가 많고 과당이 비교적 적어 당뇨병에 걸릴 위험성이 낮기 때문이다.

당신 배 속의 초소형 양조장

술을 전혀 마시지 않는데 알코올성 지방간이 생긴다면? 실제 중국의 한 남성에게서 일어난 일이다. 과학자들은 우연히 연구 대상자가 술을 마시지 않는데도 몸은 금주 상태가 아니라는 사실을 발견했다. 술을 전혀 입에 대지 않았는데 혈중 알코올 농도가 만성적으로 높게 나타난 것이다.[20]

그의 몸에는 포도당을 발효해 고농도의 알코올을 생성시키는 특정한 장내 세균(폐렴 간균)이 유난히 많았다. 이것이 지방간 발병에 기여했던 것이다. 똑같은 상황이 다른 사람들에게도 일어났다. 연구자들은 지방간이 있는 연구 대상자의 최대 60퍼센트가 이와 동일한 세균을 갖고 있음을 밝혀냈다.

비알코올성 지방간이 발병하면 간에 염증이 생길 수 있고, 만성이 되면 간에 섬유 조직이 증식하는 간섬유증이 된다. 비알코올성 지방간 환자의 절반은 섬유증이 발병한다.[23] 그리고 비알코올성 지방간 환자의 20퍼센트는 간경화증으로 진행한다. 이후 간부전(간세포가 많이 죽어서 간의 기능이 극도로 저하된 상태. 물질대사를 제대로 하지 못해 혈액 속에 필요한 물질을 공급하지 못하고, 해독 작용을 못해 유독 물질이 혈액 속에 그대로 남아 있게 되므로 간성 혼수, 황달, 복수, 출혈 따위가 나타난다.)으로 발전할 가능성이 있는데 간부전이 되면 간 이식 외엔 치료 방법이 없다. 또 간부전을 피했더라도 일부 간경화 환자들은 간암에 걸릴 수 있다.[24]

C형 간염

우리가 지금까지 다루었던 간 질환은 인슐린 저항성의 결과로 오랜 시간에 걸쳐 진행하는 문제이다. 하지만 인슐린 저항성과 관계없이, 바이러스에 인한 간염도 있다. 이 경우 인슐린 저항성이 발병에는 관련이 없지만 감염을 악화시킬 수 있다는 증거가 존재한다. 예를 들어 C형 간염 환자가 인슐린 저항성이 있는 경우에는 가장 심각한 정도의 섬유증을 경험한다.[25] 더욱이 인슐린 저항성은 항바이러스 약물의 효과를 억제할 수도 있다.[26]

인슐린과 담낭

간 바로 아래에 위치한 담낭(쓸개)은 간의 조수 격이다. 간과 담낭은 힘을 합쳐 우리가 먹은 지방을 적절하게 소화시킨다. 담낭의 주된 업무는 간에서 만들어진 담즙을 저장하는 것이다. 담즙은 대부분이 물이고 그 외에 소금, 빌리루빈bilirubin(수명이 다한 적혈구로 만들어지는 물질), 지방이 포함되어 있다. 이런 물질들은 모두 함께 작용해 장속의 지방을 유화시킴으로써 지방이 몸속에 흡수될 수 있도록 한다. 담낭은 담즙의 저장소 역할을 해, 간이 필요한 만큼의 담즙을 매번 만드는 것보다 몸이 지방을 보다 순조롭게 소화시킬 수 있게 해준다.

담낭에 가장 흔히 생기는 질환인 담석증은 본래는 대단히 묽은 담즙이 지나치게 걸쭉해져 돌이 형성될 때 생긴다.

담석

담즙에서 돌이 형성되는 것은 보통 간이 지나치게 많은 콜레스테롤을 생산하거나, 담낭이 담즙을 장으로 충분히 보내지 않는 두 가지 경우에 일어난다. 인슐린 저항성은 이 두 가지 모두에 영향을 준다.

첫째, 콜레스테롤이 과도한 상황을 살펴보자. 담석은 담즙의 빌리루빈이나 콜레스테롤의 농도가 지나치게 높을 때 형성될 수 있다. 간은 수명이 다한 적혈구를 신체에서 제거하는 임무를 맡고 있고, 빌리루빈은 분해된 적혈구의 일부이다. 내가 아는 한, 인슐린 저항성은 이것과 아무런 관련이 없다. 그렇지만 인슐린은 간 내의 콜레스테롤 생산 속도에 큰 영향을 미친다. 콜레스테롤은 혈액으로 들어갈 수도 있고, 담즙으로 이동해서 담낭에 저장될 수도 있다. 인슐린 저항성이 생기고 인슐린 농도가 올라가면 간은 정상보다 더 많은 콜레스테롤을 생산하기 시작하며, 이 때문에 담즙에는 지나치게 콜레스테롤이 많아진다.

인체 대상의 여러 연구에서 인슐린 저항성이 담석의 가장 큰 위험 요소라는 것을 발견했다.[27] 전 세계적으로 담석의 가장 흔한 형태는 콜레스테롤 담석이다.

동물 연구의 경우, 인슐린과 인슐린 저항성이 직접적으로 담석 형성을 유발한다는 보다 확실한 증거가 있다. 한 연구에서 햄스터에게 일주일간 인슐린을 주입했더니 콜레스테롤 담석 형성이 증가했다.[28] 두 번째 연구에서는 유전자 변형으로 오로지 간에만 인슐린 저항성이 있는 쥐를 만든 다음 콜레스테롤이 많은 먹이를 먹이자 엄청나게 큰 콜레스테롤 담석이 생겼다.[29]

정상적이라면 담낭은 수축 작용으로 담즙을 장으로 내보내 담석 형성을 방

왜 아플까

지한다. 이것은 담낭 안에서 콜레스테롤과 같은 담즙의 구성 성분이 서로 결합되어 담석을 형성할 시간을 줄여주는 결과를 가져온다.

그런데 인슐린은 담낭의 운동성을 떨어뜨리기 때문에 실제로 인슐린 저항성이 높은 사람일수록 담낭의 수축 기능이 떨어진다. 이와 같은 상태는 인슐린 저항성 진단을 받지 않은 사람의 경우라도 일시적인 고인슐린혈증 상태가 되면 생길 수 있다.[30] 연구자들은 4시간의 인슐린 주입만으로도 심한 고인슐린혈증 상태를 만들어 담낭 기능을 저하시킬 수 있다는 연구 결과를 보여주었다.[31]

간은 혈당 조절과 같은 수많은 영양소의 대사를 조절하고, 특정 독소를 혈액에서 제거하는 과정에서 꼭 필요한 장기이다. 그렇지만 혈액을 맑게 하는 일은 간에서만 이루어지는 것이 아니다. 신장이 '여과' 임무의 많은 부분을 처리하는데, 신장 역시 제대로 일을 하려면 정상적인 인슐린 기능이 필요하다.

담석과 지방은 어떤 관계가 있을까

식이 지방은 담석 형성을 막는 최고의 방법이다. 사람이 지방을 섭취하면 담낭은 내부를 비운다. 증가한 식이 지방이 담낭의 운동성(혹은 수축 빈도)을 높이고, 이것이 돌의 형성을 막는다. 체중 감량을 위해 저지방, 저칼로리 식사를 지속하면 (아주 흔한 경우) 담석 형성의 위험이 높아지고, 결국 담낭을 제거해야 될 수도 있다.[32]

임신과 담석

임신은 '담즙 찌꺼기(sludge)'라고 불리는 진득한 담즙이 생길 위험을 높이며 이것은 담석 형성의 조기 경보라 볼 수 있다.[33] 흥미롭게도, 임신이 끝나면 담즙 찌꺼기는 스스로 녹아 정상 농도가 되는데 임신 중에 인슐린 저항성이 악화되었다가 출산 후 호전되는 것과 연관이 있다. 실제로 인슐린 저항성은 담즙 찌꺼기 발생의 가장 큰 예측 인자이며, 임신과 관련한 담석 형성의 주된 원인이다.[34]

인슐린과 신장

신장은 위장관의 일부는 아니지만, 체내에서 비슷한 공간을 차지하고 비슷한 역할을 공유한다. 간과 마찬가지로 혈액에서 독소와 대사산물을 걸러내 소변을 통해 제거하는 것이다. 여과기의 역할 이외에도 신장은 몸에서 일어나는 다양한 과정에 관여한다. 신장은 혈액량과 뼈 건강, PH 균형 등을 조절하는 데 도움을 준다. 간단히 말해 신장이 제대로 일하지 않으면 몸은 정상적으로 돌아갈 수 없다.

신장 결석

신장 결석은 사람이 겪을 수 있는 가장 심한 고통을 수반한다. (출산과 신장 결석을 모두 경험한 여성에게 물어보라. 분명히 결석이 더 아팠다고 이야기할 것이다.)

또 신장에서 생성된 결석이 소변으로 배출되는 과정에서 엄청난 통증을 유발하는데, 이를 요로 결석증이라고 한다. 인슐린 저항성이 인자로 작용하는 것이 이 부분이다. 인슐린 저항성은 신장 결석 형성에 이상적인 조건을 만드는 두 가지 미묘한 생리적 변화로 이어지기 때문이다.

첫째, 고농도의 혈중 인슐린은 혈중 칼슘의 양을 늘린다. 지나치게 많은 칼슘은 심장에 영향을 주는 등 다양한 문제를 유발한다. 칼슘은 가장 흔한 유형의 신장 결석을 형성한다. 높은 혈중 칼슘 농도는 병리적 상태이기 때문에 신장은 끊임없이 칼슘을 거르고, 이 과도한 칼슘을 소변을 통해 소량씩 제거한다. 당연히 혈액 속의 칼슘 농도가 올라가면 신장은 정상보다 더 많은 칼슘을 거른다. 결국 바로 생성된 소변에 칼슘이 엄청나게 과포화되는 시점이 찾아온다. 이 지점에서 칼슘은 신장 내에서 결정을 형성해 결석으로 바뀌기 시작한다.

지나친 인슐린이 지나친 칼슘을 만들어 내는 구체적인 방법은 상당히 흥미롭다. 인슐린은 부갑상샘 호르몬 수치를 높인다.[35] 그리고 부갑상샘 호르몬은 다시 인슐린 저항성을 유발한다.[36] 이 호르몬의 주 기능 중 하나가 음식을 통해 장으로 흡수되는 칼슘의 양을 늘리고 뼈로부터 칼슘을 빼내 혈액 내 칼슘 농도를 높이는 것이다.

인슐린 저항성과 신장 결석의 두 번째 연결 고리는 소변의 산도와 알칼리 농도 혹은 pH 수치에 미치는 영향이다. 신장이 체내 pH의 적절한 균형을 맞추는 작용을 한 결과로, 소변은 신체의 다른 곳보다 산도가 높다. 우리는 인슐린 저항성이 소변의 pH 변화에 어떻게 연결되어 있는지 막연하게만 알고 있을 뿐이다. 인슐린 저항 상태의 신장은 소변 내 산도를 유지할 분자를 만들 능력이 감소할 가능성이 높다. 소변의 pH가 더 알칼리성으로 변화되면서 다양한 분자(칼슘, 요산염 등)를 용해시키는 능력이 점점 떨어지는 것이다. 그 결과 결석의 형성이 시작된다.

신부전

신부전은 여과 기능을 비롯한 대부분의 신장 기능이 치명적인 손상을 입은 상태이다. 신부전을 일으키는 가장 흔한 원인은 제2형 당뇨병이다. 제2형 당뇨병이 인슐린 저항성에서 기인하다는 것을 기억한다면 인슐린 저항성이 신부전의 위험을 50퍼센트 높인다는 이야기도 그리 놀랍지 않을 것이다.[37] 인슐린 저항성이 심할수록 위험은 커진다. 가장 인슐린 저항성이 심한 사람들은 경미한 인슐린 저항성을 가진 사람들에 비해 신부전 발병 위험이 4배나 높다.[38] 중요한 점은 포도당 수치가 정상인 때에도 이런 일이 일어난다는 것이다!

인슐린 저항성과 신부전의 정확한 연결 고리는 아직 밝혀지지 않았다. 일련의 증거들이 신부전이 고혈압, 고지질혈증 등 인슐린 저항성이 유발하는 특정한 합병증의 결과라고 지적하고 있기는 하지만, 어쩌면 단순히 지나친 인슐린의 결과일 수도 있다. 인슐린은 신장 여과 기구들의 크기와 두께를 늘릴 수 있다.[39] 이로 인해 신장의 혈액 여과 기능이 점점 떨어지게 된다.

이 둘의 관계는 아무리 강조해도 지나치지 않을 정도이다. 건강한 신장을 가진 사람들과 비교하면 신부전이 있는 사람의 사망률은 3배까지 높아진다. 따라서 인슐린 저항성과 같은 위험 요인을 가능한 빨리 진단해야 한다. 위험을 판단하기 위해 기존의 유력한 용의자(제2형 당뇨병으로 공식 진단될 정도로 높은 당 수치 같은)에게만 의존하다가는 너무 늦어버릴 수 있다. 당 수치가 높아지기 이전에도 인슐린 저항성을 확인할 수 있는 인슐린 수치를 반드시 측정해야 한다.

소화관과 요로는 생존에 필요한 핵심적인 과정에 관여하는 기관이다. 영양소를 이동시키고, 영양소의 소화와 대사 과정에서 생성되는 노폐물을 제거한다. 그런데 인슐린 저항성은 이들의 기능에 문제를 일으켜 소화와 배뇨 과정에 장애를 가져오고, 정상적인 음식의 소화·흡수를 방해하고, 심지어는 신장에서 노폐물을 거르고 몸의 pH를 조절하는 데까지 문제를 일으킨다. 소화기를 거쳐 혈액으로 흡수된 영양소는 몸이 사용하거나 저장할 재료가 된다. 따라서 우리가 무엇을 먹느냐가 대사에 미치는 영향이 크다는 것을 기억해야 한다.

〰〰〰〰〰〰〰〰〰〰〰〰〰〰〰〰〰〰

Chapter 8

대사 증후군과
비만

과거에는 잘 알려지지 않았던 대사 증후군의 인지도가 최근 들어 크게 상승하고 있는 것 같다. 의학 문헌들이 대사 증후군을 보다 자주 다루고 있는 것은 물론이고 일반 매체에서도 주목하고 있다. 미국 성인 3명 중 한 명은 대사 증후군을 갖고 있고, 전체 성인의 약 90퍼센트는 한 가지 이상의 대사 증후군 징후를 갖고 있다. 대사 증후군은 여러 장애가 동시에 복합적으로 나타나는 것을 말한다.

세계보건기구WHO는 대사 증후군을 두 가지 주요 기준으로 정의한다. 첫째, 환자는 고혈압, 이상 지질 혈증, 복부 비만, 미세 단백뇨 중 두 가지를 갖고 있어야 하며 둘째, 환자는 반드시 인슐린 저항성이 있어야 한다. '인슐린 저항성+다른 2가지 증상(문제)=대사 증후군'이란 방정식이 성립하는 것이다. (사실 인슐린 저항성은 대사 증후군의 필수적인 요소이기 때문에 과거에는 대사 증후군이 인슐린 저항 증후군으로 알려졌다.)

이 중에 비만은 달리 소개가 필요치 않을 것이다. 현대 사회에 만연한 비만은 모두에게 엄청난 미움을 받는 악당같은 질병으로 이제는 누구든 굶주릴 가능성보다는 비만이 될 가능성이 훨씬 높다.[1]

비만이란 몸에 지방이 과도하게 있는 것으로, 인슐린 저항성과 고인슐린혈증의 대사적 결과를 완벽하게 보여주는 증상이다. 인슐린은 여러 가지 작용을 하지만, 특히 지방 세포의 성장에 큰 영향을 미친다. 인슐린은 지방 세포가 다른 조직에서 사용될 수 있도록 지방을 나누어 주는 것을 막고, 대신 지방 세포에게 성장을 지시한다. 앞으로 알아보겠지만 비만과 인슐린 저항성은 밀접하게 관련되어 있으며 그 관계는 놀랄 만큼 복잡하다.

충분치 않은 인슐린

제2형 당뇨병을 설명할 때 흔히 "환자에게 인슐린이 충분치 않다"라고 표현한다. 이 유감스러운 표현이 광범위한 오해를 부르고 있다. 제2형 당뇨병 환자들 중에 췌장 베타 세포의 기능 장애 때문에 실제로 위험한 정도로 인슐린 수치가 낮은 사람이 있다. 하지만 대다수의 제2형 당뇨병 환자는 완벽하게 기능하는 베타 세포를 갖고 있다. 그들은 시스템 전체에 걸친 심각한 인슐린 저항성을 극복할 정도로 충분한 인슐린을 생산하지 못할 뿐이다. 그러나 이런 "충분치 않다"는 패러다임은 제2형 당뇨병을 인슐린으로 치료하게끔 만든다. 앞으로 배우게 되겠지만 이것이 환자를 더 살찌우고, 더 아프게 하고, 인슐린 저항성을 더 악화시킨다.

전당뇨와 고인슐린혈증인 사람이나 제2형 당뇨병이 있는 사람에게 인슐린을 주입하는 것은 갑상샘 항진증(갑상샘 호르몬이 과다한 질환)인 사람에게 갑상샘 호르몬을 더 주는 것과 같다. 전혀 말이 안 되는 일이다. "인슐린이 충분치 않다"고 주장하기보다는 "인슐린의 효과가 떨어진다. 다른 치료법을 찾아보자"고 말해야 인슐린을 주입하는 치료법보다 나은 접근법을 유도할 수 있을 것이다.

왜 아플까

비만과 인슐린 저항성의 복잡한 관계

인슐린 저항성과 비만의 관계는 다른 어떤 관계보다 복잡하다. 닭과 달걀 중 어느 것이 먼저냐 하는 것과 비슷한 문제이다.

비만과 인슐린 저항성이 같이 발생하는 경향이 있다는 것은 거의 100년 전부터 관찰된 결과이다. 과다한 체지방이 인슐린 저항성과 연관되어 있다는 데에는 의심의 여지가 없다. 이처럼 대부분의 과체중 혹은 비만한 사람들은 인슐린 저항성이 있다(최대 약 70퍼센트). 인슐린 저항성이 흔히 과다한 체지방과 연관되기 때문에 많은 과학자가 그 이유를 찾기 위한 시도를 해왔다. 하지만 이 둘의 인과관계 기반으로 비만과 인슐린 저항성을 조사한 기간은 겨우 30년 정도에 불과하다. 이들 연구자 대부분은 비만이 인슐린 저항성을 유도한다는 결론을 내렸다. 사실 이것이 지배적인 시각이다. 이 연구 영역에서는 '비만이 유발하는 인슐린 저항성'이라는 말이 자주 등장한다. 인터넷 검색 창에 이 단어를 넣고 검색 버튼을 누르면 수천 개에 달하는 생의학 연구를 찾아볼 수 있다. 이들 연구 대부분은 체중 감소로 인슐린 민감성이 개선된다고 말하고 있다.

하지만 이건 그렇게 간단한 문제가 아니다. 동일한 연구들에서 나온 자료를 살펴보면 체중 감소는 인슐린 민감도가 호전되면서 일어난다는 결론을 내리는 것도 가능하다. 실제로 일부 연구는 인슐린 저항성이 연구 대상자의 체중 증가 이전에 나타날 수 있다는 가능성을 인정하고 있다.[2] 한 연구에서 과학자들은 한 아동 집단으로부터 여러 변수를 측정한 뒤, 거의 10년간 그들을 추적 연구했다. 아이들의 시작 체중이 같은 경우에 인슐린 수치가 가장 높은 아이의 체중이 가장 많이 증가했다. 실제로 비슷한 연구에서 처음에는 아이들의 체중이 비슷했지만, 인슐린 수치가 높은 아이들은 성인이 되었을 때 비만이 될 확률이 36배 높았다.[3]

그렇지만 성인을 관찰하면 자료는 모호해진다. 다만 한 흥미로운 연구가 실마리를 주고 있다. 성인을 여러 해에 걸쳐 추적한 보스턴의 과학자들은 인슐린 농도가 낮을수록 체중 증가가 느리고, 인슐린 농도가 높을수록 체중 증가가 빠르다는 사실을 발견했다.[4] 그렇지만 성인의 체중이 계속 증가해서 한계에 도달하면 인슐린은 예측 능력을 상실한다.[5] 체중 증가의 이런 한계를 개인의 지방 역치personal fat threshold라고 하며, 이것은 지방 조직과 인슐린 저항성 사이에 벌어지는 일종의 냉전을 나타낸다. (11장에서 다시 더 자세하게 다룰 것이다.)

고농도의 혈중 인슐린이 비만이 되기 이전에 먼저 나타나고 서로 간에 인과관계가 성립할 수 있다는 증거가 강력하지만, 이 관점에는 아직 논란도 있다. 이 관점을 자세히 알고 싶다면 게리 타우브스Gary Taubes의 『Good Calories, Bad Calories: 칼로리의 양이 아니라 종류가 문제다』나 제이슨 펑Jason Fung의 『당뇨 코드』를 읽어보기 바란다.

훨씬 대중적이고 의료 종사자나 일반 대중 모두에게 광범위하게 받아들여지고 있는 또 다른 이론이 있는데 우리는 수십 년 동안 이 이론에 빠져 있었다. 과연 이 이론은 문제가 없을까?

왜 살이 찔까

비만 연구와 치료의 역사는 불행하지만 한편으로는 대단히 흥미롭다. 1923년 오스트리아 빈의 유명한 내과 의사인 빌헬름 팔타Wilhelm Falta 박사의 발표에서도 알 수 있듯이 과거에는 비만이 최소한 부분적으로는 호르몬의 문제라는 이론이 광범위하게 받아들여졌다. 그는 "살이 찌려면 손상되지 않은 췌장이 필요하다."[6]라고 말했는데 여기서 췌장은 '췌장에서 분비되는 호르몬', 바로 인슐린을 의미하는 것이었다.

그렇지만 1900년대 중반 무렵, 단순히 소비하는 칼로리보다 많은 칼로리를 섭취한 결과가 비만이라는 '섭취 칼로리와 소모 칼로리'의 관점이 대두되었다. 이것은 소모하는 것보다 많이 먹으면 살이 찌고, 적게 먹으면 살이 빠질 수밖에 없다는 이론이다. 이 이론은 아직까지도 비만을 정의하는 지배적인 개념으로 자리 잡고 있다.

체지방을 생물학적 칼로리 저장소, 즉 차후에 사용하기 위해서 칼로리를 저장하는 장소로 정의한다면 어느 정도 의미가 통하는 말이다. 더구나 이 이론은 에너지의 사용과 저장을 생각하면 그리 틀리지 않은 생각이다. 하지만 불행히도 이 이론은 연료의 사용법을 조절하는 신체의 복잡한 과정을 무시하고 있다. 몸이 연료를 사용하는 방법은 캠프파이어보다 조금 더 복잡하다.

렙틴 저항성

'마르다'는 뜻의 그리스어 'leptos'에서 유래한 렙틴(leptin)은 과거에 비만 유행의 훌륭한 해법으로 여겨졌다. 렙틴 생산 능력이 없는 극소수 사람에게는 렙틴이 해법이 될 것이다. 그렇지만 체중과 싸우고 있는 대다수의 사람에게는 렙틴이 해법이 될 수 없다.

사실 대부분의 비만한 사람들은 렙틴 수치가 낮기보다 오히려 높은 편에 속한다. 다만 비만한 이들의 몸속에 있는 렙틴은 식욕과 대사 과정을 조절하는 데 그리 효과적이지 않다. 렙틴의 중요한 기능 중 하나가 인슐린 분비 억제이다. 렙틴은 인슐린 분비를 막을 의무가 있고, 따라서 사람들이 마른 몸을 유지하는 데 도움을 준다.[7] 그렇지만 과다한 렙틴이 지나치게 오래 유지되면 신체는 렙틴 저항성을 갖게 된다. 인슐린 분비를 막는 렙틴의 능력은 점차 떨어지고,[8] 이는 지방 증가로 이어지는 악순환이 일어난다.

렙틴 저항성이 만성적으로 높은 렙틴 수치에서 비롯된다면 애초에 렙틴 수치를 높이는 것은 무엇인가? 당연히 인슐린이다. 인슐린은 지방 조직의 렙틴 생산을 활성화하므로 지나치게 많은 인슐린은 지나치게 많은 렙틴으로 이어진다는 것을 기억하라.

신체가 먹고 저장하는 연료를 이용해 무슨 일을 할지 결정하는 것은 궁극적으로 호르몬이다. 호르몬이 근육을 더 만들지, 뼈를 성장시킬지, 지방을 더 만들지, 열로 방출할지를 결정하는 것이다. 현재까지 알려진 호르몬만 수천 가지이고, 계속해서 새로운 발견이 이어지고 있다. 대부분은 우리가 칼로리를 이용하는 방법과 아무런 관련이 없지만, 관계있는 호르몬도 많다. 단, 단일한 신호로 인슐린만큼 지방 세포의 성장을 촉진하는 것은 없다.

인슐린이 체지방을 유도하는 가장 극단적인 예가 두 가지 전형적인 유형의 당뇨병이다. (제1형 당뇨병은 인슐린이 지나치게 적어서 생기는 질환이고, 제2형 당뇨병은 인슐린이 지나치게 많아서 생기는 질환이라는 것을 기억하라.)

제1형 당뇨병 환자의 경우, 인슐린 주사를 맞지 않으면 살이 찔 수 없다. 단 1그램도 말이다. 사실 제1형 당뇨병 환자 중에는 이 사실을 잘 알고 마른 몸을 유지하기 위해 의도적으로 인슐린을 정량보다 적게 주사하는 사람도 있다. 무엇을 얼마나 먹든 살이 찌지 않도록 말이다.[9] 이런 섭식 장애를 당뇨 다식증 diabulimia이라고 부른다. 제1형 당뇨병은 체형에 대해 그 어느 때보다 신경을 쓰는 10대에 발현하는 경우가 많다. 이 사람은 원하는 만큼 마를 수는 있겠지만 불행히도 극도의 고혈당을 경험한다. 당 수치가 정상보다 10배까지도 상승할 수 있다.

이 책은 인슐린이 지나치게 많은 상태에 대한 부정적 측면에 집중하고는 있지만, 지나치게 많은 포도당도 분명히 문제이다. 당뇨 다식증이 만성화된 사람들은 신부전, 실명, 심하면 사지 절단을 겪기도 한다. 더구나 포도당과 별개로 인슐린이 지나치게 적거나 없는 경우에는 혈중 pH의 변화가 발생해서 치명적인 산성 혈증을 유발한다.

제1형 당뇨병 환자는 인슐린이 없으면 살이 찌지 않고, 혈당을 조절하기 위해 인슐린을 처방받는 제2형 당뇨병 환자들은 체중이 늘어난다.[10] 따라서 제2형 당뇨병 환자들의 목표는 체중 증가를 최소화할 수 있는 인슐린 요법을 찾는 것이다. 체중 증가를 인식한 제2형 당뇨병 환자 중에는 식사량을 줄이는 것으로 문제를 해결하려는 사람도 있을 것이다. 이 경우 인슐린 주사가 몸의 인슐린 저항성을 더 높이고 있기 때문에 혈당 조절에 더 많은 인슐린이 필요하다. 따라서 아무리 적게 먹어도 인슐린이 유발하는 체중 증가를 막기에는 역부족이 된다.[11]

요점은 체지방 면에서 인슐린은 결정적 요소라는 것이다. 인슐린이 증가하면 체지방도 증가하며 반대로 인슐린이 감소하면 체지방도 감소한다. 사실 인슐린은 체지방을 늘리는 데 워낙 효과가 좋아서, 섭취하는 칼로리가 동일해도 인슐린의 양이 늘어나면 체지방은 증가한다.[12] 이 점을 명확히 하기 위해 예를 하나 들자면 하루 2,500칼로리의 식이를 하면서 인슐린을 낮게 유지하는 A는 동일한 칼로리를 섭취하지만 인슐린을 높게 유지하는 B보다 날씬할 것이다. (식이에 대해서는 2부에서 더 자세히 다룰 것이다.) 간단히 요약해, 인슐린은 영양소가 지방으로 저장되도록 만든다.

이후에 살펴보겠지만, 비만이 인슐린 저항성으로 이어진다는 것은 여전히 맞는 말이다. 하지만 이것이 양방향으로 작용한다는 점을 이해해야 한다. 이런 대안적 패러다임은 단순한 의미론에 그치지 않는다. 이 패러다임은 우리가 비만과 인슐린 저항성의 관계를 보는 방식의 근본적인 변화를 나타낸다. 또한 우리가 인슐린 저항성의 근원을 보는 방법을 바꾸고, 인슐린 저항성과 싸우는 방법을 보다 잘 파악하게 해줄 것이다.

때가 왔다. 인슐린 저항성이 악당으로 취급되고 있는 지금이야말로 진짜 이야기의 공개가 필요한 시점이다. 인슐린 신호라는 선하고 정상적인 과정이 어쩌다가 악당으로 둔갑했을까?

PART 2

인슐린 저항성은
왜 생기는가

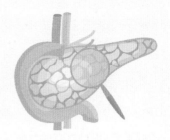

Chapter 9

나이와 유전이
인슐린에 미치는 영향

이제 우리는 인슐린 저항성이 여러 만성 질환의 원인이라는 것을 알게 되었다. 그러자 새로운 의문이 생긴다. 우리는 왜 이 지경에 이른 것일까? 정확히 무엇이 인슐린 저항성을 만드는 것일까? 그리고 인슐린 저항성을 멈추고 정상화하는 것은 가능한가?

인슐린 저항성이 흔한 현상으로 대두되면서 연구자들은 인슐린 저항성의 원인을 이해하는 데 엄청난 노력을 쏟아붓고 있다. 이런 발견 중에는 예상치 못한 것도(유전자의 역할은 생각만큼 중요치 않다.) 있고, 과거부터 이어온 가르침의 재발견에 가까운 것도(건강한 생활 습관의 중요성과 같은) 있다. 또한 이런 원인들 중 일부는 피할 수 없는 것인 반면, 감사하게도 우리의 통제 범위 안에 있는 것들도 있다. 모두 탐구해 볼 가치가 충분하다.

우울한 이야기부터 시작해 볼까? 통제 불가능한 것들부터 말이다. 우리는 모두 나이를 먹는다. 또 우리는 좋든 나쁘든 부모로부터 유전자를 물려받는 다. 이 장의 목적은 당신을 좌절하게 만드는 것이 아니다. 나는 당신이 통제할 수 없는 요소를 파악한 뒤 마음을 다잡아 당신이 통제할 수 있는 변화에 집중 하고 정말 중요한 그 일을 해내기 바란다.

유전

유전은 부모에게 불만을 갖게 되는 또 다른 이유이다. 어머니나 아버지가 인슐린 저항성이 있다면 당신 역시 인슐린 저항성으로 고생하게 될 가능성이 높다. 10대 초반 학생들을 대상으로 한 인슐린 저항성 연구에서, 부모 중 한쪽 이라도 인슐린 저항성이 있는 학생은 본인도 인슐린 저항성일 가능성이 높았 다. 실제로 부모가 인슐린 저항성이 없는 학생에 비해 공복 인슐린 수치가 약 20퍼센트 더 높았다.[1] 보다 설득력 있는 방식으로 가족 유전학의 역할을 탐구 한 연구도 있는데 일란성 쌍둥이를 연구 대상으로 삼은 것이다. 당신도 예상 했겠지만 유전적으로 동일한 사람들은 다른 가정에서 성장하더라도 인슐린 저항성을 비롯해 비슷한 건강상의 문제가 생길 가능성이 대단히 높다.[2]

중요한 점은 인슐린 저항성을 유발하는 유전적 돌연변이가 대단히 드물다는 것이 다. 제2형 당뇨병 환자 중 유전에 의한 발병은 전체의 약 5퍼센트에 불과하다 (전당뇨나 인슐린 저항성의 경우에는 그보다 더 낮다).[3] 유전학과 환경, 타고나는 것과 길러지는 것 사이의 논란은 오래 이어져왔지만, 인슐린 저항성을 가진 대부분 사람들의 경우에 유전자보다는 우리가 그 유전자를 가지고 하는 일이 더 큰 영향을 미친다. 즉 인슐린 저항성의 발병 확률이 높은 유전자를 타고난 것과, 그 유전자를 잘못된 생활 습관에 빠뜨리는 것은 별개의 문제이다. 우리가 매 일 내리는 결정이 유전자만큼 중요하다는 말이다.

민족성

흥미롭게도 다수의 유전적 특질을 가진 민족은 인슐린 저항성이 생길 가능성이 높다. 한 연구는 미국 내에서 가장 중요한 네 개 민족, 히스패닉·아시아계·아프리카계·코카시안('북부 유럽인'이라고 정의하는 것이 보다 정확할 수 있다)을 각각 별개의 집단으로 나눠 인슐린 민감성(외 다른 것들도)을 비교했다.[4] 체중과 허리-엉덩이 비율은 모든 집단이 거의 비슷했지만 가장 인슐린 저항성이 높은 집단은 히스패닉이었고, 그다음은 아시아계 미국인이었다. 흥미롭게도 아시아계 미국인 집단은 체중이 가장 가볍고 허리-엉덩이 비율이 가장 낮은(통계적으로 유의미하지는 않지만) 집단이기도 했다. 아프리카계 미국인이 세 번째로 인슐린 저항성이 높았으며, 코카시안 미국인들은 인슐린 저항성이 가장 낮은 집단이었다.

대부분의 집단 내에서 비만과 허리-엉덩이 비율은 인슐린 저항성과 상관관계가 대단히 높았고 이것은 우리가 예측했던 부분이다. 하지만 아시아계 미국인 그룹은 동일한 규칙을 따르지 않는 것 같다. 이 집단은 허리-엉덩이 비율과 체질량 지수가 가장 낮았지만 놀랍게도 인슐린 저항성이 될 가능성이 가장 높았다. (허리-엉덩이 비율에 대해서는 142쪽 박스 참조.)

하지만 이 연구는 언급할 가치가 충분한 다른 민족들을 포함시키지 않았다. 그 일례가 주로 애리조나 남부에 사는 아메리카 원주민, 피마 인디언Pima Indian이다. 이 집단은 미국 내 어떤 집단보다 인슐린 저항성의 유병률이 높다. 이 집단 내에서는 네 살 난 아이까지 제2형 당뇨병 진단을 받을 정도로 인슐린 저항성이 큰 문제가 되고 있다.[5]

피마 인디언을 비롯한 아메리카 원주민들 사이에서 인슐린 저항성이 눈에 띄게 많이 관찰되면서, 1980년대에는 '절약 유전자형thrifty genotype'이라고 알려진 이론이 등장했다.[6] (유전자형genotype은 '우리가 가지고 있는 유전자'를 뜻하는 과학 용어이다.) 이 이론은 아메리카 원주민들과 같은 일부 민족이 전체적으로 인슐린 저항성과 제2형 당뇨병의 위험이 확연히 높게 나타나는 이유를 파악하려는 과정에서 등장했다. 이 이론은 '잔치와 기근'이 반복적으로 나타났기(음식이 귀한 기간에 음식이 풍부한 잠깐의 기간이 간간이 끼어드는) 때문에, 사람들이 음식으로부터 얻는 에너지를 지방으로 효율적으로 저장하는 능력을 발달시켜 왔을 것이라는 생각을 바탕으로 한다. 이런 능력 덕분에 식량이 부족한 기간을 견딜 에너지를 가질 수 있었다는 것이다. (인슐린 저항성과 함께 나타나는 높은 인슐린 수치는 몸에 에너지를 저장하라는 신호를 보낸다.)

그렇지만 이 이론은 전혀 입증이 되지 않으며 계속 많은 도전을 받아왔다. 인슐린 저항성의 발병률이 높지만 지역적인 영향으로 잔치와 기근의 순환을 전혀 경험하지 않았을 확률이 높은 민족들이 있다는 것을 생각해 보라. 그 완벽한 사례가 태평양 제도의 사람들이다. 이곳은 연중 먹을 수 있는 채소와 물고기가 풍부한 환경인데도, 이 지역 사람들 중 일부는 세계에서 가장 높은 인슐린 저항성 발병률을 보인다.[7] 태평양 제도의 사람들에게 나타나는 이런 현상 때문에, 연구자들은 특정 민족의 경우 인슐린 저항성이 지방을 저장하기 쉬운 유전자와 관련이 적고, 특정한 음식에 대한 적응과 관련이 더 크지 않나 의심하게 되었다.

이런 대체 이론은 최근 서구식 식단에 노출된 사람들 사이에 인슐린 저항성이 점점 흔해지고 있다는 실제적인 사실을 기초로 한다. 유럽 혈통들 사이에서는 인슐린 저항성이 비교적 낮다. 시간이 흐르면서 점점 증가하고 있기는 하지만 말이다. 따라서 이 이론은 유럽 혈통이 인슐린을 높이고 당뇨병에 이르게 하는 음식에 적응할 시간이 많았던 반면, 보다 최근(지난 100년 정도 사이)

에 이런 음식에 노출된 사람들은 그 결과를 보다 극적으로 경험하고 있음을 보여준다고 할 수 있겠다. 이처럼 여러 민족에 대한 비교는 이주를 해서 서구식 식단을 불가피하게 택한 사람들이, 고국에 있으면서 보다 전통적인 생활 습관과 식단을 따르는 사람들에 비해 인슐린 저항성의 발병률이 높다는 것을 보여준다.

나이

연령이 인슐린 저항성에 미치는 영향은 유전과 인슐린 저항성의 관계만큼 복잡하지만 이해하기는 조금 더 쉽다. 이 역시 혼란스럽기는 마찬가지지만 말이다. 젊음을 유지하려는 시도는 헛된 일이겠지만, 연령과 인슐린 저항성이 어떻게 연결되어 있는지 파악할 수 있다면 나이가 들면서 인슐린 저항성과 싸우는 데 도움을 받을 수 있을 것이다.

노화는 누구라도 받아들이기 쉽지 않은 일이다. 6장에서 보았듯이 노화는 가늘고 희게 변하는 머리카락, 주름지고 약해지는 피부, 건망증 등 신체적·정신적으로 수많은 미묘하거나 확연한 변화를 아우르는 몹시 복잡한 과정이다.

기분이 좋을 수 없는 이런 여러 가지 변화 중에는 인슐린 민감성의 변화 같은 대사 변화도 포함된다. 앞서 확인했듯이, 인슐린 민감성의 변화는 노화 증상을 유발할 수도 있다. 체중 증가의 경우엔 쌍방향으로 작용한다.

나이가 들수록 인슐린 저항성은 심해진다.[8] 또 인슐린 저항성이 심해도 노화가 촉진된다. 근육 소실(근육 감소증)과 호르몬 변화 등 다양한 노화 과정들과 흔한 증상들은 인슐린 저항성을 심화시킨다. 그러나 이런 여러 변화와는 달리, 인슐린 저항성은 노화의 필수 증상이 아닐 수도 있다. 인슐린 저항성은 우리가 싸워서 극복할 수 있는 과정이다.

안면 홍조: 땀 나는 건 별일도 아닐 정도의 열감

3,000명 이상의 중년 여성을 대상으로 한 연구에서, 안면 홍조를 경험하는 여성은 인슐린 저항성이 있을 확률이 눈에 띄게 높았다.[9] 특히 안면 홍조와 인슐린 저항성의 관계는 에스트로겐 수치나 체질량과는 무관하게 유지되었다.

여성의 노화와 호르몬 변화: 갱년기는 어떻게 인슐린 저항성을 증가시키는가

갱년기는 여성의 임신 가능 기간이 끝나는 것을 알리는 피할 수 없는 변화의 집합체이다. 또한 갱년기는 우리의 대사와 생식 과정이 얼마나 밀접하게 연관되어 있는지 보여주는 대단히 흥미로운 예이기도 하다.

난소의 호르몬 생성에서 나타나는 변화에는 여러 신체 변화가 수반된다. 호르몬 변화에서 가장 두드러지는 것은 에스트로겐의 소실이다. 에스트로겐은 종류는 몇 가지 안 되지만 여성의 몸이 생식을 비롯한 다양한 영역에서 정상적인 기능을 유지하게 도울 뿐 아니라 대사 기능에도 큰 영향을 미친다.

남녀에게 공통적으로 에스트로겐은 인슐린 민감성을 유지하는 데 도움을 준다. 방향화 효소, 즉 안드로겐을 에스트로겐으로 전환시키는 효소의 결핍으로 에스트로겐 생성이 불가능한 사람에게서 그 강력한 증거를 찾을 수 있다. 에스트로겐이 생성되지 않으면 여러 신체 부위에 영향을 미치는데, 특히 인슐린 저항성을 유발한다.[10]

물론 갱년기의 에스트로겐 변화는 이 정도로 극적이지 않다. 그럼에도 불구하고 에스트로겐 수치가 저하된 여성은 그렇지 않은 여성보다 인슐린 저항성이 될 가능성이 높으며,[11] 호르몬 요법을 통해 인위적으로 에스트로겐 수치를 높이는 것은 갱년기에 인슐린 민감성을 유지하는 데 부분적으로 도움이 된다.[12] (앞으로 알아보겠지만 이것이 유일한 방법은 아니다.)

남성의 노화와 호르몬 변화: 테스토스테론은 어떻게 인슐린 저항성을 변화시키는가

노화하는 남성에게서 나타나는 테스토스테론의 저하가 남성 갱년기의 한 유형으로 생각되기도 하는데 에스트로겐의 감소로 인해 신체적 변화를 겪는 여성과 유사하게, 남성의 몸은 테스토스테론의 소실로 인해 변화한다. 이런 변화 중에 인슐린 저항성의 증가도 있다.[13] 테스토스테론 치료를 통해 이런 부정적인 영향을 줄이고 인슐린 민감성을 개선할 수 있다.[14]

최근에는 '저(低)테스토스테론' 진단을 받는 남성들이 점점 늘고 있다. 전반적으로 진단을 받는 사람이 많아지고 있음은 물론이고, 노화의 정의라는 기준에 미칠 만큼 '늙지' 않은 젊은 사람들에게도 이러한 증상이 나타나고 있다(마흔 살을 넘긴 것이 그렇게 늙은 것은 아니라고 믿고 싶다). 중요한 점은 이것이 최근 들어 변화한 식생활과 생활 습관 탓에 생긴 현상이라는 것이다. (이후 저테스토스테론 상태를 만드는 데 생활 습관이 끼치는 영향에 대해 알아볼 것이다. 저테스토스테론 상태는 연령과 거의 무관하고 어떻게 나이를 먹느냐와 훨씬 더 깊은 관계가 있다.)

날씨를 탓하는 것이 아무 소용없는 것과 마찬가지로, 유전자나 나이를 가지고 씨름하는 것은 의미 없는 일이다. 그렇다고 계획을 세우고 준비할 수 없다는 의미는 아니다. 지금까지 배웠듯이, 인슐린에 대한 노화의 효과 중 적어도 몇 가지는 성호르몬의 변화에 의한 것이다. 하지만 노화로 인한 성호르몬의 변화만큼 강력한 것이 인슐린이다. 인슐린이라는 호르몬 자체도 여러 다른 호르몬과도 복잡한 관계를 맺고 있다. 이 어려운 문제를 들여다볼 준비를 해보자.

Chapter 10

인슐린 저항성을 유발하는 호르몬

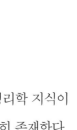

호르몬은 서로 간에 영향을 주고받는다. 이것은 기초적인 생리학 지식이다. 스트레스나 불면증(수면 부족) 같은 비호르몬성 요인도 분명히 존재한다. 하지만 체내 호르몬 수치가 변화하기 시작하면 그것은 다른 호르몬들까지 댄스 무대 위로 끌어낸다. 인슐린은 체내 대사 기능을 통제하는 데 중심이 되기 때문에, 이 무대에서 인기가 많은 파트너이다. 모두가 인슐린이 관심을 가져주기를 바라는 것 같다. 인슐린 자체도 말이다.

지나치게 많은 인슐린은 인슐린 저항성을 유발한다

인슐린 저항성을 유발할 수 있는 다양한 요인 중에서도 가장 관련성이 높은 것은 인슐린 자체이다. 여기까지는 그리 놀랍지 않을 것이다. 지나치게 많은 인슐린은 인슐린 저항성을 유발한다. 당연한 이야기이다. 정확하게 말하자면 공복 인슐린 농도가 1마이크로유닛µU 높아질 때마다(아주 작은 변화) 인슐린 저항성을 겪을 가능성은 약 20퍼센트 증가한다.[1] 이상한 인과관계처럼 보일 수 있다. 하지만 이것은 신체 작동 방식의 근본적인 특징을 나타낸다. 어떤 과정이 과도하게 활성화되면 신체는 활성화를 줄이기 위해 과도한 자극에 대한 반응을 약화시키곤 한다. (박테리아가 항생 물질에 내성을 갖거나 시간이 흐르면서 카페인 중독자가 전보다 더 많은 양의 카페인을 필요로 하는 것과 비슷하다.)

근육이나 간의 세포는 감당할 수 없이 많은 인슐린을 만나도 췌장에서 생산하는 인슐린을 직접적으로 감소시킬 아무런 방법이 없다. 다만 세포는 스스로를 변형시켜 인슐린의 영향을 덜 받도록 할 수 있다. 따라서 인슐린에 내성(저항)이 생기는 것이다. 이런 일이 신체 조직의 수많은 세포에서 일어나면서 몸 전체가 인슐린 저항성을 가지게 된다.

가장 확실한 사례가 췌장 세포에 인슐린을 생성하는 종양이 있는 경우이다. 인슐린종insulinoma이 있을 경우 베타 세포는 끊임없이 혈액에 인슐린을 공급하면서, 정상적이라면 인슐린을 낮춰야 할 신호(저혈당과 같은)를 무시한다. 인슐린종이 있는 환자는 인슐린이 과도하게 생성돼 극도로 높은 인슐린 저항성을 가지게 되는 반면, 인슐린 수치가 조금 더 낮은 환자는 인슐린 저항성이 약해진다. 하지만 어쨌든 인슐린 저항성이 생기는 건 마찬가지다.[2]

인슐린이 인슐린 저항성을 유도하는 가장 드문 경우는 시상하부성 비만이다. 사고로 복내측 시상하부ventromedial hypothalamus(대뇌의 한 부분)가 손상된 사람에게서 나타난다. 뇌의 이 부위는 미주 신경을 통해 췌장을 직접 통제한다. 특히 종양에 의해서든, 뇌수술이나 외상에 의해서든 시상하부가 손상되면 시상하부는 미주 신경에 대한 통제력을 잃고, 그 결과 끊임없이 인슐린 분비를 자극하기 시작한다. 이런 인위적인 자극에 의한 인슐린의 증가는 급격한 체중

증가를 불러오고, 심각한 인슐린 저항성으로 이어진다.[3]

좀 더 학술적인 환경에서, 과학자들은 인슐린에 민감한 건강한 남성들에게 일정 기간 인슐린을 주입함으로써 고인슐린혈증을 유발했다.[4] 주입한 인슐린은 일반적인 하루 분비량에 불과했지만 지속적으로 인슐린을 주입하자 이 남성들은 단 몇 시간 후에 인슐린 저항성을 갖게 되었다. 어떤 면에서는 이 시나리오가 다소 비현실적이라고 생각되는 사람이 있을지도 모르겠다. 보통 사람들은 인슐린이 증가하는 동안 의자에 가만히 앉아 있지는 않으니까 말이다. 하지만 연구진이 설정한 상황은 친숙한 배경을 반영한 것이다. 의자에 앉아서 인슐린을 치솟게 만드는 음식을 간식으로 먹는 상황을 생각해 보라.

우리가 봐왔듯이 제2형 당뇨병을 치료하는 가장 흔한(그러나 그릇된) 방법은 환자에게 인슐린을 주입하는 것이다. 제2형 당뇨병 환자에게 인슐린을 투입하면 인위적으로 고인슐린 상태가 된다(췌장이 독자적으로 생성하는 것보다 높은). 물론 이것은 혈당을 한시적으로 통제한다. 그렇지만 곧 인슐린 저항성을 유발하기 때문에 이 같은 인슐린 투입은 환자의 인슐린 저항성 악화로 이어지며 점점 더 많은 양의 인슐린을 필요하게 만든다. 악순환이 계속되는 것이다.[5] 흥미롭게도 반드시 인슐린 치료를 받아야 하는 제1형 당뇨병 환자에게도 같은 현상이 일어날 수 있다. 제1형 당뇨병 환자가 고혈당을 유발하는 식이를 계속한다면 고용량의 인슐린을 주입할 수밖에 없고 이 환자는 인슐린 저항성을 얻게 된다. '이중 당뇨병double diabetes'라고 불리는 상태가 되는 것이다.[6]

결국 인슐린 증가의 원인이 무엇이든, 그 결과는 인슐린 저항성이다. 지나친 인슐린이 근육과 지방 조직을 비롯한 몸의 여러 부분에 인슐린 저항성을 유도한다는 증거는 명백하다. (이것은 11장에서 자세히 알아볼 것이다.)

베타 세포는 정말 사라졌나

제2형 당뇨병이 있는 대부분의 사람들은 혈당 수치가 위험한 수준으로 올라간 이유가, 췌장이 충분한 인슐린을 생성하지 못하기 때문이라고 생각한다. 부분적으로는 맞는 이야기이다. 하지만 오해의 소지도 있다. 제2형 당뇨병이 있는 대부분의 사람들 그리고 전당뇨가 있는 사람들(즉, 인슐린 저항성이 있는 사람들)은 인슐린 수치가 높다.[7] 따라서 문제는 인슐린을 만드는 베타 세포가 죽고 있는 것이 아니라, 베타 세포가 혈당 수치를 통제할 만큼의 충분한 인슐린을 생성하지 못하는 데 있다.

췌장에서 추출해 연구실에서 따로 배양하는 베타 세포는, 인슐린 저항성이 있는 베타 세포에 어떤 일이 일어나는지 이해하는 데 도움을 주는 흥미로운 표본이다. 장시간 높은 수준의 포도당에 노출된 베타 세포는 기능이 떨어지기 시작한다. 그렇다면 어떻게 복구할까? 방법은 간단하다. 당을 낮추면 된다.[8]

물론 우리는 베타 세포보다 복잡한 유기체이다. 그렇지만 사람에게서도 같은 일이 일어나는 것 같다. 영국의 한 연구는 베타 세포의 기능이 떨어진 제2형 당뇨병 환자에게 8주간 탄수화물(따라서 당)을 제한하는 것만으로 베타 세포의 기능이 정상화되는 것을 발견했다.[9] 또 다른 연구는 인슐린 저항성이 있는 사람(즉 제2형 당뇨병이 있는 사람)들의 베타 세포를 회복시키는 특정 단백질을 찾았다.[10]

그렇지만 베타 세포의 '회복' 능력은 보편적이지 않은 것 같다. 제2형 당뇨병 환자에게 탄수화물 제한 식이를 실시한 다른 연구에서 대상자 중 절반만이 예상했던 대로의 회복을 경험했고 다른 절반은 여전히 약물을(이전보다 양은 줄었지만) 필요로 했다.[11]

이 모든 개선 사례에서 공통적인 부분은 췌장의 베타 세포에 휴식이 주어졌다는 점이다. 탄수화물을 제한함으로써 베타 세포가 일을 많이 할 필요가 없는, 혈당이 감소된 상황이 주어졌던 것이다.[12]

제2형 당뇨병 환자이고 인슐린을 사용하고 있다면 당신의 베타 세포는 영원히 사라졌을 수도 있지만(확률이 낮다) 활동을 재개하기 위해 휴식을 기다리고 있을 수도 있다. 시도해보기 전까지는 어떤 경우인지 알 수 없다.

왜 아플까

인슐린 분비의 상승은 심각한 의학적 문제로 인해 일어나는 것이 아니라 단순한 생활 습관에서 비롯되는 경우가 많다. 다음 장에서 알아보겠지만, 우리가 지금 영위하는 생활 습관은 고인슐린혈증에 더할 수 없이 나쁜 상황이다. 하지만 다른 호르몬들도 인슐린 저항성을 유발할 수 있다. 기억하라. 인슐린은 혼자 춤을 추는 것이 아니다. 다른 호르몬들도 호르몬 무도회의 여왕 자리를 두고 경쟁하고 있다. 이제 그들이 어떤 곡조에 맞춰 춤을 추는지 알아보자!

스트레스 호르몬: 에피네프린과 코르티솔

스트레스 반응에는 신경과 내분비(호르몬)에서 일어나는 일이 흥미롭게 혼합되어 있다. 우리는 특히 에피네프린(아드레날린)과 코르티솔에 대해서 살펴볼 것이다. 이 두 호르몬은 부신에서 분비된다.

스트레스의 초기 단계에서 에피네프린이 분비되어 심박 수와 혈압을 높인다. 하지만 장기간의 지나친 에피네프린 분비는 인슐린 저항성을 유발할 수 있다. 이를 입증하는 한 예로 예일 대학의 연구를 들 수 있는데 건강한 남성들을 대상으로 에피네프린과 인슐린 민감성의 상관관계를 측정하는 여러 평가를 실시한 결과, 에피네프린를 주입하고 겨우 두 시간이 지난 후 인슐린 민감성이 40퍼센트 이상 떨어졌다는 것을 알 수 있었다.[13]

스트레스는 여러 호르몬을 혈액으로 흘러들게 만든다. 그중에서도 코르티솔은 가장 전형적인 스트레스 호르몬으로 여겨진다. 장기적인 스트레스의 영향 대부분은 코르티솔이 신체에 작용한 결과이다. 코르티솔은 우리가 스트레스 상황이라고 인식하는 것을 헤쳐 나가는 데 충분한 에너지를 갖기를 바란다. 그런 에너지를 우리에게 주기 위해서 코르티솔은 혈당을 올리기로 결정한다. 따라서 이 호르몬은 간에게 아미노산(근육 단백질에서 나오는)과 글리세롤(지방에서 나오는) 등 무엇이든 포도당으로 만들라고 지시한다.

코르티솔이 혈당을 높이려고 애쓰는 동안, 인슐린은 혈당을 낮추려고 노력한다. 이 두 호르몬은 대응 조절 호르몬이다. 서로 반대로 작용한다. 하지만 이 싸움의 승자는 코르티솔이다. 그 결과로 코르티솔은 몸을 눈에 띄게 인슐린 저항성 상태로 만들며, 이는 오랜 시간에 걸쳐 혈중 인슐린의 꾸준한 상승을 낳는다.[14] 이런 시나리오의 가장 극적인 사례가 '쿠싱 증후군'이다.

쿠싱 증후군은 부신이 지나치게 많은 코르티솔을 생성한 결과로 나타나는 질환이다. 당신도 예상했겠지만 호르몬 문제의 결과이든 다른 이상의 결과이든, 쿠싱 증후군에 걸리는 사람들은 코르티솔이 상승하기 시작한 후 지극히 인슐린이 민감한 상태에서 인슐린 저항성이 크게 증가한다.[15]

두 가지 주요 스트레스 호르몬(코르티솔과 에피네프린)이 인슐린 저항성을 유발한다는 것은 분명 일리가 있다. 위급한 상황에서 벗어나야 할 상황이라면 당신은 이 두 호르몬의 혜택을 볼 것이다. 두 호르몬은 즉각 힘을 합쳐 혈당과 혈중 지방 수치를 증가시키면서, 근육에 바로 사용할 수 있는 에너지를 공급해서 당신을 위기로부터 구해 낸다. 이미 인슐린 수치가 높은 상태라면 포도당은 필요가 없는 조직, 특히 지방 조직으로 밀려들어갈 것이다. 하지만 이 스트레스 호르몬들은 몸에 인슐린 저항성을 높임으로써 연료를 필요로 하는 근

코르티솔과 나쁜 지방

우리는 보통 몸의 두 부위에 지방을 저장한다. 피부 밑에 저장할 경우 피하 지방이라고 부르고, 장기 주위에 저장할 경우 내장 지방이라고 부른다. 코르티솔은 직접 인슐린 저항성을 유발하는 것으로 알려져 있고 또한 피하 지방보다 내장 지방을 선택적으로 성장시켜 건강에 해로운 대사 상태를 만들기도 한다.[16]

왜 아플까

육 등의 조직이 무난하게 연료를 얻도록 해준다(근육 수축 시에는 인슐린 도움 없이도 당이 근육으로 들어가기도 한다).

불행히도 코르티솔의 영향은 우리가 스트레스로 받아들이는 상황이 무엇이든 동일하다. 포식자로부터 달아나는 급박한 상황이든, 애인과 말다툼을 하거나 늦은 밤까지 공부를 하는, 생존을 위협하지 않는 상황이든지 말이다. 따라서 정말로 위험한 상황에서의 스트레스 반응은 신체 반응에 연료를 공급하는 목적을 수행하는 데 반해, 그와 다른 현대적인 스트레스의 경우에는 우리 몸이 스트레스를 해결하려는 대사 반응의 결과가 오히려 상황을 악화시킨다. 스트레스를 해결하려 모아놓은 이용 가능한 지방과 단백질이 갈 곳이 없어지는 것이다.

하지만 인슐린의 작용에 대항하는 호르몬만 존재하는 것은 아니다. 실제로 어떤 호르몬은 인슐린이 더 잘 작용하도록 도와주기도 하는데, 실제로 인슐린은 이 호르몬과는 같이 춤을 추고 싶을 것이다.

갑상샘 호르몬

갑상샘 호르몬은 몸 전체에서 다양한 일을 한다. 사실상 모든 세포가 갑상샘 호르몬에 반응한다. 갑상샘 호르몬은 심혈관 기능을 변화시키고, 신경계를 조절하며, 건강한 생식에 필수적이다. 하지만 우리 대부분은 오로지 대사 기능의 맥락에서만 갑상샘을 생각한다. 체중 증가의 원인으로 말이다. 갑상샘 호르몬이 세포가 작용하는 속도를 바꿈으로써 대사 속도를 높이거나 낮추는 일종의 대사적 초크 밸브의 역할을 할 수 있는 것은 사실이지만, 이것이 현대의 비만 유행에 의미 있는 영향을 준다고 보기는 어렵다. 비만 환자의 갑상샘 수치가 정상일 때도 많기 때문이다. 갑상샘이 인슐린 민감성에 미치는 영향은 잘 알려져 있지 않다.

갑상샘 호르몬이 지나치게 적은 갑상샘 기능 저하증hypothyroidism은 인슐린 민감성의 저하와 연관된다.[17] 일반적으로 갑상샘 호르몬 생성이 줄어들면 세포의 인슐린 수용체 역시 감소하는데 이것은 인슐린의 영향도 줄어든다는 의미이다.

결과적으로 췌장은 혈당을 통제하기 위해 더 많은 인슐린을 만들어 낸다. 물론 수용체가 적기 때문에 인슐린의 양이 늘어나는 것으로는 문제가 해결되지 않는다. 문제는 인슐린이 활동할 공간이 적은 데 있기 때문이다. 갑상샘 기능 저하증의 이런 특성은 대단히 중요하다. 1장에서 봤듯이, 인슐린 저항성은 다양한 만성적·치명적 질환과 연결되어 있다. 갑상샘 기능 저하증은 인슐린 저항성을 유발하는 하나의 원인이기 때문에, 인슐린 저항성을 이해하는 것이 갑상샘 기능 저하증의 전형적인 합병증을 완화하는 데 도움이 될 수 있다.

중요한 것은 갑상샘 기능 저하증이 지방 세포가 인슐린에 반응하는 방법을 특정한 방식으로 변화시킨다는 점이다. 갑상샘 기능 저하증이 있을 경우, 지방 세포가 인슐린에 의해 받아들이는 포도당은 줄어든다. 하지만 인슐린은 여전히 지방 세포에서 지방이 분해되는 것을 차단하며, 지방 세포가 줄어드는 것을 막을 수 있다. 따라서 갑상샘 기능 저하증으로 혈중 인슐린 수치가 높아지면 지방 감소도 대단히 효과적으로 차단된다.

갑상샘 저항성

평균적으로 체지방이 많아질수록 갑상샘 호르몬의 분비는 증가한다.[18] 이런 현상은 결국 '갑상샘 저항성'을 유발하는데, 우리 몸이 갑상샘 호르몬에 대한 반응을 떨어뜨리는 것이다. 흥미롭게도, 체중 감소는 갑상샘 호르몬 수치를 낮추는 경향이 있다. 이는 신체가 보다 민감해지고 갑상샘 호르몬의 효과가 상승한다는 것을 암시한다.[19]

왜 아플까

갑상샘 기능 저하증과 반대로 갑상샘 호르몬이 지나치게 많은 갑상샘 기능 항진증은 지방 세포의 인슐린 수용체를 약 70퍼센트 증가시키는 결과를 낳는다.[20] 이는 각각의 지방 세포가 인슐린의 신호를 받아들이는 반응이 70퍼센트 향상된다는 것을 의미하며 이로 인해 인슐린 민감성이 개선되는 효과를 볼 수 있다. (이후에 논의하겠지만 계속 지방을 받아들일 수 있는 지방 세포는 인슐린 저항성에 있어서는 좋은 것이다.) 인슐린과 비만 사이의 연관성은 이 책의 핵심 주제가 아니지만, 단순한 칼로리 균형이 아닌 비만의 진짜 원인을 이해하는 데는 꼭 필요하다.

인슐린과 친하게 잘 어울리는 호르몬이 있는가 하면, 그렇지 못한 호르몬도 있다. 이것은 체내 호르몬의 미묘하고 섬세한 상호 작용을 반영한다. 스트레스 호르몬은 인슐린의 작용과 반대로 움직이고 인슐린 저항성을 유도하는 반면, 갑상샘 호르몬은 좀 더 복잡하기는 하지만 대체로 우호적인 관계를 갖는다.

이 호르몬에 대한 논의에서 우리는 계속 지방 세포와 호르몬이 지방 세포의 기능을 조절하는 방법에 대해서 언급해 왔다. 자, 이제 지방 세포의 주위만 맴돌 것이 아니라 거기에 직접 뛰어들어야 할 시간이 왔다. 숨죽이면서 기대하시라!

Chapter 11

다시 보는 비만과 인슐린 저항성

'이미 비만에 대해서 이야기하지 않았나? 비만이 인슐린 저항성의 결과라면 어떻게 비만이 인슐린 저항성의 원인이 될 수 있지?' 하는 생각이 들 수 있을 것이다. 인슐린 저항성과 비만은 강한 연관성이 있으며 매우 복잡한 문제다. 하지만 무엇이 먼저인가는 아직도 논란의 대상이며 두 관점을 각각 뒷받침하는 근거들이 있다. 이전 9장에서는 인슐린 저항성이 어떻게 체지방의 축적으로 이어지는지 알아보았다. 이제는 반대쪽 주장의 증거를 살펴볼 시간이다. 비만이 어떻게 인슐린 저항성을 유발하는가?

위치가 중요하다

부동산과 마찬가지로, 지방 세포도 어디에 위치하는지가 중요하다. 과다한 지방 세포를 잘못된 장소에 저장할 때 문제가 커지는데 지방 세포를 저장하는 장소는 주로 성별에 의해, 부분적으로는 유전에 의해, 또 부분적으로 식이에 의해서도 결정된다.

보통은 지방 침착fat deposition이라고 부르는 지방 저장의 지배적인 두 가지 '패턴'을 고려한다. 항상 예외는 있지만 말이다(그리고 두 가지를 다 가진 안타까운 사람도 있다). 두 가지 지방 저장 패턴의 핵심적인 차이는 지방의 배치이다.

여성형 지방 패턴은 피부 아래에 저장된 지방, 즉 피하 지방의 결과이다. 이 패턴의 특징은 지방이 엉덩이와 허벅지에 축적된다는 것이다. 상체와 몸통에는 지방이 적다. 에스트로겐의 작용으로 인해 여성에게 전형적으로 나타나는 '서양 배' 모양을 생각하면 된다.

반면 남성형 패턴에는 피하 지방과 내장 지방이 공존한다. 내장 지방은 장기(간, 신장, 창자, 심장)를 둘러싼 몸통 내부의 지방을 의미한다. 이것은 전형적인 남성의 지방 저장 패턴으로, 사과 모양과 흡사하다. 남성형 패턴을 가진 사람은 대부분의 체지방을 몸의 중심부에 저장한다.

여성이 남성보다 더 건강하게 오래 살 확률이 높다는 것은 오래전부터 알려진 사실이며 이것의 일부 원인은 내장에 지방을 축적하는 남성의 지방 저장 패턴에 있다. 이 패턴은 인슐린 저항성과 연관되어 다양한 만성 질환을 일으킬 위험성이 더 높다. 수많은 연구를 통해 내장 지방이 쌓이면 해롭다는 것이

지방은 흔들리면 좋은 것

당신의 지방 패턴이 어떤 것인지 알아내는 가장 좋은 방법은 몸에 쌓인 지방을 잡아보는 것이다. 그렇다. 손으로 잡아보라.(제발, 자기 것만!) 지방을 잡아 흔들 수 있다면 그것은 피하 지방이다(=덜 나쁜). 뱃살이 잡히지 않거나 배가 많이 나와 있지만 잡기 힘든 편이라면 내장 지방(=더 나쁜)이 더 많을 가능성이 높다.

입증되었으며, 이제 내장에 지방이 저장될 때 그 지방이 우리 몸에 어떤 영향을 미치는지에 더 주목할 필요성이 있다.

남성들은 지방을 내장 부위에 저장할 가능성이 훨씬 높으며, 이는 남성이 여성보다 과다한 체지방으로 인한 건강상의 문제를 더 많이 겪는 이유가 된다. 일련의 쥐 실험이 이를 확인해 주었다. 비만한 쥐의 내장 지방을 마른 쥐에게 이식하자, 이식받은 마른 쥐에게 바로 인슐린 저항성이 생겼다.[1] 반면 마른 쥐에게 비만한 쥐의 피하 지방을 이식했을 때는 인슐린 민감성이 유지되었다.[2]

흥미롭게도, 마른 사람에게도 같은 규칙이 적용된다. 겉으로는 날씬하게 보이는 사람이라도 내장 지방이 많아서 인슐린 저항성이 있을 수 있다. 마른 사람이라도 인슐린 저항성이 있다면 동일한 체형의 인슐린에 민감한 사람에 비해 내장 비만일 가능성이 높다. 중요한 것은 뚱뚱한 것이 겉으로 보이냐 안 보이냐의 문제이다. 이것이 의미 있는 이유는 비만과 인슐린 저항성의 가장 중요한 측면이 지방이 쌓이는 부위에 달려 있기 때문이다.

과다한 체지방이 인슐린 저항성의 발생 위험을 높인다는 사실과 지방이 인슐린 저항성으로 이어지는 원리를 알아야 한다. 과다한 체지방, 특히 내장 지방은 염증을 증가시켜 산화 스트레스를 유발한다. (이 문제는 12~13장에서 다룬다.)

허리-엉덩이 비율

당신의 상태를 알고 싶은가? 당신의 지방 패턴을 판단하는 또 다른 쉬운 방법이 있다. 배가 가장 많이 나온 부위의 둘레(배꼽 근처, 즉 허리둘레)와 엉덩이에서 가장 튀어나온 부위의 둘레(즉 엉덩이둘레)를 비교하는 것이다. 허리둘레를 엉덩이둘레로 나눠보자.

예를 들어 허리둘레가 30인치이고 엉덩이둘레가 40인치라면 허리-엉덩이 비율은 0.75이다. 이상적인 비율 남성: 0.9 이하/여성 0.8 이하

왜 아플까

지방 세포의 크기가 중요하다

당신의 지방 세포가 대단히 많은 지방을 담을 수 있다는 사실을 알고 있는 가? 하지만 지방 세포에 지방이 가득 차면 과다한 지방은 혈액 속으로 흘러들어 다른 조직에 저장된다. 이런 과정을 정확히 밝히기 위한 활발한 연구가 진행되고 있지만 지금까지의 가장 일관된 연구 결과는 지방이 과다하게 축적되는 것은 지방 세포에 인슐린 저항성이 생겼기 때문이라고 말하고 있다.

인슐린은 지방 세포에 지방을 저장하라는 강력한 신호를 보내는 역할을 한다. 인슐린은 혈액에서 직접 지방을 뽑아내고 또 포도당으로부터 새로운 지방을 만들라는 지시를 함과 동시에 지방이 빠져나가지 못하도록 '출구'를 봉쇄해 '지방 분해lipolysis'라고 알려진 지방 축소 과정을 막음으로써 지방이 달아나지 못하도록 한다.

지방 세포가 지방을 저장하는 방식에는 두 가지가 있다. 지방 세포의 수를 늘리거나 세포의 크기를 늘리는 것이다. 지방 세포의 수를 늘리는 것은 '증식hyperplasia', 지방 세포의 크기를 늘리는 것을 '비대hypertrophy'라고 부른다.

크기를 늘려 비대해진 지방 세포는 작은 지방 세포보다 크기에 비해 인슐린 수용체가 적다.[3] 인슐린 수용체가 적은 비대한 지방 세포는 충분한 인슐린 자극을 받지 못하고, 결과적으로 인슐린의 지방 분해 차단 노력에도 불구하고 어느 정도의 지방 분해를 경험하게 된다.

이런 일련의 사건들이 지방 세포의 크기와 질량을 제한하는 '개인의 지방 역치personal fat threshold'의 증거이다.[4] 지방 세포가 비대해져 최대 부피(정상 지방 세포 부피의 몇 배)에 이르면 지방 세포는 성장을 제한하는 조처를 취한다. 가장 좋은 방법이 인슐린 성장 신호에 저항하는 것이다. 그렇지만 증식을 통해 지방 세포의 수가 늘어나면 성장을 제한하는 조치가 발생하지 않기 때문에 인슐

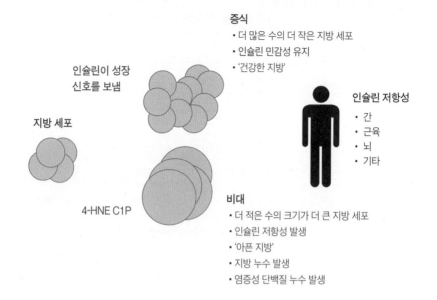

증식
- 더 많은 수의 더 작은 지방 세포
- 인슐린 민감성 유지
- '건강한 지방'

인슐린이 성장
신호를 보냄

지방 세포

인슐린 저항성
- 간
- 근육
- 뇌
- 기타

4-HNE C1P

비대
- 더 적은 수의 크기가 더 큰 지방 세포
- 인슐린 저항성 발생
- '아픈 지방'
- 지방 누수 발생
- 염증성 단백질 누수 발생

린 민감성이 유지된다. 이 아이디어를 보다 상세히 탐구하면 흥미로운 시나리오가 펼쳐진다.

두 사람이 있다고 가정해 보자. 한 사람은 지방 세포가 비대해졌고 다른 한 사람은 지방 세포가 증식했다. 전자는 비대해진 지방 세포가 인슐린 저항성을 갖게 되고 더 이상의 성장을 거부하면서 체중 증가가 멈춘다. 이 사람은 약간 과체중(전형적인 기준에서)일 뿐이지만 인슐린 저항성이 강하다. 반대로 지방 세포가 증식한 후자는 계속해서 살이 찌고 심한 과체중이 될 가능성이 있지만, 인슐린 민감성을 그대로 유지할 확률이 높다.

우리는 현대적인 약물로 이 과정을 '이용'할 수 있다. 지방 세포 크기가 인슐린 민감성과 대사 건강을 좌우하는 힘을 보여주는 놀라운 사례가 있다. 인슐린 저항성 환자들은 때로 지방 세포의 증식을 강요하는 유형의 약물을 처방

왜 아플까

받는데 이후 흥미로운 상황이 전개된다. 환자들은 살이 찌기 시작하지만 인슐린 민감성은 상승한다.[5] 이 약물은 지방 세포를 증식하면서 지방을 저장하는데, 이는 인슐린의 통제를 돕지만 안타깝게도 체중 조절을 방해한다.

중요한 것은 한계 이상으로 성장한 인슐린 저항성 지방 세포는 지방을 새어 나가게 할 뿐 아니라 '지나치게 큰' 크기 때문에 염증을 일으키고 염증성 단백질을 혈액으로 방류한다는 점이다.[6] 결국 이는 신체가 지방과 염증이 혼합된 유독한 물질을 지나치게 많이 받아들이고 있다는 의미이다. 과도한 체지방과 염증, 이 두 가지 모두 인슐린 저항성을 유도한다.

그렇다면 지방 세포의 숫자가 늘어나지 않고 크기가 커지는 이유는 뭘까. 무엇이 그들을 '나쁘게' 변질시키는 것일까? 그 원인 중 하나는 두 가지 지방 분자가 지방 세포의 증식을 방해하고 비대를 촉진하여 건강한 방식으로 지방을 저장하는 지방 세포의 능력을 손상시키는 데서 찾을 수 있다.

이런 문제가 되는 지방 분자들이 어떤 일을 하는지 살펴보기 전에, 간단히 생화학 지식을 소개하는 것이 도움이 될 듯하다. '지방산'은 개별 지방 분자를

지방 공식

혈액 검사에 나온 수치를 이용하면, 지방 조직의 인슐린 저항성을 판단할 수 있다. 가능하다면 다음번 혈액 검사를 할 때는 의료인에게 인슐린 수치(μU/mL)와 유리 지방산(mmol/L)의 측정을 요청하라. 이 두 가지 수치를 안다면 필요한 것을 얻을 수 있다. 보통 인슐린은 지방 세포가 지방을 유리지방산의 형태로 새어 나가게 하는 것을 막는다. 하지만 지방 세포의 인슐린 저항성이 증가하면 인슐린 수치가 상승하더라도 제대로 기능하지 못해 유리 지방산 수치도 높아질 것이다. 최근 발표된 연구 결과에 따르면 '지방 공식' 점수 9.3(인슐린×유리 지방산)이 최적 차단 값이라고 한다.[7] 이 점수가 9.3보다 낮다면 지방 세포가 일을 제대로 하고 있다고 안심할 수 있다.

이르는 전문 용어이다. 각 분자는 한 줄의 탄소 원자와 그들에 연결된 수소 원자들로 이루어진다. 수소의 숫자는 분자마다 다르며, 이것이 지방산이 포화(최대수의 수소를 가지고 있다)냐 불포화(수소가 최대수보다 적다)냐를 나타낸다.

지방 세포를 비대하게 만드는 첫 번째, 그리고 최악의 지방 분자를 4-히드록시노네날4-hydroxynonenal, 4-HNE이라고 부른다.[8] 4-HNE는 다가 불포화 지방산(오메가-6 지방과 같은)과 활성 산소 분자(혹은 산화 스트레스)의 불길한 조합에 의해 생성되는 작은 괴물이다. 이 지방의 독특한 구조(전체가 불포화 결합)와 그런 결합의 위치 때문에 오메가-6 지방은 아주 쉽게 산화된다.[9] 중요한 것은 리놀레산(문제의 오메가-6 지방)이 우리 식이에서 엄청나게 큰 부분을 차지한다는 점이다. 리놀레산은 표준적인 서구 식이에서 가장 흔히 소비되는 지방으로 모든 가공식품과 포장 식품의 주된 지방 성분이다. 당연하게도 리놀레산은 우리가 지방 세포에 저장하는 지방에서 거의 1/4이나 되는 큰 부분을 차지하게 되었다(지난 50년간 거의 150퍼센트 증가했다).[10]

이를 염두에 두고 보면 전체 과정을 이해하기 쉬울 것이다. 활성 산소 분자가 저장되어 있는 리놀레산에 부딪치면 4-HNE를 생성하는데, 이것이 축적되면 지방 세포의 증식 능력을 손상시켜 강제적으로 지방 세포의 숫자보다는 '크기'를 늘리게 한다.

지방 세포의 증식을 방해해 비대를 강요하는 지방의 두 번째 등장인물은 세라미드 1인산ceramide 1-phosphate, C1P이다. 4-HNE가 산화 스트레스의 결과인 반면, C1P는 염증의 결과로 추정된다. 세포는 일련의 단계를 거치면서 다른 무해한 지방들로부터 C1P를 생성할 수 있다. 단, 초기 단계는 염증 신호에 의해 시작된다. 이런 반응이 일어나 C1P가 어느 지점까지 쌓이면 4-HNE와 동일한 스위치가 켜져 지방 세포들의 증식 능력이 제한되며, 지방 세포의 인슐린 저항성은 커진다.[11]

이야기는 여기서 끝나지 않는다. 앞서 언급했듯이 메커니즘이야 어찌 되었

왜 아플까

든, 대사적인 측면에서는 많은 수의 작은 지방 세포가 적은 수의 큰 지방 세포보다 낫다.[12] 인슐린 민감성 및 혈류의 저하를[13] 비롯한 나쁜 혈류 순환 때문에 '적은 수의 큰 지방 세포'는 지방뿐 아니라 염증을 촉진하는 사이토카인이라는 단백질까지 새어 나가게 만든다. (이에 대해서는 다음 장에서 더 설명할 것이다.)

지방 세포가 계속해서 이런 유해한 성분들을 혈액으로 뿜어내면, 지방세포에 의해 크게 영향을 받는 간과 근육을 비롯한 조직들이 희생을 당한다. 즉 지방 중심의 시각으로 볼 때 싸움은 지방 세포 안에서 시작되지만, 곧 간과 근육으로 또 그 이상의 문제로까지 이어진다.

이소성 비만

지방은 지방 세포에 저장되어야 한다. 우리의 몸은 이런 방식으로 만들어진다. 지방 세포 이외에도 지방을 저장할 수는 있지만, 그 양은 최소로 제한되는 것이 이상적이다. 지방 세포가 아닌 곳에 지나치게 많은 지방이 저장되는 것을 이소성 비만이라고 하는데 이소성 비만은 인슐린 저항성을 비롯한 여러 가지 문제가 야기된다. 간, 췌장, 근육과 같은 몇몇 조직은 이 과정에 깊은 연관이 있는 것처럼 보인다. 이들 조직에 인슐린 저항성이 생기면 몸의 다른 부위도 그것을 느끼기 시작한다.

각각의 조직에는 건강하지 못한 지방 세포에서 볼 수 있는 비슷한 현상이 나타나는데 잘못된 형태의 지방을 저장하는 행태가 그것이다. 트리글리세리드(중성 지방)는 무해하게 보인다. 지방 세포 밖에서도 말이다. **진짜 문제는 지방이 세라마이드로 전환될 때 시작된다.** 이 '심술궂은 지방'은 간에 있든, 췌장이나 근육에 있는 세포의 인슐린 기능을 손상시킨다.[14]

지방이 많은 간(지방간)

이제 당신은 두 가지 과정(지나치게 많은 과당이나 알코올에 의해서, 혹은 지나치게 많은 인슐린에 의해서)을 통해서 간이 탄수화물로 지방을 만들면서 지방을 축적한다는 것을 알고 있다. 원인이 무엇이든, 간에는 지방이 과도하게 쌓이기 시작하고, 이내 인슐린 저항성을 갖게 된다. 이런 일이 일어나면 간은 그러지 않아야 할 때에도 포도당을 분비하기 시작한다.

정상적인 상태에서는 인슐린 분비가 증가하면, 인슐린은 '간에게 포도당을 끌어들여 글리코겐으로 저장하라'고 지시하고, 글리코겐이 다시 분해되어 혈액으로 돌아가지 않도록 막는다. 그러나 인슐린 저항성이 생기면 간은 필요하지 않을 때에도 글리코겐을 분해해 포도당을 만들고 그 결과 고혈당 상태가 지속된다. 이것이 인슐린과의 전투를 만든다. 인슐린은 포도당을 혈액 밖으로(간 등으로) 밀어내려 하는 반면, 간은 계속해서 포도당을 혈액 속에 쏟아버리기 때문이다. 이런 만성적인 전투는 고인슐린 상태를 만들어 몸 전체의 인슐린 저항성을 악화시킨다.

지방이 많은 췌장(지방 췌장)

췌장은 인슐린을 생성하는 임무를 맡고 있다. 따라서 이 지점에 등장한 것이 놀랄 일은 아니다. 하지만 지방간에 대한 자료들과는 달리 지방이 많은 췌장, 일명 '지방 췌장'도 관련되어 있다는 자료들은 결정적이라기보다 구미를 당기게 한다.[15] 지방 췌장은 인슐린 저항성과 과다한 체지방에서 비롯된 또 다른 증상에 불과할지도 모른다. 하지만, 중요한 문제일 가능성도 배제할 수 없다. 예를 들어 중국의 한 연구는, 췌장에 지방이 많은 사람들이 인슐린 저항성 확진을 받을 가능성이 60퍼센트나 높다는 것을 발견했다. 2년 동안 제2형 당뇨병 환자를 추적한 다른 한 연구는, 췌장에서 지방이 상당히 감소하자 거의 동시에 췌장 베타 세포가 정상 기능을 회복했다고 밝혔다. 이 연구들은 결정적이지는 않지만 귀중한 통찰력을 제공해 준다.[16]

지방이 많은 근육

근육이 인슐린 저항성을 갖게 되면 혈액에서 포도당을 제거하는 것이 거의 불가능해진다. 근육은 질량으로 보았을 때 우리 신체에서 가장 큰 조직이며 포도당을 저장할 수 있는 가장 큰 창고이기 때문이다. 혈당의 주된 소비자인 근육은, 주로 인슐린에 의지해 포도당이 들어올 수 있도록 문을 열고, 포도당을 근육 세포 내부로 안내하는 일을 한다. 앞서 언급했듯이, 근육이 무해한 중성 지방을 저장하고 있다면 인슐린에 대한 반응에 문제가 없는 것으로 보인다.[17]

여기에서도 모든 것은 근육이 저장하는 지방의 유형에 좌우된다. 지방이 근육 내에서 세라마이드로 전환되면 세라마이드는 일반적으로 인슐린에 반응하는 근육 내의 여러 단백질을 공격해서 세라마이드가 주위에 있는 동안 인슐린 신호를 차단해 버리는 것이다.

근육이 자체적으로 인슐린 저항성을 가질 수 있다는 것에 주목해야 한다. 근육이 인슐린 저항성을 갖는 데는 지방 세포가 필요치 않다. 이것은 나의 연구를 비롯하여 다른 여러 연구에서 확인되었다. 고인슐린 상태가 장기간 지속된다면 근육 세포는 인슐린에 대한 반응을 중단한다.[18]

인슐린 저항성과 체지방은 떼어 놓고 생각하기가 어렵다. 이 둘은 대단히 다양한 연관성을 갖고 있다. 무엇이 먼저냐를 따진다면 상충하는 증거들이 있지만, 지방 세포는 성장하면서 몸 전체에 인슐린에 대한 전반적인 저항성을 만들어내고 촉진하는 경향이 있다. 그렇지만 이것이 과도한 지방 세포 성장으로 확실히 이어진다는 뜻은 아니다! 비만이 필수적인 조건이 아님을 기억하라. 지방 세포 성장이 비교적 적을 때도 있고, 빤하지 않은 곳이나 본래 지방 저장을 위한 장소가 아닌 곳에서 나타날 수도 있다.

이 장에서 나는 모든 지방(부적절하게 저장되더라도)이 인슐린 신호에 나쁜 것은 아니라는 것을 강조했다. 지방의 좋고 나쁨은 계속 바뀐다. 중요한 것은 나쁜 생화학적 상황이 좋은 지방마저 궁지에 몰아넣는다는 점이다. 이제부터는 그런 상황에 대해서 알아보겠다.

부러울 것이 전혀 없는 지방 이영양증

우리는 체지방을 경멸하는 문화 속에 살고 있다. 그리고 우리는 체지방과 싸우기 위해 온갖 노력을 마다하지 않는다. 대부분의 사람들은 유전적 돌연변이로 인해 지방 조직을 만들지 못하는 사람을 부러워하는데, 지방 조직을 만들지 못하는 이런 증상을 '지방 이영양증'이라고 부른다. 유념할 것은 지방 조직이 부족하다고 해서 지방 저장이 불가능하다는 의미는 아니다. 지방 이영양증이 있는 사람은 당신의 예상대로 날씬하게 보일 것이다(겉으로 보기에 피하 지방 조직이 거의 없다.). 그러나 그 몸도 죽기 살기로 지방을 저장한다. 근육과 간 등 다른 조직에 지방을 저장하는 것이다. 지방이 이런 조직에 쌓이면서 조직은 인슐린 저항성을 갖게 되고 몸 전체에 심각한 인슐린 저항성을 만들어낸다.[19]

우리는 체지방을 저주할 것이 아니라 그들에게 감사해야 한다. 체지방의 모습은 마음에 안 들 수 있지만, 체지방이 있는 것은 체지방을 못 만드는 것보다는 건강한 상태이다.

왜 아플까

Chapter 12

염증과
산화 스트레스

　사람들은 염증과 산화 스트레스 과정이 나쁜 것이라고만 생각한다. 그러나 염증과 산화 스트레스는 우리 몸의 면역 체계에서 가장 중요한 두 가지 구성 요소다. 이 둘은 신체가 감염으로부터 스스로를 지키고, 손상을 입었을 때 회복 및 치료를 위해 존재한다. 신체의 1차 면역 세포는 필요에 따라 염증과 산화 스트레스 반응을 이용해서 침략자(세균과 같은)를 물리치고 조직의 자가 회복을 돕는다.

　이렇듯이 염증 반응과 산화 스트레스 과정은 필요하고 또 종종 유익한 과정들이다. 하지만 특정 환경에서는 이들이 선을 넘어 인슐린 저항성을 발생시키는 다양한 문제를 일으키기도 한다.

염증

감염에 수반되는 문제들을 연구하던 연구자들은, 처음에는 염증을 인슐린 저항성의 원인으로 파악했다. 염증의 증가가 수반되는 장기 감염 상태에 있는 사람들에게는 인슐린 저항성이 발생하기 때문이다.[1]

감염성 단핵구증infectious mononucleosis과 같은 감염성 질환을 경험하는 사람들이 가장 확연한 관련성을 보여준다.[2] 잇몸의 염증, 즉 치주염periodontitis도 인슐린 저항성을 유발할 수 있다.[3] 그렇지만 염증과 인슐린 저항성은 신체의 면역 체계가 스스로를 공격하는 자가 면역 질환과도 관련이 있다. 예를 들어 사람의 몸이 자신의 관절을 공격하는 염증성 관절 질환인 류머티즘성 관절염도 인슐린 저항성과 깊은 연관이 있다.

심한 염증을 경험하는 사람은 인슐린 저항성도 심각하다.[4] 이런 문제는 루푸스와 크론병 같은 염증성 자가 면역 질환에서도 관찰된다.[5] 패혈증과 같은 치명적 형태의 염증도 인슐린 저항성으로 이어진다.[6]

또다시 비만

패혈증만큼 심각하지는 않지만, 비만 역시 염증성 질환이다. 사람의 지방 세포가 지나치게 커지면 혈액 속의 면역 단백질 수치가 만성 염증 상태라고 말할 수 있을 정도의 수준까지 올라간다.[7]

비만의 경우에는 류머티즘성 관절염처럼 염증 반응이 눈에 띄지 않지만, 염증의 영향이 확연하게 드러나며 심지어는 인슐린 저항성까지 동반된다. 1990년대 초, 지방 조직 자체가 어떻게 염증을 만들어 내는지, 결국에는 어떻게 인슐린 저항성을 유발하는지를 설명하는 보고서들이 발표되었다.[8]

지방 조직은 사이토카인(기억나는가? 지난 장에서 이에 대해서 이야기하기 시작했

다) 단백질 등 염증성 단백질과 호르몬을 생산할 수 있다.[9] 사이토카인이 지방 세포에서 흘러나오면서 (지방 세포가 '지나치게 클' 때— '지나치게 많은' 것과 대조적으로— 자주 일어나는 일) 몸 전체 세포, 특히 간과 근육에서 염증이 생기기 시작한다. 염증 경로가 활성화되면 무해한 지방이 세라마이드라는 위험한 지방으로 변해서 세포 속에서 적극적으로 인슐린 신호에 반하는 작용을 한다.[10] 세라마이드가 축적된 조직은 인슐린 저항성이 생기게 되는 것이다.[11]

앞서 지적했듯이 내장 지방은 피하 지방보다 해롭다. 장기 주변에 지나치게 지방이 저장되면 문제가 생길 수 있다. 지방이 장기의 기능을 방해하기 때문에 내장 지방이 피하 지방보다 염증성이 강한 것이다.[12]

지방 세포에서 지방을 제거하고 지방 세포의 크기를 줄이기 위한 노력의 일환으로, 내장 지방 조직에는 대식 세포(지저분한 세포를 정리하는 일이 주 업무인 백혈구)가 가득 찬다. 그러나 내장 지방이 계속 늘어나면(식이나 유전으로 인해) 대식 세포는 싸움에서 지기 시작하고, 그 자체가 지방으로 가득 차 '거품 세

천식

앞으로(13장에서) 인슐린 저항성을 유발하는 데 환경 독소가 미치는 영향에 대해서 이야기할 것이다. 염증은 사람들이 독소를 들이마실 때(담배를 피울 때처럼) 인슐린 저항성을 유발하는 중요한 요소이다.[13] 흡연에 대한 1차, 2차 노출 모두가 몸 전체에 염증을 증가시킨다. 이런 흡입 독소에 노출되면 건강한 사람도 어느 정도 염증이 생기는데[14] 특히 다른 사람보다 더 민감한 사람들이 있다. 이런 사람들은 천식과 같이 호흡기가 민감해지는 반응을 일으키고, 그 결과로 비슷한 합병증을 일으킬 수 있다.

흥미롭게도 이처럼 민감한 사람들은 인슐린 저항성이 될 가능성도 더 높다. 어린이든[15] 성인이든[16] 상관없이 천식은 인슐린 저항성과 깊은 연관이 있다. 인슐린 저항성은 호흡할 때 독소에 노출되어 생기는 만성적인 염증 반응의 결과일 가능성이 대단히 높다.[17]

포'(48~50쪽 참조)가 된다. 거품 세포는 염증성 단백질들을 분비해서 다른 대식 세포를 그곳으로 불러들인다. 도움을 받기 위해서 말이다. 하지만 불러 온 대식 세포들마저 시간이 지나면 거품 세포가 되어 문제를 일으키기 시작한다.

염증은 그저 자신의 일을 수행하는 과정에서 의도치 않게 인슐린 저항성을 유도한다. 물론 통제할 수 없는 요인, 특히 대부분의 경우 식이라든지 어떤 경우에는 자가 면역 질환과 같은 기저 질환 때문에 어쩔 수 없이 벌어지는 상황이다. 염증이 인슐린 저항성을 유발할 때는 세라마이드와 같은 매개 수단이 작용한다. 염증을 조직 폭력배의 두목이라 보면 세라마이드 같은 분자는 행동대원과 비슷한 역할을 한다. 그렇다면 다음에 나오는 산화 스트레스는 또 다른(규모가 조금 더 작은) 폭력 조직의 두목이다.

산화 스트레스

'산화 스트레스'는 해로운 분자들이 세포에 유발하는 피해를 총칭하는 말이다. 이 해로운 분자들은 보통 미토콘드리아에서 나온다. 산화 스트레스를 유발하는 과정은 항상 일어나는데 그중 하나가 산소를 물로 바꿀 때이다. (세포 안의 대사 반응에서 생성되기 때문에 '대사성 수분'이라고 알려져 있다. 낙타는 대사성 수분 때문에 자주 물을 마실 필요가 없다). 이것은 복잡한 과정이지만 간단하게 설명하면, 산소 분자에 수소 원자와 전자를 더해 물이 나오는 것이다. 문제는 산소가 수소 없이 전자만 얻을 때 생긴다. 이로 인해 활성 산소reactive oxygen species란 문제성 분자를 생산하는 일련의 단계가 시작된다.

이렇게 생성된 산화 스트레스는 인슐린이 해야 하는 일을 비롯해 단백질이 세포 내에서 작용하는 방식을 변화시킨다. 인슐린에 대한 세포의 정상적인 반응에 관련된 여러 단백질이 영향을 받아 적절한 기능을 멈추면서 세포의 인슐린 반응

왜 아플까

능력을 저하시킨다는 것이 지배적인 이론이다.[18]

산화 스트레스 방정식에는 두 가지 측면이 있다. 해로운 반응성 분자를 생성하는 인자와 그런 분자를 제거하는 인자가 있는 것이다. 예를 들어 운동은 스트레스를 주는 활동이다. 운동은 근육을 움직이게 함으로써 미토콘드리아의 활성 산소 생성을 가속화한다. 그와 동시에 운동은 활성 산소를 제거하는 능력도 높인다. 중요한 것은 활성 산소에 대한 방어 능력의 개선이, 운동이 유발한 급격한 활성 산소 생성보다 오래 지속된다는 점이다. 따라서 운동의 순효과는 산화 스트레스를 감소시킨다.

인간의 몸에서 인슐린 저항성을 유발하는 산화 스트레스의 증거는 대단히 모호하다. 인슐린 저항성이 있는 사람은 인슐린에 민감한 동일 조건의 사람에 비해 산화 스트레스의 지표가 많이 나타나는 경향이 있다.[19] 혈당 상승과 유리 지방산(인슐린 저항성에서 나타나는)이 산화 스트레스 증가의 원인인 것을 생각하면 놀라운 일도 아니다.[20] 항산화 치료를 통해 인슐린 민감성이 개선된다고 말하는 연구가 여럿 있지만,[21] 거의 혹은 전혀 개선 효과가 없는 것으로 드러난 연구들도 있다.[22] 문제는 산화 스트레스가 인슐린 저항성을 유발하는 직접적인 원인이 아니더라도(그럴 가능성도 있다!) 인슐린 저항성이 수반될 수 있다는 것이다.

염증과 산화 스트레스는 고마운 존재이다. 이 강력한 두 가지 무기가 없다면 우리 몸의 면역 체계는 감염 등에 속수무책이 되고 만다. 그렇지만 건강에 좋지 않은 여러 가지 습관의 결과로, 이 염증과 산화 스트레스라는 무기가 우리 자신의 몸을 겨누는 경우가 너무 많다. 이에 따라 만성적인 대사 혼란이 빚어지고, 최종적으로는 인슐린 저항성을 유도한다.

이제 다양한 라이프스타일의 크고 작은 인자들이 인슐린 저항성에 어떤 영향을 주는지 알아보자.

Chapter 13

인슐린 저항성을 높이는 생활 환경

우리가 처한 환경과 우리가 환경과 상호 작용을 하는 방식이 인슐린 저항성을 만드는 조건에 기여하고, 인슐린 저항성이 건강에 나쁜 영향을 미친다는 것이 분명해졌다.

지금까지는 음식, 신체 활동, 약물, 환경 물질들이 어떻게 호르몬 변화, 염증, 비만 등을 유발하는지 이야기했다. 이번에는 그런 인자들을 좀 더 자세히 살펴보기로 하자. 여기에서는 '라이프스타일 인자'라는 이름 아래 우리가 몸에 집어넣는 것들과 우리가 몸에 하는 일들로 나누어볼 생각이다.

호흡

우리는 끊임없이 숨을 쉰다. 인간은 하루에 약 2만 번의 호흡을 한다고 한다. 호흡의 질은 우리의 건강에 지대한 영향을 미친다. 공기가 깨끗하면 건강해지고 공기가 깨끗하지 못하면 고통을 받는다. 지난 150년간 일어난 놀라운 공업화는 이전에 없던 흡입 물질에 노출시켰고, 이런 흡입 물질들은 인슐린 저항성 발병률 증가에 큰 연관이 있을 수 있다.

대기 오염

도시, 아니 사실은 모든 지역을 떠도는 연무는 생물학적 작용을 하는 여러 오염 물질, 즉 건강에 해를 준다고 알려진 분자들이 뒤섞인 칵테일이다. 이런 연무 생성을 발생시키는 가장 큰 원인은 연료의 연소 과정에서 비롯된다. 자동차와 발전소 같은 대단히 해롭고 공공연한 오염원은 물론이고 가정의 난방기나 온수기와 같이 무해하게 보이는 오염원으로부터의 연료 연소 말이다.

우리는 '유행병학과 중재 연구'(인간 집단을 대상으로 역학적 사실을 검증하고 질병의 예방을 목적으로 대책을 연구하는 방법)를 통해 대기 오염이 인슐린 저항성, 제2형 당뇨병과 연관되어 있다는 것을 오래전부터 알고 있었다.[1] 보다 최근에는 질병을 촉진하는 대기 오염의 특정 요소들에 대한 탐구가 이루어졌다.

가장 많은 연구가 이루어지고 가장 많은 문제에 연루된 물질은 2.5마이크론 이하인 미립자(PM2.5; 초미세 먼지)이다. 이런 입자들은 무척이나 크기가 작기 때문에 대기 오염 물질 중에서도 가장 치명적인 것으로 여겨진다. 크기가 작아서 폐 깊숙이 침투하고 심지어 혈액으로 들어갈 수도 있기 때문이다.[2] 초미세 먼지가 호흡기에 미치는 피해가 널리 알려져 있기 때문에, 사실상 거의 모든 대도시 지역은 일간(매 시간은 아니지만) 초미세 먼지 수치를 온라인으로 발표하고 있다. 그렇지만 측정되는 대기 오염원 중 가장 작은 유형과 그보다 약간 커 혈액으로는 흡수되지 않는 유형(PM10과 같은; 미세 먼지), 두 가지 모두가 염증을 일으켜 몸 전체에 영향을 줄 수 있다.

이들 유독성 분자가 폐로 들어오면 면역 세포(대식 세포와 같은)는 그들을 감지하고 사이토카인이라는 염증 유발성pro-inflammatory 단백질을 활성화한다. 혈액 속으로 들어온 사이토카인은 순환하며, 간이나 근육과 같은 모든 조직과 상호 작용을 해 이들 조직이 인슐린 저항성이 되도록 만든다.

담배 연기

담배 연기에 노출되면 몸을 약화시키는 여러 만성 질환, 특히 심혈관 질환과 호흡기 질환의 위험을 높여 여러 기관에 피해를 입힌다. 미국의 흡연율은 점차 떨어지고 있지만, 그럼에도 불구하고 흡연이 사망 원인 중 매우 높은 순위를 차지하고 있다. 또한 담배 연기는 여전히 비교적 흔한 호흡 독소로 남아 있다.

미국 인구의 거의 절반이 정기적으로 담배 연기에 노출되며[3] 아동의 약 20퍼센트가 가정에서 흡연자와 함께 산다.[4] 세계적으로는 상황이 더 암울하다. 전 세계의 흡연 인구는 10억 명에 달하며 수많은 다른 사람들이 그 연기에 노출된다. 미국 이외 지역에서는 흡연자가 늘어나고 있다. 지난 20년 동안 약 2억 명의 새로운 흡연자가 생겼다. 이는 상당한 건강상의 부담을 의미한다.

담배 연기 노출의 문제에서는 대부분의 관심이 심장과 폐에 주는 명백한 영향에 집중되어 있지만, 담배 연기는 전신이 인슐린에 대단히 둔감해지게 만들기도 한다. 제럴드 리븐Gerald Reaven 박사는 20여 년 전 흡연과 인슐린 저항성의 관계를 처음으로 밝혀냈고[5] 이후 여러 연구가 그의 주장을 뒷받침해 주었다.[6]

리븐 박사의 견해를 뒷받침하는 이들 연구 중에 대단히 눈에 띄기 때문에 꼭 언급할 것이 하나 있다. 담배 연기와 인슐린 저항성에 대한 모든 연구는, 동물이 개입하거나 인간을 대상으로 이루어졌다. 물론 연구를 위해서 비흡연자

왜 아플까

들에게 흡연을 강제하는 것은 대단히 비윤리적인 일이다. 하지만 관련 연구가 없다면 우리는 흡연이 인간에게서 인슐린 저항성을 유발한다고 명확하게 주장할 수가 없다.

윤리적 문제들에도 불구하고, 불가리아의 한 연구팀은 이 가설을 입증하려고 나섰다. 연구팀은 7명의 건강한 비흡연자에게 7일 동안 한 시간에 네 대씩 담배를 피우게 했고[7] 이 결과, 참가자들은 첫 담배 연기에 노출된 것만으로 인슐린 저항성이 생겼다.

중요한 것은 인슐린 저항성이 실제 흡연자에게만 영향을 주는 것이 아니라, 2차 흡연을 통해 다른 사람의 인슐린 저항성까지 올린다는 점이다. 실제로 우리 연구실에서의 연구는 2차 흡연만으로도 세라마이드가 생성된다는 것을 확인했다.[8] 이 세라마이드라는 나쁜 지방이, 흡연이 유도한 인슐린 저항성의 주요 동인 중 하나일 확률이 높다.

인도와 중국은 심각한 수준의 대기 오염(초미세먼지와 담배 연기를 비롯해)으로 인한 건강상의 부담이 가장 큰 국가라는 불명예를 짊어지고 있다. 두 국가의 공기 질은 세계에서 가장 나쁜 수준을 계속 이어가고 있는데 경제와 산업은

3차 흡연

1차 흡연(담배를 피우는 것)과 2차 흡연(흡연자의 담배 연기를 마시는 것)은 누구나 알고 있을 것이다. 두 경우 모두 담배가 타면서 나오는 연기를 들이마신다. 연기가 사라져도 그 연기에 함유된 화학 물질은 벽, 옷, 머리카락 등에 붙어서 오래 남아 있다. 이런 잔류 화학 물질에 노출되는 것을 '3차 흡연'이라고 하는데 놀랍게도 이 물질들은 대사 손상을 유발하는 능력을 그대로 유지한다.[9] 이처럼 오래 남는 담배 연기의 유해성은 카펫 위를 기어 다니고, 어른의 머리카락과 옷을 붙잡고 노는 어린아이에게 영향을 미친다.

엄청난 성장을 이루었으나, 그런 성장의 대부분이 오염 규제 없이 이루어졌기 때문이다. 흥미롭게도 중국과 인도는 인슐린 저항성과 제2형 당뇨병 발병률이 가장 높은 국가군에 속해 있다.

담배 연기에서 사람이 흡입하는 유독 물질 중 하나인 니코틴(주요 중독성 물질)이 문제의 주원인이다. 우리는 앞서 '나쁜 지방 세포'의 역할에 대해 이야기했다. 지방 세포가 인슐린 저항성을 갖게 되면 몸의 다른 부분에도 인슐린 저항성이 생기는 경우가 많다고 말이다. 지방 세포는 니코틴이 인슐린 저항성을 유발하는 직접적인 장소 중 하나이다.[10] 근육 등 다른 조직들도 동일한 반응을 경험하는 것 같기는 하지만 말이다.[11]

요즘에는 태우는 담배 이외에 니코틴 껌이나 전자 담배 등 니코틴을 얻는 데 사용할 수 있는 수단이 여러 가지 있다. 이런 것들 모두가 인슐린 저항성을 높인다. 흡연자에게 담배를 끊게 하고 니코틴 껌을 씹게 한 연구에서, 니코틴 껌을 이용한 사람들은 오히려 인슐린 저항성이 악화되었고, 껌을 사용하지 않은 사람들은 전반적으로 인슐린 저항성이 개선되는 결과가 나타났다.[12] 아직은 증거가 부족하지만 전자 담배 역시 비슷한 문제를 일으킬 수 있다.[13]

의도적이든 우발적이든 오염된 공기를 호흡하는 것을 막을 방법은 명확하다. 쉽지는 않더라도 오염된 공기를 피하면 된다. 그렇지만 먹는 음식에 관해서는 문제가 좀 까다롭다. 담배는 피우지 않으면 그만이지만 먹는 것을 중단할 수는 없지 않은가.

식품

해로운 물질에 노출되는 또 다른 흔한 경로는 입이다. 아무리 건강에 신경을 쓰는 사람이라도 유해 분자를 먹게 되고, 이들 중 일부는 인슐린 저항성을

왜 아플까

유발하는 것으로 알려져 있다.

식이 문제는 15장에서 자세히 이야기할 것이다. 그렇지만 그에 앞서, 특히 인슐린 저항성에 연관된 몇몇 구체적인 성분과 섭취 물질에 대해서 알아보는 것이 좋겠다.

글루탐산 나트륨(MSG)

글루탐산 나트륨Monosodium Glutamate, MSG은 풍미를 높이는 성질 때문에 흔히 사용되고 있지만, 건강에는 좋지 않은 것으로 알려져 있다. 때문에 식당이나 시중에 판매하는 상품들에 'MSG가 없다'고 광고하는 것이다. MSG는 실험실 동물의 비만을 유발하기 위해 가장 초기에 사용하던 방법 중 하나이다.[14] MSG 가 인슐린을 증가시킨다는 것은 말할 나위도 없다. 사람들에게 MSG를 경구 섭취하게 하면 포도당 부하에 대한 인슐린 반응이 커진다.[15] MSG 1그램(아시 아 전역에서 이용되는 일일 최대 섭취량)은 인슐린 저항성 발생 위험을 14퍼센트 높인다.[16] (과일과 채소 같은 천연 식품에도 MSG가 소량 들어 있지만, 그 양은 무시해도 좋을 정도로 적다.)

석유 화학 물질

석유 화학 물질은 석유에서 만들어지는 화학 물질이다. 석유 화학 물질의 수는 엄청나게 많으며, 흔히 사용되는 것만도 수천 개에 이른다. 지구상의 모든 사람이 석유 화학 제품을 매일 사용한다. 석유 화학 물질은 우리가 입는 옷, 바르는 로션, 심지어는 우리가 먹고 마시는 음식에서도 발견된다. 대부분이 비활성이지만, 일부는 우리의 건강에 영향을 미치고 심지어는 인슐린 민감성 에 영향을 주는 것으로 보인다.[17]

인슐린 저항성의 원인으로 밝혀진 대표적인 석유 화학 물질은 비스페놀 A bisphenol A 이다. 비스페놀 A는 어디에서나 찾아볼 수 있다. 말랑한 플라스틱 물병, 포장 용기, 젖병, 플라스틱 장난감, 음식 캔의 안쪽 면에서 발견된다. 미국의 경우, 인구 약 95퍼센트의 혈액에서 비스페놀 A가 검출된다.[18] 동물의 경우에 비스페놀 A 노출은 직접적으로 인슐린 저항성을 심화시키고 혈중 인슐린 수치를 높인다. 인간의 경우에도 그 상관관계는 견고하고 일관적이다. 혈액과 소변의 비스페놀 A 수치가 높은 사람일수록 인슐린 저항성이 있을 가능성이 높다.

비스페놀 A가 어떻게 인슐린 저항성을 유발하는지는 아직 확실히 밝혀지지 않았다. 하지만 환경 호르몬이라고도 불리는 비스페놀 A의 에스트로겐을 모방하는 능력 때문에[19] 노출 수치가 만성적으로 높으면 인슐린 저항성을 유발하는 듯하다.[20]

살충제

'살충제'는 곤충을 막거나 죽이는 데 사용하는 화학 물질의 총칭이다. 살충제는 광범위하게 많은 양이 사용되며, 그에 따른 살충제 노출도 심각한 수준이다. 세계적으로 매년 수십억 파운드의 살충제를 사용한다(미국은 대부분의 다른 나라보다 사용량이 적은 편이다). 석유 화학 물질과 마찬가지로 살충제는 어디에나 있다.

유기 염소계organochlorine 살충제(DDT 같은)는 최근 몇십 년간은 잘 사용되지 않았지만, 과거에는 매우 흔하게 사용된 유형의 살충제로 그 영향이 아직까지 남아 있다. 유기 염소계 살충제로 인한 유기 염소 노출은 인슐린 저항성의 강력한 예측 지표로 드러났다. 1980년대부터 2000년대 중반까지 참가자들을 추적 조사한 한 연구는, 혈액 속의 유기 염소 수치가 가장 높은 사람들이 인슐린 저항성 발생 가능성이 가장 높은 것을 발견했다.[21] 그 이후에 보다 단기적인 연구들이 이 연구 결과를 뒷받침해 오고 있다.[22]

비스페놀 A와 유기 염소는 오래 지속된다는 공통점을 갖고 있다. 우리 몸은 이런 독소를 보유하는 데 뛰어난 능력을 갖고 있다. 일단 노출이 되면 우리 몸은 이 해로운 외부 분자들을 지방 조직에 저장하곤 한다. 이미 지방이 많은 사람은 이런 독소를 훨씬 더 많이 저장할 수 있다. 또한 내장 지방은 독소를 축적할 가능성이 훨씬 높기때문에 피하 지방에 비해 최대 10배 이상으로 축적할 수 있다.[23]

감미료

당신은 설탕이 인슐린에 영향을 미친다는 것을 알고 있다. 따라서 단맛이 나는 음식(천연 당이나 액상 과당이 첨가된 제품)의 소비가 늘어나면서 인슐린 저항성의 발생률이 높아지는 것에 그리 놀라지 않을 것이다.

과당은 깜짝 놀랄 만큼 흔해졌다. 과당은 순수 과당, 자당(포도당+과당), 액상 과당 등의 형태로 대단히 많은 수의 가공식품이나 포장 식품(~70퍼센트)에서 발견된다. 스포츠 음료에서 단백질 파우더에 이르기까지 '건강'을 위한 제품에 순 과당이 점점 많이 사용되고 있다. 많은 사람들이 과당을 '천연 재료'라고 생각하며, 따라서 설탕과 다른 감미료에 비해 몸에 좋다고 여긴다. 과당(다양한 형태의)과 관련된 이런 추세는 결과에 대한 고려가 거의 없는 채로 광범위하게 이어지고 있다.

출처가 어디이든, 순수한 형태이든(예를 들어 결정 과당), 혼합된 형태이든(예를 들어 자당) 과당은 인슐린 저항성을 높이는 것으로 나타났다.[24] 과당이 인슐린에 작용하는 방식은 확실치는 않지만 체지방 저장으로 인한 영향(108쪽 참조) 때문일 수도 있고, 염증을 증가시키기 때문일 수도 있다.[25]

앞서 우리는 산화 스트레스에 대해 이야기했다. 설탕(포도당+과당)은 아주 쉽게 산화 스트레스를 높인다.[26] 단순 탄수화물의 조합은 당연히 혈당과 혈중 인슐린을 높인다. 이들이 높아질수록 산화 스트레스가 커진다.[27]

인공 감미료는 다양한 종류의 비영양 화합물을 가리킨다. 설탕과 맛은 같지만 칼로리가 거의 혹은 전혀 없고 영양도 없다. 특정 감미료들과 인슐린 저항성에 대한 증거는 많지 않지만, 그렇더라도 언급할 필요가 있다.

연구자들은 인공 감미료가 인슐린 저항성의 위험을 높인다고 결론지었다. 한 연구에 따르면, 인공 감미료가 들어간 (다이어트) 탄산음료를 매일 마시는 사람에게 대사 증후군이 발병할 가능성이 36퍼센트 높고, 제2형 당뇨병 발병 위험이 67퍼센트 높다.[28] 이런 연구들은 상관관계를 보여줄 뿐이므로, 이 결과로는 인공 감미료와 인슐린 저항성에 대한 진짜 결론을 내릴 수는 없다. 그렇지만 강한 상관관계는 인과관계의 암시로 볼 수 있다.

몇 가지 이론은 이것을 이렇게 설명하기도 하는데, 인공 감미료가 '진짜' 음식에 대한 갈망을 증가시키고,[29] 좀 더 먹어도 된다고 생각하게 만든다. "청량음료는 칼로리가 없으니까 대신 감자튀김을 더 먹을 수 있어." 같은 생각들 말이다.[30] 이 중 내가 가장 주목한 이론은, 특별히 칼로리는 없으면서 소규모 인슐린 급상승을 유발할 수 있다는 것이다.[31]

소규모 인슐린 급상승 이론을 조금 더 분석해 보자. 이 현상을 뇌상(腦狀) 인슐린 반응-Cephalic Phase Insulin Response, CPIR이라고 한다. 이것은 단 음식 섭취에 따른 자연스러운 반응으로, 몸이 탄수화물 부하를 준비하는 데 도움을 준다(몸은 탄수화물 부하에 대한 준비가 필요하기 때문이다!). 자연에서 단맛이 나는 모든 것은 탄수화물이다. 뇌상 인슐린 반응은 탄수화물 부하를 예상하고 약간의 인슐린을 미리 분비함으로써 펌프를 준비시켜 놓는 것이다.

감미료와 함께 식사를 했을 때 인슐린 분비 변화에 주는 영향을 탐구한 흥미로운 연구가 있었다. 각 연구 대상자는 식사와 함께 한 가지 감미료가 들어간 음료를 마셨다.[32] 식사와 함께 자당(설탕)을 마신 것이 인슐린 분비에 가장 큰 영향을 미쳤다. 흥미롭게도 식사와 함께 먹은 아스파탐 역시 설탕과 거의 같은 효과를 냈다(여기에는 이견도 있다.).[33] 그러나 스테비아stevia, 에리스리톨erythritol, 나한과(몽크 프루트monk fruit) 추출물은 영향이 없었다. 설탕을 제외한 칼로리 없는 감미료만 따로 먹었을 때에는 아무 영향이 없는 것으로 보인다. 이런 자료들이 식사와 함께 감미료를 섭취했을 때에 집중하고 있다는 것을 명심하라(239쪽 참고).[34]

우리에게는 영양을 제공하지 않지만 장내 세균에게는 영양을 제공하는?

감미료가 장내 세균에 영향을 준다(꼭 나쁜 방식만은 아닌)는 생각을 지지하는 증거가 있다.[35] 이런 변화는 감미료가 일부 사람들의 포도당과 인슐린 수치에는 영향을 주고, 일부 사람들에게는 영향을 주지 않는 이유를 설명할 수 있다.[36] 다시 말하지만, 모두 이론일 뿐이다. 하지만 감미료가 장내 세균에 영향을 준다는 관점이 유효하다면 감미료의 영향은 사람에 따라 크게 달라질 수 있다.

지질 다당류

이 부분을 마무리하기 전에 가장 해로운 독소의 최종 후보가 될 만한 것에 대해 이야기하고 넘어가야 하겠다. 지질 다당류lipopolysaccharide, LPS는 특정 유형 세균에 원래 존재하는 부분으로, 체내에서 아주 특정한 면역 반응을 활성화하는 것으로 알려져 있는 분자이다.

지질 다당류의 놀라운 점은 이것이 어디에나 존재한다는 것이다. 우리가 먹는 음식, 우리가 마시는 물, 심지어 어떤 경우에는 우리가 호흡하는 공기 속에도 있다.[37] 따라서 지질 다당류는 흡입 독소와 식이 독소에 모두 다 해당된다. 지질 다당류 연구는 지난 10년간 이루어진 장내 세균의 역할과 인슐린 저항성 같은 대사 장애 연구와 밀접하게 연관되어 있다.

앞서 언급했던 독소들과 비슷하게, 지질 다당류는 염증 반응을 활성화한다. 여기에는 염증성 단백질이 순환계 전체를 돌아다니는 것도 포함되는데 지질 다당류 자체는 혈액에서 탐지할 수 있으며, 실제로 과체중이고 인슐린 저항성이 있는 사람들의 혈액에서 많은 양이 발견된다.[38]

하지만 우리는 지질 다당류가 장이나 폐에서 어떻게, 왜 혈액으로 들어가는지 알지 못한다. 몇몇 증거는 지질 다당류가 지방이나[39] 과당과[40] 같은 특정 영양소를 섭취할 때, 장으로부터 보다 쉽게 흡수된다는 것을 시사한다. 그렇지만 이 주제에 대한 대다수의 연구가 설치류를 대상으로 진행한 것이기 때문에 결론을 내리기에는 충분치 않다. 설치류는 음식과 지질 다당류에 인간과는 매우 다른 반응을 보이기 때문이다.

지질 다당류 방어에 필요한 LDL 콜레스테롤

콜레스테롤과 지질 단백질 운반체(HDL, LDL, VLDL)는 위험한 존재로 생각되는 경우가 많지만 지질 단백질, 특히 LDL은 지질 다당류(LPS)를 '중화'시키는 중요한 역할도 한다.

구체적으로 LDL은 'LPS 결합 단백질(LPS-binding protein)'이라고 불리는 단백질을 운반한다. LDL은 LPS와 물리적으로 결합해서 그것을 간으로 보내고 간을 거쳐 장을 통해 몸 밖으로 배출된다.[41] 이것이 LDL 콜레스테롤 수치가 낮은 사람들이 심각한 감염을 경험할 확률이 높은 이유일 수도 있다.[42]

너무 적은 소금 섭취

오타가 아니다. 소금을 너무 적게 먹는 것은 신진대사에 문제를 일으킬 수 있다. 소금이 혈압을 올릴 수 있다(사람에 따라 다르다. 42쪽 참조)는 걱정 때문에,

의사들은 수십 년 동안 소금을 적게 먹으라는 충고를 해왔다. 소금을 지나치게 적게 섭취하는 편이 지나치게 많이 섭취하는 데 따른 위험보다 낫다고 생각하는 것이다. 불행히도 이 생각은 틀렸다.

한 연구에서 정상 혈압과 고혈압인 남성 27명을 대상으로 일주일간 소금 섭취를 제한했다.[43] 연구 결과 그들의 혈압은 떨어지지 않았으며 인슐린 저항성을 갖게 되었다. 이 결과를 보면 연구진이 '소금 섭취 제한의 악영향'에 주목하고 싶어 하는 것도 무리는 아니다.

추가 연구는 지나치게 적은 소금 섭취가 인슐린 저항성으로 이어진다는 관찰을 뒷받침했다. 152명의 건강한 남녀가 몇 주간 소금 섭취가 많은 식단과 소금 섭취가 적은 식단으로 식이를 바꾸고, 한 주가 지날 때마다 인슐린 수치와 인슐린 저항성을 측정했다.[44] 이전의 연구와 비슷하게, 소금을 적게 섭취한 피험자들의 인슐린 저항성이 눈에 띄게 높아졌다.

소금 민감성 반응은 호르몬을 기반으로 설명할 수 있다. 소금 섭취가 줄면 신장은 소변을 걸러 몸 밖으로 내보내기 전에 소금을 가능한 한 많이 재흡수하여 다시 혈액으로 보내는 과정을 시작한다. 이 과정에서 알도스테론이 작용하는데(41쪽 참조) 알도스테론은 소변의 소금을 재흡수함과 동시에 인슐린에 반대로 작용하면서 인슐린 저항성을 유발한다.[45]

기아

'적게 먹는 것'은 과체중인 사람과 제2형 당뇨병이 있는 사람들이 포도당과 인슐린을 통제하는 데 주로 이용하는 방법이다.

이 방법도 나름의 근거를 기반으로 하지만 불행이도 잘못 적용되거나 완전히 오용될 가능성이 있다. 단식과 기아는 종이 한 장 차이이기 때문이다. 거식증이나 폭식증 같은 식이 장애의 경우처럼 지나치게 오래, 지나치게 적게 먹는 것도 문제가 될 수 있다. 더구나 우리가 보아왔듯이, 만성적인 음식 부족 상태의 엄마에게서 태어난 아이들은 눈에 띄는 예상치 못한 영향을 받을 수 있다(68쪽 참조).

단식(심지어는 여러 날에 걸친 단식)과 기아의 중요한 차이는 근육 조직의 상태이다. 근육 소실이 명확히 드러날 정도의 지점까지 단식을 계속하면 단식과 기아를 가르는 선을 넘게 된다. 단식이 기아로 변하는 것이다. 이것은 쉽게 일어나는 일이 아니며 근육량이 지나치게 적은 것은 그리 좋은 일이 아니다. 몸은 지방이 부족해질 때까지 근육을 방어하는데 저마다 체지방의 수준이 다르기 때문에 이 선을 넘는 기간이 며칠인지 정확히 정하기는 힘들다.

하지만 올바르게 시행한다면 단식은 인슐린 수치를 관리하는 효과적인 전략이 될 수 있다. 15장에서 간헐적 단식의 치료적 접근을 알아볼 것이다.

일상적인 활동

먹는 음식과 호흡하는 공기와 별개로, 평상시 생활 습관 역시 우리의 대사 건강과 인슐린 저항성에 큰 영향을 미친다. 우리 모두는 각기 다른 생활과 일상의 과제를 갖고 있지만 누구에게나 적용되는, 건강한 인슐린 기능을 유지하는 데 대단히 중요한 몇 가지 활동이 있다.

잠

충분한 수면이 건강에 중요하다는 것은 누구나 아는 사실이다. 그런데 잠이 '충분'하다는 것은 어떻게 정의해야 할까?

보통은 매일 8시간 전후로 유의미한 수면을 취해야 한다고들 말한다. 하지만 인류가 예전부터 8시간 수면을 원칙으로 살아온 것도 아니고(우리의 조상들은 밤에 5~7시간을 잔 것으로 보인다.) 사람에 따라 다른 사람보다 수면 시간이 적어도 문제가 없는 사람도 있다. 돌연변이 유전자(DEC2)를 가진 사람은 상당히 짧은 시간 잠을 자더라도 건강하게 살 수 있다.[46]

이상적인 야간 수면 시간에는 논란이 있을 수 있지만, 수면 부족이 건강에 해롭다는 것은 명백하다. 수면 부족의 부정적인 효과 중 하나는 내분비계의 확연한 변화이다. 호르몬이 변화하는 것이다. 특히 일주일만 수면이 부족해도 정상적인 수면이 이루어진 주에 비해 인슐린 저항성이 약 30퍼센트 더 상승할 수 있다.[47] 최근엔 이 영향이 더 강력하다는 것을 입증한 연구가 있는데 이틀간 수면을 제한(정상의 50퍼센트까지)하는 것만으로도 건강한 사람들이 인슐린 저항성 상태가 되었다.[48]

수면 시 빛 노출은 중대한 문제

불면증에서 문제가 되는 것은 밤에 깨어 있다는 것 자체보다 깨어 있는 동안 하는 일이다. 특히 작은 전자 기기 화면의 빛에 노출되는 것은 수면 부족에 의한 인슐린 저항성이 생기는 데 결정적인 요인일 수 있다. 야간 시간, 빛에 노출되면 멜라토닌 수치와 코르티솔 수치에 변화가 생기기 때문이다. 이 변화는 빛에 노출되지 않은 수면 부족 상태에서는 크지 않다. 이는 어둠 속에 있는 것이 인슐린 저항성을 조정할 가능성이 있다는 것을 암시한다.[49]

수면 부족이 인슐린 저항성을 유발할 수 있다면 낮잠을 많이 자는 것도 문제가 될 수 있을까? 밤잠의 경우와 마찬가지로 낮잠에서도 시간이 중요하며 30분 전후가 가장 적당한 것으로 보인다. 매일 한 시간 이상 낮잠을 자는 사람들은 낮잠을 자지 않는 사람들에 비해 인슐린 저항성이 생길 가능성이 높은 반면 매일 30분 이하로 낮잠을 자는 사람들은 인슐린 저항성이 생길 가능성이 낮다.[50]

몸을 많이 움직이지 않는 생활

"사용하지 않으면 사라진다."는 격언은 인슐린 민감성과 신체 활동에도 적용된다. 몸을 덜 움직일수록 인슐린 저항성이 생길 가능성은 커진다. 이 현상은 너무 광범위하게 관찰되고 너무나 강력해서, 많은 사람들이 인슐린 저항성이 나이를 먹으며 악화되는 주된 이유가 신체 활동 부족에 있는 것이 아닌가 의심할 정도이다.[51]

건강한 사람도 며칠만 몸을 많이 움직이지 않으면 인슐린 저항성이 눈에 띄게 나타나며,[52] 나이가 들수록 심화된다.[53] 단 일주일만 몸을 많이 움직이지 않으면 인슐린 저항성은 7배가 높아진다.[54] 몇 주간 움직이지 않으면 인슐린 저항성에 장기적인 영향을 준다. 다시 몸을 움직이더라도 계속해서 몸을 움직인 사람보다 인슐린 저항성이 몇 주간 거의 두 배나 높게 지속된다.

몸을 사용하지 않는 데에서 생기는 인슐린 저항성은 대부분 근육으로 인한 것이다. 근육을 사용하지 않기 때문에 인슐린 민감성이 떨어지는 것인데 흥미롭게도, 인슐린 저항성은 사용되지 않는 근육에 대응하여 놀라울 정도로 정확하게 발생한다.

예를 들어 한쪽 다리에 깁스를 해서 움직이지 못하면 그 다리의 인슐린 민감성은 단 며칠 만에 움직이는 다리의 절반 수준으로 떨어진다.[55] 움직이지 않는 근육의 인슐린 저항성을 설명하는 분자 메커니즘은 정말 놀랍다. 움직이지 않는 것은 염증 경로를 모방한다. 우리는 염증이 어떻게 인슐린 저항성을 유발하는지 알아보았다(12장 참조). 몸을 움직이지 않는 경우에도 그와 같은 반응이 일어나는데 사용하지 않는 근육에서는 염증 반응이 늘어나 인슐린 저항성을 유도한다.[56]

지나치게 오래 앉아 있는 것이 크게 위험하다고 생각하는 사람이 많지 않겠지만 실제로는 인슐린 저항성을 굉장히 높이는 행위이다.[57] 이에 관한 대단히 흥미로운 연구가 있다. 식사 전에 두 시간 동안 앉아만 있게 한 사람들과, 앉아 있다가 일어났다 할 수 있었던 사람들을 비교한 것이다.

계속 앉아 있던 사람들은 식후 혈당 반응이 약 45퍼센트 높았다.[58] 앉아 있는 것이 인슐린 저항성에 미치는 피해를 완화시키는 간단한 해법은, 약 20분마다 잠깐씩(2분 정도) 자세를 바꾸는 것이다. 예를 들어 가끔 몸을 풀어주거나, 몇 초 동안 근육을 수축시키는 것만으로도 위험을 줄이는 데 큰 도움이 된다.[59]

당신이 무슨 생각을 할지 나도 안다. 삶에는 걱정해야 할 일이 너무나 많다. 이제는 숨 쉬는 공기, 삼키는 화학 물질 등도 염려해야 한다. 이 모든 것을 100퍼센트 교정하는 것은 불가능하다. 하지만 환경과 습관을 세심히 살피고, 개선이 가능한 변수들을 파악하려는 노력은 꼭 필요하다.

공기의 질이 좋지 않은 도심에 살고 있다면 환경 자체를 바꿀 수는 없다. 하지만 초미세 먼지를 걸러내는 마스크 착용을 고려할 수는 있을 것이다. 수면은 해결하기 힘든 문제이긴 하지만, 좋은 습관(특히 잠들기 전에 전자 기기 화면을 끄는 것)을 실천하면 나아질 수 있다.

환경과 행동에서 개선 가능한 측면을 찾고 주의를 기울이기를 바란다. 밤 시간에 휴대 전화를 멀리하거나 공기 청정기의 필터를 조금 더 자주 교체하는 등의 조치는 하찮게 보일 수 있다. 그러나 이런 작은 노력들이 합쳐진다면 개별적인 조치의 산술적인 합보다 큰 결과를 낼 것이다. 몸이 인슐린을 감지하고 반응하는 방식에 영향을 주게 될 것이다.

인슐린 저항성을 예방하거나 되돌리는 해법을 더 많이 배운 후에는, 아마 더 많은 일을 하고 싶은 의욕이 생길 것이다. 3부에서 이런 해법들에 대해 논의할 것이다.

PART 3

인슐린 저항성을
물리칠 수 있는 방법은 무엇일까

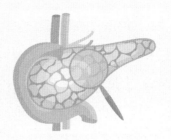

Chapter 14

움직여라!
신체 활동의 중요성

지금까지는 인슐린 저항성의 원인(그리고 거기에서 발생하는 많은 질환)에 대해서 자세히 다루었다. 이제는 해피 엔딩을 맞을 시간이다. 인슐린 저항성을 예방하고 정상으로 되돌릴 수 있는 여러 가지 방법을 알아볼 것이다. 제3부의 목표는 과학적인 연구 결과가 뒷받침되는 인슐린 저항성 개선 방법을 알림과 동시에 그에 따른 문제점까지 전달하는 것이다.

나는 생활 방식을 변화시킴으로써 인슐린 저항성의 발생 위험을 효과적으로 줄일 수 있으며, 심지어 발생한 후에도 이를 없앨 수 있다는 강한 믿음을 가지고 있다. 물론 이런 생각은 긍정적로만 받아들여질 수 없다는 사실도 알고 있다.

식이나 운동 방법을 바꾸는 노력은 알약을 삼키는 것처럼 쉬운 일이 아닌데다, 비만 대사 수술처럼 빠른 결과를 기대할 수도 없기 때문이다. 하지만 약을 통해 증상만 치료하거나, 극적이긴 하지만 원래의 상태로 되돌릴 수 없는 외과적 시술(16장 참고)을 받는 것보다는 **생활 방식을 바꿈으로써 인슐린 저항성을 유발하는 근본적인 원인을 해결하는 것이 훨씬 현명한 방법이다.**

따라서 우리가 사는 방법, 그 자체가 인슐린 저항성의 주범이 될 수도 치료법이 될 수도 있는 것이다. 앞서 보았듯이, 유전이나 환경 오염과 같이 우리가 통제할 수 없는 요인들도 있지만 생활 방식을 통제하는 것은 대다수에게 가능하기 때문이다. 인슐린 저항성의 다른 요인들(유전자와 같은)이 우리 편이 아니더라도 괜찮다. 라이프스타일의 변화는 대단히 강력한 힘을 가지며 분명히 우리가 할 수 있는 일이다.

인슐린 저항성의 위험과 관련된 라이프스타일의 두 가지 필수 요소는 우리가 움직이는 방식과 우리가 먹는 것, 즉 운동과 식이이다.

진부한 얘기라고 치부하기 전에, 그리고 결심했다 하더라도 운동과 식이요법에 필요한 자제와 인내해야 할 것을 생각하며 머리를 쥐어뜯기 전에 알아둘 것이 있다. 지금부터 제안할 신체 활동과 먹는 음식의 변화에는, 당신이 이전에 겪었을지 모를 참혹한 경험이 필요치 않다. 인슐린 저항성(그리고 거기에서 기인하는 많은 질병)의 맥락에서 볼 때, 당신이 그동안 알고 있던 식이와 운동 상식은 잘못된 것일 수 있으며 이에 근거해 시도했던 것은 아마도 생각만큼 유용하지 않았을 것이다. 이제 더 이상은 프로 선수처럼 운동하지 않아도 되고, 저지방 식품만 골라 먹지 않아도 된다.

적절한 신체 활동이 중요하다

운동은 인슐린 저항성을 개선하는 데 대단히 유용하다. 사실 모든 종류의 신체적 활동은 인슐린 저항성과 싸우는 데 도움이 된다. 신체 활동은 인슐린의 개입

없이 혈액으로부터 포도당을 제거하기 때문이다.

잠깐 복습을 해보는 것이 좋겠다. 1장에서 포도당을 혈액으로부터 뇌, 심장, 근육, 지방 조직과 같은 몸의 여러 부분으로 이끄는 '문'을 여는 것이 인슐린이라고 설명한 바 있다. 우리 몸은 인슐린에 의존해서 혈액 속의 포도당을 여러 조직으로 안내하고 혈당 수치를 정상으로 되돌린다. 그런데 이런 정리 절차는 극히 필수적이어서, 포도당을 가장 많이 먹는 우리의 근육은 스스로 포도당을 흡수할 수 있는 능력을 갖고 있다.

우리 몸을 어떤 식으로든 움직이려면 근육을 반드시 수축시켜야 한다. 흥미롭게도 근육은 수축하면서 인슐린 없이도 혈액으로부터 포도당을 흡수할 수 있다. (여담으로, 근육이 에너지를 내기 위해 오로지 포도당만을 사용한다는 근거 없는 이야기가 있다. 실제로는 지방이나 케톤과 같은 다른 연료 공급원도 완벽하게 이용한다. 몇 쪽 뒤로 가면 왜 이런 이야기를 했는지 알 수 있게 될 것이다.) 이는 근육에 인슐린 저항성이 있더라도 근육이 수축할 때 혈류로부터 여전히 포도당을 끌어올 수 있다는 뜻이다. 따라서 운동하는 동안과 그 직후에는 인슐린 없이도 포도당 흡수를 유발하므로 혈중 인슐린이 자연스럽게 떨어진다.[1] 단지 몸을 움직이는 것만으로도 인슐린 민감성을 개선하는 데 도움이 된다. (체중 감소 여부와 상관없이 말이다.)

운동과 체중 감량

많은 사람들이 운동이 체중 감량에 효과적일 것이라 생각하고 연구를 통해 입증된 결과라고 생각한다. 하지만 흥미롭게도 수십 년에 걸친 연구 자료는, 운동 자체가 효과적인 체중 감량 방법이 아니라는 것을 명백히 밝히고 있다.[2] 하지만 운동을 하지 말아야 한다는 뜻은 결코 아니다. 체중 감량은 아니더라도 운동의 대가로 강한 근육과 뼈, 더 잘 기능하는 심장과 폐를 비롯한 다른 혜택들이 따라오기 때문이다.

운동은 근육 수축과 그에 관련된 인슐린 우회 절차 외에도 복부 비만, 산화 스트레스, 염증 등의 원인을 완화함으로써 인슐린 민감성을 개선하는 것으로 보인다. 한 연구는 인슐린 저항성이 있는 사람들에게 3개월 동안 중강도의 걷기 운동을 시켰다.[3] 비교적 단기적인 연구 과정임에도 참가자들은 체지방이 평균 2퍼센트 감소했으며, 그 대부분은 내장 지방의 감소에 의한 것이었다. 2퍼센트의 변화는 겉으로는 크지 않지만 환자의 인슐린 민감성을 개선하는 데에는 충분했다. 또 다른 연구에서는 3개월간 꾸준히 운동을 하자 체중 감량이 없는 상태에서도 염증과 산화 스트레스 지표가 감소되었다.[4] 규칙적인 아주 가벼운 운동만으로도 수면의 질을 높이고 스트레스 지표를 감소시킬 수 있는 것이다.[5]

인슐린 저항성 개선의 한 방법으로써 운동이 갖는 또 다른 흥미로운 측면은 연령과 성별에 관계없이 효과적이라는 점이다.[6] 한 연구에서는 16주간의 정기적인 운동이 50~65세 남성 참여자 중 거의 50퍼센트에서 근력을 향상시켰을 뿐 아니라, 인슐린 저항성 문제도 20퍼센트 이상 개선되었다. 이것은 식이의 변화가 없는 경우의 결과이다. 그들은 그저 운동만 시작했을 뿐이다.

유산소 운동과 웨이트 트레이닝

달리느냐(자전거를 타느냐, 수영을 하느냐) 들어 올리느냐 그것이 문제로다. 시간이 있다면 유산소 운동과 웨이트 트레이닝을 둘 다 할 수 있을 것이다. 둘 다 한다면 심장 강화 훈련이나 근력 운동 두 가지 중 하나를 하는 것보다 확실한 개선을 경험하게 될 것이다. 하지만 대부분의 사람들은 이런 엄청난 혜택을 주는 활동에 제한적인 시간만을 투자한다.

압도적으로 많은 연구들이 운동과 인슐린 저항성의 문제를 유산소 운동의 맥락에서만 탐구해 왔다. 그렇지만 많은 연구 결과가 일주일에 단 2회의 웨이트 트레이닝만으로도 인슐린 저항성을 개선하는 데 충분하다고 확인해 주었다.[7] 이 모든 것이 인슐린 저항성과 싸우는 데 있어서 규칙적인 운동이 가지는 중요성을 뒷받침한다.

유산소 운동과 웨이트 트레이닝이 인슐린 민감성에 미치는 효과를 비교한 연구를 보면 운동 시간으로 비교했을 때 근력 운동이 인슐린 민감성을 개선시키는 데 우월하다는 것을 알 수 있다.[8] 한 연구는 약 20년에 걸쳐 3만 2,000명의 사람을 추적 조사한 끝에, 일주일에 유산소 운동과 웨이트 트레이닝을 2.5시간 동안 할 경우에는 비슷한 개선 효과를 내지만, 이보다 적은 시간 운동을 했을 경우에 웨이트 트레이닝의 효과가 더 좋다고 밝혔다.[9] 따라서 일주일에 1시간밖에 운동할 시간이 없다면 웨이트 트레이닝을 하는 편이 높은 효과를 낼 것이다.

이것은 운동 유형에 따른 근육량 변화의 결과일 가능성이 높다.[10] 웨이트 트레이닝은 근육량을 늘리지만 유산소 운동은 그렇지 못하기 때문이다.[11] 일반인의 경우, 근육이 신체에서 가장 큰 장기라고 얘기했던 것을 기억하는가? 근육은 인슐린의 자극을 받아 혈액 내의 포도당을 흡수하여 저장하는 장소로 우리 몸에서 가장 규모가 큰 곳이기도 하다. 근육이 많으면 혈액 내 포도당을 보낼 곳이 많아지며, 따라서 혈중 인슐린이 낮아진다.

체중보다는 체성분에 주목하라

일부 연구는 웨이트 트레이닝보다 유산소 운동이 체중 감량에 효과적이라는 것을 보여준다. 물론 이 피험자들이 얼마나 오랜 시간 운동을 했는지에 따라 많은 것이 달라지며, 운동 시간은 연구마다 큰 차이가 있다. 하지만 이런 결론에서 더 주목할 부분은 체중이 체성분의 지표는 아니라는 점이다. 근육은 지방보다 무겁다. 웨이트 트레이닝은 유산소 운동보다 근육량을 많이 증가시키는 만큼, 체중에도 자연히 영향을 미친다.

왜 아플까

이를 종합하면, 어떤 운동이 좋으냐보다 중요한 문제는 당신이 운동을 하느냐이다. 익숙치 않은 것에 도전하는 일은 분명 가치가 있다. 그렇지만 어떤 운동을 너무나 싫어하는 나머지 그 운동을 해야 한다는 생각이 운동 자체를 포기할 정도라면, 당신이 잘 알고 원하는 운동을 고수하는 편이 나을 것이다. 어떤 운동이든 열심히 하는 것이 중요하다.

운동 강도

규칙적으로 운동을 하는 것 외에 운동과 인슐린 저항성에 있어서 가장 중요한 변수는 운동 강도이다. 어떤 사람들은 운동을 건성으로 하곤 한다. 유산소 운동이든 웨이트 트레이닝이든 동작을 따라 하는 데 그치는 사람들이 많다. 운동은 상당히 격렬한 단련이어야 한다. 운동에 쏟는 노력과 집중이 달갑지 않은 사람도 있을 것이다. 하지만 노력의 대가는 엄청나다는 것을 기억하자. 격렬하게 운동하는 사람들은 인슐린 민감성에서 큰 개선(그리고 그 외에 다른 혜택들)을 경험한다.[12] 그렇지만 강도가 너무 세서 의욕이 꺾일 정도면 안 된다. 조금 낮은 강도로 하더라도 운동을 한다는 자체가 좋은 출발임을 기억하라.

유산소 운동의 경우에는 낮은 강도로 운동해야 할 수도 있다. 식이를 바꾸

운동 후 스포츠 음료는 절대 NO!

운동을 하는 이유가 인슐린 민감성을 개선함으로써 대사 건강을 증진하는 것이라면, 운동 후에 스포츠 음료는 금물이다. 운동은 인슐린 민감성을 개선하는 좋은 방법이다. 그렇지만 운동 후에 이런 음료로 포도당 부하를 높인다면 운동으로 얻는 인슐린 민감성 개선 효과의 일부를 잃어버리게 된다.[13] 최선책은 설탕이 든 음료나 음식을 운동 후 최대한 오래 피하는 것이다.

는 초기 단계에 있을 경우는 특히 더 그렇다. 지방을 많이, 탄수화물을 적게 먹기 시작했다면 낮은 강도의 운동으로 신체에 달라진 연료원에 적응할 시간을 주어야 한다. 저강도 운동에서도 신체는 상대적으로 많은 지방을 연료로 사용한다.[14]

중요한 것은 변화된 식이에 단련됨에 따라 신체는 포도당이 아닌 지방을 점점 많이 이용할 수 있게 된다는 점이다. 지방을 운동의 연료로 사용하는 데 적응하게 되면 정상보다 빠르게 걷거나, 활기차게 걷다가 간간이 전력 질주를 하거나, 조깅을 하거나, 주기적으로 전력 질주를 하면서 조깅을 하는 등으로 강도를 높일 수 있다. 사이클이나 수영과 같은 다른 유산소 운동에도 같은 원칙이 적용된다. 사실 20분 이하의 짧은 시간에 강도 높은 운동을 하는 것이 긴 시간 저강도 운동을 하는 것보다 인슐린 저항성을 개선하는 데 같거나 더 높은 효과를 낸다.[15] 고강도 인터벌 트레이닝High-Intensity Interval Training, HIIT이라 불리는 이런 스타일의 운동은 대단히 효과적이어서 큰 인기를 누리고 있다.

웨이트 트레이닝에서 고강도 운동은 중량을 늘리거나 횟수를 늘려서 각 세트의 한계점에 접근해 가는 것을 의미한다. 이런 유형의 운동에는 힘든 루틴에 적응하기 위한 시간이 필요하고 더 강한 투지도 요구된다. 더 이상은 반복할 수 없을 정도까지 운동을 계속한다는 것은 신체뿐 아니라 정신적으로도 지치는 일이다. 다시 말하지만 처음부터 고강도 운동을 하라는 것은 아니다. 부상을 피하기 위해서는 5~15회 사이에서 한계점을 정하고 점진적으로 강도를 늘려나가야 한다. 도저히 계속하지 못할 만큼 한계점에 이를 때까지 실시하는 것이 중요할 뿐, 몇 회를 하느냐는 그리 중요치 않다.

"자주 그리고 힘들게"라는 결론을 내린다면 이 장을 제대로 읽은 것이다. 그러나 그보다 좋은 교훈은 "그냥 해버려!"이다. 어디에 있건 어떤 상황이건 할 수 있는 운동을 하는 것이 무엇보다 중요하다. 운동이 인슐린 민감성에 미치는 효과를 극대화시키기 위해서는 빈도와 강도를 규칙적으로 늘려 나가는 것이 좋다. 어떤 결정을 하든, 운동은 인슐린 저항성과의 싸움에서 대단히 큰 효과를 낸다. 그리고 운동만큼 효과적인 일이 먹는 것과 먹는 때에 변화를 주는 것이다.

추위

우리가 편안하게 느끼는 적정 온도를 설정해 두고 생활하는 환경이 신진대사 저하의 한 원인일 수도 있지 않을까? 저온 노출이 인슐린 수치를 개선하거나 조절하는 데 효과가 있다는 것은 아마 대단히 예상에서 벗어난 소식일 것이다.

저온 노출이 인슐린 민감성을 개선하는 증거를 바로 보여주기 전에 갈색 지방을 먼저 알아봐야 할 것 같다. 우리 몸의 지방은 대부분 '백색 지방 조직(White Adipose Tissue, WAT)'이라고 불리는 '백색 지방'이다. 조직 자체가 흰색을 띠는데 지방 세포 안에 미토콘드리아가 없기 때문이다(미토콘드리아는 갈색이다). 또 체내에는 '갈색 지방'이라고 부르는 지방 세포가 있는데 백색 지방보다 훨씬 작고 꽤나 진한 갈색을 띤다. 갈색 지방에는 미토콘드리아가 가득하다. 미토콘드리아는 중요한 '에너지 센터'로, 포도당과 지방을 분해해 세포에 필요한 연료를 만든다. 그렇지만 갈색 지방 조직(Brown Adipose Tissue, BAT)의 미토콘드리아는 일반적인 미토콘드리아와는 다른 행동 양상을 보인다.

보통 미토콘드리아는 세포의 에너지 수요에 따라 영양소(즉, 탄수화물이나 지방)를 연소시킨다. 따라서 세포의 에너지 수요가 세포 에너지 생성을 결정한다. 그러나 갈색 지방의 미토콘드리아에는 짝 풀림 단백질(uncoupling protein)이 많다. 그 이름이 암시하듯이, 이런 단백질들은 미토콘드리아가 영양소를 연소시키되 세포에 에너지를 공급하지 않고 열을 내게 한다. 따라서 백색 지방은 지방을 저장하려 하고, 갈색 지방은 지방을 태우려 한다. 활성화된 갈색 지방은 근육에 비견되는 대사율을 자랑하며, 근육 세포만큼이나 많은 포도당을 소비한다.[16] 여기에서 추위가 끼어든다. 백색 지방은 피부가 차가울 때 활성화되기 때문이다.

피부가 느끼는 '마법의 온도'는 약 18℃로 보인다. 이 온도에서 갈색 지방은 몸을 데우기 위한 노력의 일환으로 포도당을 태우기 시작한다.[17] 이 온도는 대부분 사람들의 경우 따뜻함을 유지하기 위해, 지나치게는 아니고 조금 열심히 몸을 움직여야 하는 정도의 온도이지만 몸이 떨리지는 않는다. 갈색 지방이 활성화되어 충분한 열을 생성할 수 있기 때문이다. (사실 아기들이 몸을 떨지 않는 이유도 이런 프로세스 때문이다. 아기들에게는 몸을 따뜻하게 하는 갈색 지방이 많다.) 그렇지만 이 지점 이하로 온도가 떨어지면 몸은 떨리기 시작한다. 추울 때 몸을 떠는 것은 심부 체온을 유지하기 위해서 열을 생성하는 보다 적극적인 방법이다.

이 두 가지 프로세스(떠는 열 발생과 떨지 않는 열 발생) 모두가 연료, 즉 포도당과 관련되어 있다. 두 프로세스에서 포도당은 정상보다 빠르게 소모된다. 이 프로세스의 장점은 포도당이 사용되면서 인슐린 수치가 떨어지는 것이다. 떨리는 근육과 활성화된 갈색 지방에 의해 포도당의 사용이 늘어나는 것이 추운 곳에서 인슐린 분비가 바로 떨어지는 원인 중 하나이다.[18]

저온 노출로 지방 조직에는 인슐린 민감성에 영향을 미치는 또 다른 변화가 생긴다. 지방 세포는 무수히 많은 대사 과정에 영향을 미치는 아디포카인(adipokine)이란 호르몬을 생성할 수 있다. 그중 하나인 아디포넥틴(adiponectin)은 인슐린 민감성을 개선시키는 이로운 호르몬 중 하나로 백색 지방에서 분비되는데 흥미롭게도 두 시간 정도의 저온 노출이 아디포넥틴 수치를 상승시킨다.[19]

Chapter 15

똑똑하게 먹기!
식품에 관한 증거

이제 인슐린 저항성과의 싸움에서 이길 수 있는 가장 강력한 해법, 음식 이야기를 해 보려고 한다. 가장 강력하지만 가장 변화시키기 힘든 부분이기도 하다. 최근 수십 년간 이를 주제로 한 글이 너무나 많이 발표되었기에, 식이 변화의 결과가 인슐린 민감성에 미친 효과를 탐구하기 위해서는 발표된 연구를 신중히 분석하는 일이 필요했다. 그리고 그 분석의 결과로 나는 피할 수 없는 한 가지 결론에 이르게 되었다. '식이에 있어서는 우리가 틀렸었다.'는 것이다.

비만과 인슐린 저항성의 유행은 정치에 복종하는 과학의 산물이다. 게리 타우브스Gary Taubes의『Good Calories, Bad Calories: 칼로리의 양이 아니라 종류가 문제다』와 니나 타이숄스Nina Teicholz의『지방의 역설』에 상세히 기술된 바와 같이, 1950년대와 1960년대의 정치적 합의는 지방, 특히 포화 지방을 심장 질환과 연관 짓는 제한된(그리고 대단히 논란이 큰) 자료들을 기반으로 이루어졌다. 대단히 짧은 시간 안에 이런 상관관계가 인과관계로 굳어지고 순식간에 식이 요법의 신조가 되었다. 지방을 심장 질환, 체중 증가, 당뇨병의 주원인이라고 입을 모아 비난하게 된 것이다. 당시의 과학계가 이런 움직임을 전방위에서 비판했는데도 말이다.

간단히 요약하자면, 건강학적 영향을 결정짓는 정치적 어젠다와 과학적 프로세스 간의 전쟁에서 칼로리 수치와 칼로리 유형이 대결하게 된 것이다. 칼로리 수치를 지지하는 사람들은 모든 것이 수학적 문제라고 주장했다. 소비하는 것보다 적은 칼로리를 섭취하면 날씬해지고 인슐린에 민감해지며, 많은 칼로리를 섭취하면 뚱뚱해지고 인슐린 저항성이 생긴다고 말이다. 반면 칼로리의 유형(섭취 영양소)이 수치보다 연관성이 깊다고 주장하는 사람들도 많았다. 영양소는 소비되면 신체의 호르몬, 특히 인슐린에 영향을 주며, 이 영향이 인슐린 저항성, 체중 증가 그리고 결국은 질병을 유도한다고 말이다.

이렇게 학파에 따라 인슐린 저항성에 대한 해법이 달라진다. 칼로리를 제한하는 해법(거의 언제나 저지방 식이를 의미한다)이 있는가 하면, 특정한 유형의 탄수화물을 제한하는 해법(인슐린을 낮게 유지한다는 목표로)이 있는 것이다. 나는 앞서 인간의 몸이 단순한 용광로가 아니며 그보다 훨씬 더 복잡하고, 식이에는 '칼로리 섭취와 칼로리 소비' 이상의 무엇이 있다는 이야기를 한 바 있다. 이런 다양한 접근법에 대한 연구들을 살펴보기로 하자.

칼로리 제한

우리 사회에서 체중 증가를 막거나 체중 감소를 돕기 위해 가장 흔하게 사용하는 식이 요법은 칼로리 제한이다. 이 방법이 인슐린 저항성을 고치려는 시도에도 사용된다. 그러나 칼로리 제한은 체중 감소를 가져오긴 하지만 단기에 그치며, 인슐린 저항성에 미치는 영향은 확실치가 않다.

이런 모순적인 발견은 감소한 체중의 유형을 통해 설명할 수 있다. 칼로리 제한의 문제 중 하나는, 체중 감소가 몸의 어느 부위에서 일어날지를 통제하지 못한다는 점이다. 우리가 원하는 것은 체지방의 감소이다. 하지만 칼로리 제한이라고 표현되는 이런 약한 기아의 상태에서, 인간의 몸은 근육과 뼈를 비롯해 그 사람이 가진 제지방lean mass(체중으로부터 체지방량을 제외한 값)까지 감소시킨다.[1]

제지방 감소가 가져오는 문제는 확연하다. 제지방, 특히 근육이 줄어들수록 인슐린 민감성을 가진 조직이 줄어든다. 근육이 줄어든다는 것은 혈액에서 포도당을 없애고 인슐린 수치를 기준치로 되돌리는 데 사용할 수 있는 조직이 줄어드는 것을 의미한다. 그렇다. 칼로리 제한은 인슐린 저항성을 유발할 수 있다.

한 유명 연구는 극단적인 칼로리 제한이 이전에 인슐린 저항성이나 병력이 없었던 비만 환자에게 미치는 대사적 결과를 탐구했다.[2] 실험 대상자들은 하루에 800칼로리 정도만 섭취했고 이에 따라 각자 다른 정도로 체중 감량이 일어났다. 대상자들은 8~35킬로그램을 감량했다. (성인 여성의 하루 권장 섭취 칼로리가 2,000칼로리이므로 800칼로리는 상당히 적은 양이다!) 체중과 인슐린 저항성 사이의 연관성과는 대조적으로, 이런 체중 감량 상태에서 실험 대상자 절반 이상에게

거식증과 인슐린 저항성

거식증(신경성 식욕 부진증 Anorexia Nervosa, AN)은 심한 칼로리 제한을 통해 몸에 해가 될 정도의 수준으로 체지방을 줄이려 하는 상황이다. '과도한 지방=인슐린 저항성'이란 패러다임을 따르자면 거식증이 있는 사람은 인슐린 민감성이 높아야 한다. 그런데 불행히도 그렇지가 않다. 거식증 환자들은 건강하게 날씬한 사람들보다 포도당 대사 능력이 떨어지고, 인슐린 저항성은 높은 것으로 나타나고 있다.[3] '단식'이 '기아'로 변한 것이다.

서 제2형 당뇨병 수준에 이르는 인슐린 저항성이 생겼다. 심각한 칼로리 제한의 경우, 신체는 단 며칠 만에도 인슐린 저항성이 될 수 있는 것이다.

극히 낮은 칼로리로 식이를 제한하면 몸은 스트레스를 느낀다. 이는 호르몬 수치의 변화에서 분명히 드러난다. 가장 두드러진 변화는 전형적 스트레스 호르몬인 코르티솔의 상당한 증가이다.[4]

코르티솔이 하는 호르몬 활동의 하나(아드레날린으로 인한 투쟁·도주 반응의 일환으로)가 인슐린의 작용을 막고 혈당을 높이는 것임을 기억하라. 하지만 코르티솔과 인슐린의 적대적 관계는 단순히 포도당을 높이려 하는 데서 끝나지 않는다. 코르티솔은 근육(그리고 다른 조직)을 인슐린 저항성으로 만든다. 게다가 갑상샘 수치는 급락하고, 이는 대사율을 떨어뜨리는 것 외에도 여러 문제를 악화시킨다. 갑상샘 호르몬은 인슐린 신호를 정상으로 유지시키는 역할을 한다. 따라서 갑상샘 호르몬 저하는 몸을 더 심한 인슐린 저항성의 상태로 만든다.[5]

심한 장기간의 칼로리 제한에는 이런 무서운 결과가 따르는 반면, 약한 칼로리 제한(저지방 식사를 비롯한)은 분명히 인슐린 민감성을 개선시킨다.[6] 다만 그 결과는 그리 극적이지 않다. 일례로, 14주간의 채식 기반 저지방 식이가 과체중 중년 여성에게 미친 영향을 살펴보면 인슐린 민감성은 대조군 참가자의 인슐린 민감성과 다르지 않았다.[8]

탄수화물은 마지막에

밥이나 면 같은 특정 탄수화물을 끊을 수 없다면 간단한 속임수를 사용해 인슐린의 영향을 줄일 수 있다. 탄수화물을 식사 마지막에 먹는 것이다. 식사를 전분, 단백질, 채소로 나누어 비교한 연구에서, 식사를 할 때 전분을 단백질과 채소 뒤에 먹는 것이 혈당과 인슐린에 눈에 띄게 적은 영향을 준다는 것이 드러났다.[7]

왜 아플까

식이섬유

저지방, 저칼로리 식이(보다 정확하게는 가공된 다이어트용 식사가 아닌 실제 음식에 초점을 맞춘 식이)에는 식이섬유가 많이 포함된다. 식이섬유는 현대 건강식에서 꼭 필요한 존재로 여겨지기 때문이다. 많은 사람들이 식이섬유의 이로움을 이야기하지만, 식이섬유가 인슐린 민감성에 어떤 역할을 하는지는 해석하기 나름이다. 보편적으로는 식이섬유가 인슐린 민감성을 개선한다고들 말한다. 여러 역학 연구(설문지에서 자료를 얻는 연구)에서 식이섬유 섭취와 인슐린 민감성 개선 사이의 상관관계를 발견하였다.[9] 그러나 임상 실험들의 결과는 엇갈리고 있다. 따라서 결과를 해석하려면, 우선 인슐린 저항성 관점에서 철저한 검토가 필요하다. 설문지가 아닌 임상 실험이 원인과 결과를 밝히는 데 도움이 되기 때문에, 우리는 이런 실험들에만 초점을 맞추기로 하겠다.

일부 연구들은 피험자들이 식이섬유가 풍부한 식사를 했을 때, 그렇지 않은 피험자보다 포도당과 인슐린 수치가 낮다는 것을 발견했다. 하지만 이런 결과들 역시 피험자군에 따라 달라진다.

예를 들어, 공복 인슐린 수치가 높은 남성들(인슐린 저항성인 남성들)은 저섬유질 식사를 했을 때에 비해 고섬유질 식사를 했을 때 식후 인슐린 증가가 적었으나, 정상 공복 인슐린 수치를 가진 남성들(인슐린 민감성인 남성들)의 경우 인슐린 수치에 차이가 없었다. 장기간에 걸쳐 관찰하면 결과는 더 혼란스러워진다. 몇 주에 걸쳐 식이섬유 섭취를 늘리자 비만이 아닌 당뇨병 환자 집단의 인슐린 민감성이 개선되는 것처럼 보였으나,[10] 비만인 당뇨병 환자 집단의 경우 식이섬유 섭취가 인슐린 저항성에 아무런 영향을 주지 못했다.[11]

종합하면 이들 연구는 인슐린 민감성 실험 대상자에게는 아닐지라도, 인슐린 저항성 대상자에게는 식이섬유가 인슐린 민감화 효과를 낸다는 것을 시사하며, 동시에 이 효과의 한계를 보여준다.

이런 연구의 큰 약점은 실험에 사용되는 식이섬유의 유형에 있다. 대부분의 식이섬유 실험에서 탄수화물에 함유된 섬유질이 아닌 구아검guar gum(구아콩을 분쇄해서 얻는 물질, 식품의 점착성 및 점도를 증가시키고 유화 안정성을 증진하며 식품의 물성 및 촉감을 향상시키기 위한 식품 첨가물) 형태의 식이섬유 보조제를 사용하기 때문이다. 구아검을 정상적인 식사의 일부로 볼 수 어렵기 때문에 구아검을 고용량으로 섭취하는 고섬유질 식이 결과에 근거해 채소나 콩과 같은 다른 식이섬유원도 같은 결과를 낼 것이라고 추론할 수는 없다.[12] 그럼에도 불구하고 주로 과일, 채소, 콩, 특정 곡류에서 섬유질을 얻는 고섬유질 다이어트(하루 50그램)를 6주간 진행한 인슐린 저항성 환자들은 인슐린 민감성이 눈에 띄게 개선되는 모습을 보였다.[13]

인슐린 저항성과 식이섬유의 관계를 탐구하는 대부분의 연구에는 아쉬운 측면이 있다. 이들 연구는 섬유질을 늘리는 대신 지방을 줄이므로 결국 저지방 식이의 패턴이 된다. (앞으로 간단히 살펴보겠지만) 지방 섭취는 혈중 인슐린에 아무런 영향을 주지 않기 때문에 이런 연구를 통해서는 저지방/고섬유질 식이가 고지방/고섬유질 식이보다 더 효과적인지 여부는 판단할 수 없다.

특히 가공 탄수화물이 식사의 많은 부분을 차지하게 됨에 따라 식이섬유가 필수 탄수화물로써 점점 더 중요하다는 대안적 시각도 있다. 발표된 두 가지 보고서가 이 문제를 언급하고 있으나, 아쉽게도 인슐린 저항성에 대해서는 다루지 않고 포도당 반응에만 집중하고 있다.

한 연구에서는 실험 대상자들에게 세 가지 유형의 빵을 각각 제공했다. 한 종류는 저섬유질/저지방 빵, 나머지는 고섬유질/저지방 빵과 고섬유질/고지방 빵이었다.[14] 저섬유질/저지방 빵은 다른 두 유형보다 훨씬 높은 혈당 반응을 보였

왜 아플까

으며 포만감이 가장 낮았다(이 빵을 먹은 사람이 더 많은 양을 먹고 싶어 했다는 것을 암시한다). 고섬유질 빵(지방 함량과 무관하게) 두 가지는 혈당 반응이 비슷했던 반면, 고섬유질/고지방 빵은 포만감이 더 컸다. 안타깝게도 이 연구는 인슐린 수치를 평가하지 않았고, 따라서 인슐린 저항성을 직접 언급하는 어떤 결론도 내릴 수 없다.

두 번째 연구는 대상자들에게 일반적인 파스타, 차전자피(고섬유질 식품, 질경이씨 껍질, 변비를 치료하는 약물로 쓰인다)가 든 파스타, 지방(기름)이 든 파스타, 차전자피와 지방이 든 파스타, 이렇게 네 가지 유형의 파스타를 식사로 제공했다.[15] 차전자피만으로는 탄수화물이 많은 파스타가 인슐린이나 포도당에 미치는 영향을 줄이는 데 아무런 역할을 하지 못했다. 지방만 추가한 것은 인슐린과 포도당 수치를 약간 낮추었고, 차전자피와 지방을 모두 넣은 파스타는 인슐린과 포도당 수치를 가장 많이 낮추고 가장 큰 포만감을 주었다.

결국 섬유질은 인슐린 반응을 이끌어내는 설탕과 전분을 대체함으로써 인슐린 민감성을 개선할 가능성이 크다. 중요한 것은 섬유질의 공급원을 상세히 살펴보는 것이다. 어이없는 일이지만, 대부분의 섬유질 보조제에는 주재료의 하나로 설탕이 들어 있음을 유념하자.

섬유질이 물에 녹는 정도에 따라 식이섬유는 '수용성(물과 잘 섞이는)'과 '불용성(물과 잘 섞이지 않는)'으로 나눌 수 있다. 용해도 외에 포도당과 인슐린 조절 능력에 따라 식이섬유를 분류할 수도 있다. 이 가운데서 승자는 수용성 섬유질이다. 주로 곡물이나 겨에서 얻는 불용성 섬유질은 대변의 부피를 늘리지만, 보통 과일과 특정 채소(방금 언급한 파스타 실험의 차전자피를 비롯한)나 특정 보조제에서 얻어지는 수용성 섬유질이 포도당과 인슐린의 측면에서 가장 많은 혜택을 준다.[16]

간헐적 단식 혹은 시간 제한 식이 요법

식사 시간은 중요한 문제이다. 지금은 대부분의 사람들이 그 어느 때보다 자주 먹고 있기 때문이다. 사실 약 30년 전만 해도 대다수 성인과 어린이의 식사 간격은 거의 5시간이었다. 반면 오늘날에는 이 간격이 3시간 30분으로 줄어들었다. 그나마 간식은 계산에 넣지 않은 것이다. 보통 1980년대까지는 간식은 존재하지도 않았다.[17]

다양한 식이 요법에서 공통적 맥락은 언제, 얼마나 자주 먹을 것인가이다. 이에 대한 조언도 다양하다. 어떤 접근법은 하루에 2~3끼로 먹는 횟수를 줄이고 끼니 사이에도 충분한 간격을 두는 반면, 어떤 전략은 며칠간 정상적으로 식사를 한 뒤 하루 동안 완전히 금식을 하라고 말한다. 이와는 반대로 일부 식이 요법은 하루에 6~8회 소량의 식사를 권하기도 한다.

알다시피 식사를 할 때(특히 특정한 음식을 먹을 때. 이 부분에 대해서는 이후에 다시 이야기할 것이다) 혈중 인슐린 수치는 포도당 수치를 조절할 수 있을 만큼 올라간다. 높아진 인슐린 수치는 인슐린 저항성 발생의 가장 관련성이 높은 요인이기 때문에, 하루 중 인슐린이 낮게 유지되는 시간을 보장하는 식이 계획을 따르는 것이 현명한 일이다. 이 이야기를 들으면 자주 먹을수록 인슐린 조절에 효과적이지 않다는 추측을 하게 될 것이다.

식사 시간에 대한 자료에서는 하루 동안 몇 번 먹는지, 한 달 동안 어떻게 먹는지 이 두 가지 측면을 봐야 한다. 장기간으로 볼 때, 한 달에 한 번 정도 단식(24시간 동안)을 하는 환자들은 그렇지 않은 사람들에 비해서 인슐린 저항성이 생길 가능성이 절반 정도이다.[18] 짧은 시간을 두고 봤을 때는, 매일 적은 양을 여러 번 먹는 것보다 많은 양을 적은 횟수로 먹는 것이 더 큰 개선 효과를 낸다.[19] 하루에 먹는 끼니의 수를 줄이는 것이 인슐린에 긍정적이 영향을 주는 이유는, 끼니 사이에 포도당과 인슐린이 정상인 시간이 길어지기 때문이다. 자주 식사를 하면 인슐린 수치는 먹는 양에 관계없이 두어 시간마다 높아진다. 많은 양을 하루 3번 먹는 것이 적은 양을 하루 6번 먹는 것보다 낫다면 세끼보다 적게 먹는 것이 더 좋을까? 아마도!

일정한 시간 동안 정상적으로 식사를 하고, 전략적으로 금식하는 시간을 두는 것도 단식에 포함된다. 이때는 칼로리를 계산할 필요는 없다. 단식이 인슐린 민감성을 개선하는 데 효과가 있다는 것을 보여주는 증거가 있다. 물론 단식을 어떻게 하느냐가 영향을 미치지만 말이다. 두 개의 연구가 간헐적 단식에 대해 연구했다. 실험 대상자들에게 하루는 정상적인 식사를 하게 하고, 다음 날에는 반드시 하루 종일 단식을 하도록 했다. 이렇게 2주간 7번의 단식을 하게 만든 것이다.

두 연구는 모순되는 결과를 얻었다. 하나는 인슐린 민감성의 개선을 보인 반면,[20] 다른 하나는 개선의 효과가 나타나지 않았다.[21] 그에 반해 인슐린 치료를 받는 제2형 당뇨병 환자에게 간헐적 단식을 실시한 최근의 한 연구는, 잦은 (주당 몇 차례) 24시간 단식이 인슐린 민감성 개선에 대단히 효과적이어서 참가자들이 인슐린 사용을 중단할 수 있을 정도의 결과를 보였다.[22] 실제로 한 환자는 단 5일 만에 투약을 중지하는 효과를 얻었다! 대체 전략은 매일 특정한 시간에만 식사를 하는 것이다. 아침과 점심만을 먹거나,[23] 점심과 저녁만을 먹는 식으로 말이다.[24] 이런 시간 제한 식이 연구에서 참가자들의 인슐린 민감성이 상당히 개선되었다.

이상하게 들리겠지만 단식의 여러 효과는 호르몬의 변화로 인한 것이다. 인슐린은 단식을 하면 바로 떨어지지만, 인슐린의 '상대역'인 글루카곤은 증가한다. 단식의 힘을 제대로 알기 위해서는 글루카곤을 살펴볼 필요가 있다.

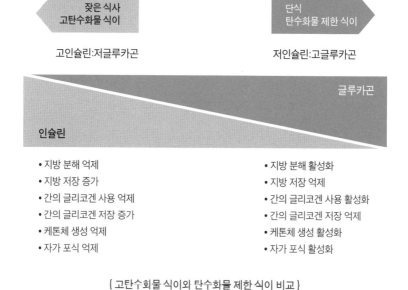

{ 고탄수회물 식이와 탄수화물 제한 식이 비교 }

인슐린과 글루카곤은 대사의 관점에서는 동전의 양면이다. 인슐린이 몸 안에서 에너지를 절약하려고 노력하는 동안 글루카곤은 에너지를 사용하고 싶어 한다. 글루카곤은 몸이 지방 세포를 압박해 그들이 가진 지방을 공유하도록 하고, 간을 압박해 그들이 포도당을 공유하게 함으로써 저장된 에너지를 방출하기를 원한다. 인슐린과 글루카곤은 대사 과정에서 서로 반대되는 작용을 하기 때문에(위 그림 참조), 이 두 호르몬의 균형은 어떤 대사 과정이 실제로 일어날지를 결정한다. 따라서 인슐린:글루카곤 비율을 통해서 단식과 식사가 미치는 영향을 관찰하는 것은 대단히 유용하다.

단식의 유용성이 어느 정도인지 확연히 보여주는 사례가 있다. 병적으로 비만한 스코틀랜드 남성의 경우이다. 이 사람은 단식 실험을 시작했고 빠르게 건강상의 혜택을 경험하고는 단식 기간을 더 늘리기로 결심했다. 그는 의

무엇이 우리를 배고프게 하는가?

우리는 배고픔이 위의 기능이라고 생각한다. 이런 생각은 섬유질처럼 '부피가 큰' 어떤 것을 먹어서 배는 채우되, 섭취하는 총 칼로리는 늘리지 않겠다는 식습관으로 이어진다. 그렇지만 배고픔을 느끼는 것은 단순히 공복이냐 아니냐의 문제가 아니다. 배고픔을 느끼는 것은 세포에 에너지가 제공이 되느냐 안 되느냐에서 출발하기 때문이다. 세포들에 에너지가 충분하게 공급되지 못하면 뇌에서 공복감을 활성화하고, 우리는 위를 통해 배고픔을 느낀다. 만약 공복일 때 무조건 허기를 느낀다면 음식을 먹지 못해 링거로 영양 주사를 맞는 사람들은 심한 배고픔에 시달리겠지만 그런 일은 생기지 않는다.

에너지와 먹는 양 중 어느 것이 배고픔과 연관되어 있는지 알아보던 연구자들은, 영양 주사에 포도당만 포함되어 있는 경우에는 주사를 맞아도 배고픔을 느낀다는 것을 발견했다. 하지만 영양 주사에 지방도 포함되어 있으면 배고픔을 느끼지 않았다.[25] 달리 말해 같은 공복 상태에서도 세포가 충분한 에너지(특히 지방의 형태로)를 감지했을 때 몸은 포만감을 느낀다는 것이다.[26] 세포에 충분한 영양이 공급되면 공복인지 아닌지는 더 이상 신경 쓰지 않아도 된다.

료진의 감독 아래 적절한 수분과 미네랄을 섭취하면서 단식을 계속했고, 결국 382일 동안 단식을 실시했다![27]

단식은 대단히 강력한 도구이다. 하지만 어떤 도구나 그렇듯이 현명하고 또 신중하게 사용해야 한다. 단식과 기아를 반드시 구분해야 한다. 단식이 해로워지는 때는 확실히 정해져 있지 않지만, 너무 오래 계속되면 의도치 않은 결과가 나타날 수 있다. 단식의 기간은 단식하는 사람이 어떤 체질이냐, '단식'을 어떻게 정의하느냐(어떤 것을 마시고, 보충제를 먹느냐 등), 필수 미네랄 섭취량은 어떻게 확보하느냐에 따라 크게 달라진다.

단식을 끝내는 방법도 대단히 중요하다. 여러 날이 걸리는 장기 단식에 대한 초기 연구는 단식이 끝난 후 '영양 재개 증후군refeeding syndrome'이라는 치명적인 결과가 나타날 수 있다는 것을 발견했다.[28] 영양 재개 증후군은 인, 칼륨과 같은 미네랄과 전해질의 혈중 수치가 지나치게 낮을 때 일어난다. 흥미롭게도 이런 위험한 전환은 너무 빨리, 너무 높게 치솟은 인슐린에 의해 유발된다. 단식 기간 중에 포도당 사용에서 멀어졌기 때문에 단식을 끝낸 직후에는 포도당과 인슐린의 급증을 부르는 탄수화물 가공식품을 지나치게 먹어서는 안 된다. 우리가 먹는 칼로리, 먹는 시간은 인슐린 조절에 큰 영향을 미친다. 이제 그에 대해 이야기해 보자.

생체 리듬과 여명 현상

우리 몸은 일어나고 잠드는 것보다 훨씬 많은 기능에 적합한 리듬과 타이밍을 타고난다. 코르티솔이나 성장 호르몬 같은 강력한 호르몬들은 밤과 낮 동안 밀물과 썰물처럼 주기적으로 움직인다. 인슐린도 이런 리듬을 따라간다.

먹지 않을 때에도 오전 5시 30분 정도면 인슐린 수치가 올라가기 시작하고, 약 두 시간 내에 다시 떨어지기 시작한다.[29] 이렇게 인슐린 수치가 올라가는 것은 약한 인슐린 저항 상태라는 것을 의미한다. 중요한 것은 수면 시간이 부족할 때에만 인슐린 수치가 올라가는 것이 아니라는 점이다. 이런 상태는 매일 나타난다. 밤잠을 푹 잤을 때도 말이다. 이 같은 **이른 아침의 인슐린 저항성을 '여명 현상(새벽현상)dawn phenomenon'이라고 부른다.**

하루 세 번(아침, 점심, 저녁) 동일한 양의 포도당을 마신 사람들의 인슐린 수치를 측정한 무작위 대조군 연구에서는 인슐린 반응이 아침에 가장 높고 저녁에 가장 낮은 것을 발견했다.[30] 신체가 아침에 더 많은 인슐린을 필요로 하는 것은, 인슐린의 작용에 반하는 호르몬들 때문이다. 인슐린의 주된 기능이 혈액 내 포도당을 근육과 지방 같은 조직으로 이동시켜 혈당을 낮추는 것임은

왜 아플까

이미 이야기했다. 반면에 카테콜아민, 성장 호르몬 그리고 특히 코르티솔처럼 수면 주기의 마지막에 최고조가 되는 호르몬들은 혈당을 높이는 작용을 한다. 이런 작용으로 인해 인슐린이 제 역할을 하기 위해서는 더 열심히 일해야 한다. 이 말은 달리 말해 인슐린 저항성이 유발된다는 뜻이기도 하다.

실제 음식으로 바꾸어 얘기하면 **같은 토스트를 먹더라도 저녁보다 아침에 더 많은 인슐린이 필요하다는 뜻이다.**[31] 이런 관점에서 보면 아침 식사가 다른 끼니보다 더 중요하다. 아침을 거르면 건강에 좋지 않다는 말을 자주 듣곤 하는데 매일 아침 우리가 경험하는 인슐린 저항성을 생각하면, 인슐린 저항성과 싸우기 위해 아침을 거르는 것이 낫지 않을까? 이와 관련된 연구들은 어떤 이야기를 하고 있을까?

한 연구는 52명의 비만 여성을 대상으로 3개월 동안 아침을 먹는 그룹과 아침을 거르는 그룹으로 나눠 체중 변화를 비교했다.[32] 중요한 것은 식이 중재 과정에서 섭취한 칼로리는 실험 전보다 적었으며 두 그룹은 동일한 칼로리를 섭취했다는 점이다. (아침을 먹지 않는 사람은 하루 두 끼만 먹더라도 세끼를 먹는 사람과 동일한 칼로리를 섭취하도록 했다.) 모두가 체중이 감소했지만, 연구 기간 동안 아침을 먹은 사람들의 감량이 조금 더 많았다. 그렇지만 약 300명의 과체중 혹은 비만인 남성과 여성을 대상으로 4개월간의 차이를 추적한 비슷한 연구에서는, 아침을 먹은 사람과 먹지 않은 사람의 차이를 발견하지 못했다.[33]

이런 연구들은 해답보다는 의문을 더 많이 남긴다. 이런 실험들은 아침 식사가 체지방 감소에 긍정적인 영향을 주는지 아닌지 이야기해 주지 못한다. 내가 해줄 수 있는 말은 아침 식사를 하느냐 마느냐보다 '아침으로 무엇을 먹느냐가 중요하다'는 것뿐이다. 아침 식사는 보통 간편하다는 이유로 최악의 음식들로 구성된다. 주스, 시리얼, 죽, 토스트…. 대부분 사람들의 아침 식사는 주로 설탕과 전분으로 가득하다. 아침 식사로 이런 것을 먹고 있다면 아침 식사를 거르고 인슐린 주사를 맞는 편이 낫다.

지방 속의 시계

흥미롭게도 인슐린 민감성에 대해서라면 우리의 지방 조직은 자기 나름의 북 소리에 맞춰 진군한다. 아침에 인슐린 저항성이 약간 더 높아지는 신체와 달리, 지방 조직은 아침에 인슐린 민감성이 가장 높고 저녁에 가장 낮다.[34] 인슐린이 지방 연소를 막고[35] 지방 세포의 성장을 촉진하기 때문에[36] 인슐린을 폭발하게 하는 메뉴를 아침에 먹으면 저녁에 먹을 때보다 우리 몸에 더 많은 지방을 더할 수 있다.

탄수화물 제한

지나치게 많은 인슐린이 인슐린 저항성의 주된 동인이라는 것을 알면, 해법의 반응 사슬은 확연하게 드러난다. 탄수화물을 적게 먹는다=혈당이 떨어진다=혈중 인슐린이 떨어진다=인슐린 민감성이 개선된다.[37] 인슐린이 낮아지면 '인슐린 장치'에 일종의 재설정(민감성 회복)이 이루어진다.

우리가 먹는 음식의 연관성을 명확하게 이해하려면 각각의 다량 영양소 macronutrient(식물의 생장에 꼭 필요한 탄소·수소·산소·질소 등의 원소: 탄수화물, 단백질, 지방을 말함)의 영향을 확실히 알아둘 필요가 있다.

인슐린 분비 통계 차트에서 보듯이, 단백질은 약한 인슐린 분비를 유발한다(혈당 수치에 따라 다르긴 하지만 공복 때보다 약 2배 높다). 반면에 탄수화물은 눈에 띄는 인슐린의 증가를 가져온다. 탄수화물의 종류와 섭취한 사람의 인슐린 민감성에 따라서 급증의 정도와 지속 기간에는 큰 차이가 있지만 대략 10배 정도 증가한다. 지방은 인슐린 분비를 전혀 유발하지 않는다.[38] 따라서 인슐린 분비 폭증 인자(탄수화물, 특히 정제 탄수화물)를 제한하고 인슐린 분비 저지 인자(단백질과

왜 아플까

지방, 특히 정제되지 않은)를 늘리는 식이가 인슐린 민감성을 개선하는 방법일 것이다. 그리고 앞으로 살펴보겠지만, 이런 식이는 확실히 인슐린 민감성을 개선한다.

탄수화물 제한 식이에 관해서는 인슐린 저항성에 대한 효과, 체중 조절, 케톤에 대한 개관 등 논의해야 할 여러 가지 관련 주제가 있다.

탄수화물 섭취와 인슐린 저항성

1800년대 초중반에 서유럽 전역에서는 당뇨와 체중 조절을 위해서 탄수화물을 제한해야 한다는 것이 기정 사실이었다. 그런데 어떤 이유로 인슐린 저항성과 제2형 당뇨병이 있는 사람들이 지방을 피하고 전분을 먹어야 한다는 지금의 조언으로 대체되었는지는 의문이지만, 어쨌든 지침은 변화해 왔다.

단백질은 인슐린수치를 얼마나 높이나?

단백질 섭취가 인슐린의 상당한 증가를 가져온다는 이론이 압도적인 지지를 받고 있지만 이것은 포도당 신생 합성(gluconeogenesis, GNG)의 필요성에 따라 크게 달라진다. 포도당 신생 합성은 포도당이 충분치 않을 때 간이 포도당을 만드는 과정을 말한다. 이렇듯 인체는 필요한 포도당을 스스로 만들어낼 수 있기 때문에 탄수화물을 섭취하지 않아도 큰 문제가 없다.[39]

고탄수화물 식이를 하는 사람이 단백질을 섭취할 경우에는 인슐린은 크게 상승하지만 탄수화물을 비교적 적게 먹는 사람의 경우는 이에 따른 인슐린 반응이 거의 혹은 전혀 없다.[40] 이렇게 다른 인슐린 반응이 나타나는 것은 포도당 신생 합성의 필요 여부에 따른 것일 수 있다. 포도당을 적게 섭취할 경우 포도당 신생 합성을 통해 혈당을 완전히 정상으로 유지하면서도 부족한 부분을 보완할 수 있다. 만약 저탄수화물 식이 중 단백질을 섭취하여 인슐린이 급증한다면 인슐린은 포도당 신생 합성을 강하게 억제하므로 포도당을 만들 수 없다. 그렇다면 얼마나 위험한 일인가? 하지만 저탄수화물 식이에서 단백질 섭취로 인한 인슐린 급증은 결코 일어나지 않으므로 걱정할 필요 없다.

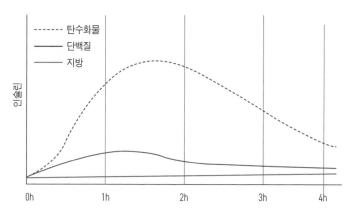

「당뇨병이 없는 사람과 제2형 당뇨병 환자의 다량 영양소에 대한 혈장 포도당 및 인슐린 반응 (Plasma glucose and insulin response to macronutrients in nondiabetic and NIDDM subjects)」「당뇨 치료(Diabetes Care)」, F.Q. 너톨(Nutall, F.Q.), M.C. 가논(M.C. Gannon), 1991. 14(9): p.824-38의 각색

1900년대 초·중반까지 당뇨병에 대한 지침은 빵, 시리얼, 설탕 등을 엄격히 제한하고 고기, 달걀, 치즈 등을 허용하는 내용이었는데(1951년의 『임상 내분비학The practice of endocrinology』) 불과 수십 년 만에 고기, 달걀 등을 금하고 빵과 시리얼을 먹게 하는 것(미국 심장 협회American Heart Association, 최근까지 미국 당뇨병 협회American Diabetes Association)으로 변화했다. 이로 인해 우리는 현재 50년 전보다 지방을 적게 섭취한다.[41] 이 변화된 지침이 옳았다면 인간이 더 건강해졌어야 하는데 지방을 멀리하고 탄수화물 권장 식이를 하는 동안 오히려 인슐린 저항성이 폭발적으로 증가했다. 이는 현대의 식이가 의도한 결과를 만들어내지 못했다는 증거이다.

1990년대 이후의 임상 연구는 탄수화물 제한이 인슐린 저항성을 예방하거나 개선한다는 설득력 있는 증거를 제공해 왔다. 피험자의 식이에 대해서 질문만 하는 것(설문 기반 연구)이 아니라 실제로 피험자의 식이에 변화를 주는 중재(혹은 임상 기반 연구) 연구들을 살펴보면, 절대 다수의 연구에서 탄수화물 제한을 지지하고 있다.

식사 개입을 기반으로 하는 연구들은 "어떤 식이가 인슐린 저항성에 가장 좋은가?"라는 질문에 확정적인 답을 줄 수 있기 때문에 훨씬 우월하다. 이런 의문 아래 실시된 한 연구는, 과체중인 중년 남성·여성 수백 명을 대상으로 이루어졌다. 피험자들은 2년 동안 칼로리 제한 저지방 식이, 칼로리 제한 보통 지방 식이, 칼로리 무제한 저탄수화물 식이 세 가지 중 하나를 배정받았다.

칼로리 무제한 저탄수화물 식이는 체중 감소가 가장 컸을 뿐 아니라, 인슐린 수치를 낮추고 인슐린 저항성을 가장 많이 개선시키는 데 도움을 주었다.[42]

다른 한 연구에서는 비슷한 전략을 3개월 동안 사용했다. 과체중인 남녀를 저탄수화물 식이 그룹과 저지방 식이 그룹으로 나눈 것이다. 어떤 그룹도 섭취 칼로리에는 제한을 두지 않았다. 저지방 식이군의 인슐린 수치는 약 15퍼센트 떨어진 반면, 저탄수화물 식이군의 인슐린 수치는 50퍼센트 감소했다.[43] 더구나 인슐린 저항성의 또 다른 지표인 '호마 점수HOMA score'는 저탄수화물 식이가 저지방 식이에 비해 3배 더 감소했다. (17장에서 자세히 다룬다.)

또 다른 연구는 연구 대상자들을 4년여 동안 추적했다. 피험자들은 탄수화물 제한 식이를 계속했다.[44] 이 연구의 취지는 두 가지 중재, 즉 탄수화물 50퍼센트와 탄수화물 20퍼센트 식이에 따른 인슐린 민감성을 비롯한 대사 개선을 비교하는 것이었다. **저탄수화물 식이는 건강 개선의 측면에서 '눈에 띄게 우월'했다. 환자의 절반 이상이 인슐린을 끊었고**(다른 약물도 거의 모두)**, 나머지 절반은 일간 인슐린 요구량이 상당히 감소되는 결과를 보여주었다.**

언급할 가치가 있는 마지막 연구가 있다. 이 연구는 인슐린 저항성인 피험자들에게 3주 동안 비교적 정상적인 식이(탄수화물 비율 최대 60퍼센트), 느슨한 탄수화물 제한 식이(탄수화물 비율 최대 30퍼센트)를 하게 한 뒤, 다음 3주간은 다

른 식이로 전환시켰다. 여기에서도 저탄수화물 식이가 인슐린 민감성을 향상시켰다.[45]

이 밖에도 비슷한 결과를 보여주는 수많은 연구가 있다. 수천 명의 환자를 포함하는 다수의 메타 분석(기존의 여러 연구를 종합해서 통계 분석하는 연구)은 만장일치로 탄수화물 제한 칼로리 무제한 식이가 저지방 칼로리 제한 식이만큼 그리고 종종 그 이상으로 인슐린 수치를 큰 폭으로 낮춘다는 것을 보여준다.[46] 그 증거를 종합하면 대단히 설득력이 있기 때문에, 미국 당뇨병 협회는 '당뇨병의 건강 관리 기준Standards of Medical Care in Diabetes'을 개정해 제2형 당뇨병 조절을 위한 저탄수화물 식이의 사용을 포함시켰다.[47]

이야기를 더 진행하기 전에, 탄수화물 제한을 지지하는 전체적 증거는 인슐린의 맥락에서 보아야 하며, 모든 탄수화물을 피하라는 요구로 생각하면 안 된다는 점을 지적하고 넘어가야겠다. 모든 탄수화물이 똑같이 만들어지는 것은 아니다. '좋은' 탄수화물이냐 아니냐는 그 음식이 인슐린 수치를 상승시키는 정도에 따라 결정된다.

탄수화물의 질과 양

나는 독자들이 탄수화물을 포도당과 인슐린에 어떤 영향을 주는가의 측면으로 보았으면 한다. 당신이 선택한 음식이 '좋은' 탄수화물이라면 당신이 먹는 탄수화물이 몇 그램인가는 전혀 중요치 않다. '좋은' 탄수화물인지, '나쁜' 탄수화물인지를 결정하는 유용한 도구는 탄수화물의 혈당 부하Glycemic Load, GL이다. GL은 특정 탄수화물 음식 섭취 후 혈당 상승을 추정하는 수치이다. 지금은 당신도 알고 있듯이, 혈당 상승은 혈중 인슐린의 급격한 증가로 이어진다.

GL은 혈당 지수Glycemic Index, GI와 혼동하기 쉽다. GI는 혈액 내에서 탄수화물이 포도당으로 얼마나 빨리 분해되는가를 보여주는 척도이다. (따라서 이것은 혈당을 얼마나 빨리 올리는가에 초점을 맞춘다.) 반면에 GL은 그 음식 안에 혈액 내에서 포도당이 될 수 있는 탄수화물이 얼마나 많은지를 결정한다. 수박을 예로 들어보자. GI가 72인 수박은 'GI가 높은' 음식으로 여겨진다. 하지만 GL은 2로 대단히 낮다. 이는 수박의 탄수화물이 혈액 내에서 빠르게 포도당으로 변하기는 하지만(GI), 실제 탄수화물의 양은 적어서 문제가 될 정도가 아니라는(GL) 의미이다. GI의 문제는 우리가 먹는 음식 안에 잠재적인 포도당이 얼마나 많으냐에 영향을 주지 않는다. 여기에 관련되는 것은 GL이다. 따라서 탄수화물이 많은 식이를 하더라도 탄수화물의 GL이 낮다면 인슐린 저항성을 막거나 개선할 수 있는 것이다. 물론 혈당 부하를 이해하려 하는 것은 음식이 인슐린에 미치는 영향에 대해서 파악하기 위해서이다.

GL 수치가 20 이상이면 보통 '높은' 것으로 보고, 11~19는 '중간', 10 이하는 '낮은' 것으로 본다. 여기에서는 낮은 것이 좋은 것이다. GL은 직접 계산하기가 어렵다. 하지만 당신이 먹는 음식의 GL을 알아보는 데 사용할 수 있는 온라인과 스마트폰 앱이 여러 개 있다.[48]

GL이 높은 음식에는 가당 음료, 사탕, 흰 파스타, 흰 빵, 프렌치프라이, 구운 감자가 있다. 통밀 파스타, 현미, 고구마, 무가당 과일 주스는 중간 정도 범위에 들어간다. GL이 낮은 음식에는 강낭콩, 병아리콩, 검은콩, 렌틸콩, 특정 통밀 빵, 캐슈너트와 땅콩이 있다.

GL 수치 낮음(10 이하)	GL 수치 중간(11~19)	GL 수치 높음(20 이상)
강낭콩, 병아리콩, 렌틸콩, 통밀 빵 캐슈너트, 땅콩 등	통밀 파스타, 현미, 고구마, 무가당 과일 주스 등	가당 음료, 사탕, 흰 빵, 프렌치 프라이, 구운 감자 등

섬유질이 많은 채소와 과일은 GL이 낮은 탄수화물 식품의 대표적인 예이다. 섬유질이 많은 식이는 인슐린 민감성을 개선시킨다.[49] 인슐린 저항성이 있는 사람의 경우, GL이 낮은 식이를 계속하는 것이 저지방 식이에 비해 건강 증진에 훨씬 더 효과적이라는 것을 기억하라.[50]

식이의 중심이 채소와 식물성 제품인 경우라면 음식의 GL에 집중하는 것이 특히 가치가 있다(그러니 채식주의자들은 주의를 기울이기 바란다). 일반적으로, 대부분의 식물성 식품은 단백질과 지방의 함량이 낮고 탄수화물 함량이 높다(확연한 예외는 아보카도, 올리브, 코코넛과 같은 '지방이 많은 과일'이다). 그럼에도 불구하고 일부 식물성 음식은 혈당 조절에 도움을 줄 수 있는 식이섬유의 훌륭한 공급원이다.

채식이 몸에 더 좋고 질병 예방에 더 효과적이라는 이야기를 많이 들어보았을 것이다. 하지만 여기에도 논란의 여지는 있으며 어쨌든 인슐린 저항성의 측면에서는 채식이 꼭 더 낫다고 할 수 없다. '저탄수화물' 식이를 하면 적어도 감자칩과 같이 인슐린 급증을 만드는 과자를 먹는 것은 막을 수 있지만, 채식에서는 동물성 식품이 포함되어 있지만 않다면 감자칩과 같은 음식을 쉽게 허용하기 때문이다.

다시 말하지만, GL은 포괄적이고 유용한 지침을 제공한다. (이에 대해서는 뒤에 더 자세히 이야기할 것이다.) 단, 여기에서도 고려해야 할 사항들이 있다. 문제를 복잡하게 만드는 것은 모든 사람이 탄수화물 음식에 같은 방식으로 반응하지 않는다는 점이다. GL은 추정치이다. 개개인은 혈당 반응은 다를 수 있다.

포도당 불내증

우리는 특정한 사람들이 특정한 음식에 잘 반응하지 못한다는 것을 쉽게 받아들인다. 특정 음식을 먹고 난 후의 느낌이나 그 음식이 몸과 건강에 미치는

왜 아플까

작용 때문에 유제품을 피하는 사람들(유당 불내증)이나 밀을 피하는 사람들(글루텐 불내증)을 흔히 본다. 그렇다면 일부 사람들이 식이 포도당에 부정적인 반응을 보일 수 있다는 것도 상상이 가는가?

포도당에 내성이 적은 사람들이 있다는 생각은 아주 간단한 실험으로 드러난다. 포도당 용액을 마시고 그것이 혈당과 인슐린에 어떤 작용을 하는지 측정하는 것이다. 공복 혈당 수치는 비슷하더라도 섭취한 포도당이 혈당에 미치는 영향에는 큰 차이가 나타난다. 다른 사람에 비해 혈당 수치가 두 배 이상 높아지는 사람도 있다. 중요한 것은 이런 사람들의 인슐린 수치도 똑같이 상승할 수 있다는 것이다. 이것이 포도당 불내증Glucose Intolerance이다. 어떤 몸은 포도당을 혈액에서 빼내 세포로 보내기 위해 더 열심히 일을 해야만 하는 것이다.

다른 사람들보다 포도당에 강한 반응을 보이는 이유를 결정짓는 핵심 요인이 인슐린이 아닐까 하는 의심이 들지 않는가? 지방 세포가 인슐린 저항성을 갖게 되면 곧 포도당 불내증이 뒤따른다.[51]

포도당 불내증인 사람들은 식이 포도당이 적은 식이에 더 좋은 반응을 보이지 않을까? 그렇다. 증거가 이를 뒷받침한다. 2007년 유명한 네 가지 종류의 다이어트, 즉 앳킨스Atkins 다이어트(탄수화물 30퍼센트 이하), 오니시Ornish 다이어트(탄수화물 60퍼센트 이하), 런LEARN 다이어트(탄수화물 50퍼센트 이하), 존Zone 다이어트(탄수화물 40퍼센트 이하)에 수반되는 대사적 개선을 철저하게 비교한 연구 결과가 발표되었다. 여러 다이어트가 포함되어 있는 이 연구는 'A-Z 연구(A to Z 연구)'라고 알려졌다. 같은 연구자들에 의한 2013년의 후속 연구는, 탄수화물 최저(앳킨스)인 식이와 최고(오니시)인 식이가 인슐린 민감성에 미치는 영향을 연구했다. 흥미롭게도 모든 피험자는 인슐린 민감성에 관계없이 탄수화물이 최저인 식이에서 살이 빠졌다. 그렇지만 탄수화물 섭취가 가장 많은 식이 요법에서는 인슐린 저항성 피험자들(포도당 불내증이 가장 심함)이 아닌 인슐린 민감성 피험자들(포도당 불내증이 거의 없음)만이 체중 감량을 보였다. [52]

> ## 장내 세균
>
> 장내 세균의 차이는 일부 사람들이 탄수화물을 쉽게 연소하는데 반해 그렇지 못한 사람들이 있는 이유를 설명해 준다. 음식의 소화를 돕는 수백 억, 수천 억의 장내 세균이, 당신의 포도당과 인슐린이 탄수화물이 많은 음식에 얼마나 격하게 반응할지를 결정하는 가장 특징적인 요인일 수 있다. 와이즈만 연구소(Weizmann Institute)의 과학자들은 장내 세균이 음식의 포도당 부하를 결정하며, 당이 많이 들어있는 아이스크림과 같은 고탄수화물 식품에도 거의 반응을 보이지 않는 사람들이 있는 반면, 밀가루 빵과 같은 흔한 음식에도 극적인 포도당 반응을 보이는 사람들이 있다는 것을 발견했다. [53]

포화 지방과 다가 불포화 지방

저탄수화물 식이에는 동물성 지방과 동물성 단백질이 많이 포함되곤 한다 (항상 그런 것은 아니다!). 많은 사람들이 동물성 지방을 피하는 이유는 포화 지방에 대한 두려움 때문이다. "포화 지방은 세포를 틀어막고 인슐린의 작용을 차단한다!"는 말을 흔히 듣게 된다. 이런 정서에는 몇 가지 과학적 문제가 있다.

첫째, 동물성 지방이 전부 포화 지방인 것은 아니다. 동물성 지방에는 포화 지방, 단일 불포화 지방, 다가 불포화 지방이 있다. 둘째, 인슐린 민감성인 운동선수들의 근육에는 비만하면서 인슐린 저항성이 높은 사람들의 근육 못지 않게 '지방이 가득'하다. [54]

지방이 문제가 되는 것은 사실이지만, 당신이 생각하는 유형의 문제는 아니다. 문제가 되는 지방은 세라마이드라고 불리는 유형이며[55] 이 지방은 세포에서 생성되기 때문에 식이의 측면에서 걱정해야 할 것이 아니다. 이전에 논의했듯이 세라마이드 생성 활성화의 원인은 염증이다(153쪽 참조). 일단 스위치가 켜지면 세포는 무해한 포화 지방을 세라마이드로 바꾸고, 이후 세라마이드는 세포의 인슐린 민감성을 떨어뜨린다. 중요한 것은 탄수화물을 제한하고 지방을 마음껏 섭취하는 식이를 하는 사람들의 세포에서는 세라마이드 수치가 올라가지 않는다는 점이다.[56] 이는 고지방 식이를 하더라도 혈중 포화 지방이 증가하지 않는다는 것을 의미한다.

한 연구에서 저탄수화물 식이군은 저지방 식이군에 비해 매 끼니 더 많은 포화 지방을 먹었음에도 불구하고 공복 인슐린 수치가 훨씬 더 떨어졌을 뿐 아니라, 혈중 포화 지방 수치도 2~3배 감소했다![57] 식사에 포화 지방(돼지비계와 같은)을 더하는 것은 불포화 지방(올리브오일 같은)을 더하는 것에 비해 혈중 지방 수치를 더 감소시킨다.[58]

포화 지방을 피하면서 생긴 문제 중 하나는 포화 지방을 대체하는 음식이다. 많은 사람들이 포화 지방에 두려움을 가지면서 씨앗에서 뽑아낸 다가 불포화 지방을 받아들이게 되었다. 그러나 포화 지방(비계, 버터 등)을 다가 불포화 지방(대두유, 옥수수유, 유채유, 홍화유 등)으로 대체하는 것은 더 큰 건강 문제를 가져올 수 있다.[59] 물론 이런 문제가 모든 씨앗류에 적용되는 것은 아니다. 아마씨에서 추출한 다가 불포화 지방(알파리놀렌산)은 인슐린 저항성을 개선시킨다.[60]

산화 스트레스나 염증과 같이 인슐린 저항성을 만드는 다른 기전들 역시 저탄수화물 식이로 개선된다.[61] 따라서 탄수화물 제한은 인슐린 저항성의 분명한 여러 원인, 그중에서도 가장 영향이 큰 원인들을 제거해 준다고 볼 수 있으며 인슐린 급증을 낳는 탄수화물을 피할 경우 인슐린 민감성 개선을 돕는 다른 효과들도 따라온다.

산화 스트레스와 염증

산화 스트레스와 염증이 인슐린 저항성을 유발할 수 있다는 것은 12장에서 이미 설명한바 있다. 여기에서는 산화 스트레스와 염증이 인슐린 저항성의 확실한 원인이고, 인슐린 수치를 효과적·직접적으로 낮추는 식이 변화(저탄수화물 고지방 식이)가 산화 스트레스와 염증도 개선시킨다는 점을 간단히 언급하고 싶다. 산화 스트레스와 염증 개선 효과의 일부는 음식속의 수많은 화학 물질(겉으로는 무해하게 보이는)을 피한 결과이나, **혜택의 대부분은 '케톤'이라고 불리는 혈액 속 분자에서 나오는 것이다. 많은 연구에서 케톤이 강력한 항산화 효과와[62] 항염 효과를[63] 낸다는 것을 발견했다.**

탄수화물 제한 식이의 인슐린 저항성 개선 효과가 입증되었고, 그에 따라 그런 식이가 건강에 유리하다는 것을 뒷받침하는 엄청난 증거들이 존재한다. 인슐린 저항성이 수많은 만성 질환에 동반되고 있는 상황이기 때문에, 전문가들은 지난 수십 년간 수없이 많은 연구를 통해 저탄수화물 식이가 여러 가지 질병 치료에서 담당하는 역할을 탐구해 왔다.

케톤식

탄수화물을 극단적으로 적게 섭취하는 식이를 보통 '케톤식'이라고 부른다. 이런 이름이 붙은 것은 신체 내에서 영양 물질 대사에 미치는 효과 때문이다. 구체적으로 이런 식이는 '케톤 생성ketogenesis'을 증가시키는데, 간이 지방을 분해하는 과정에서 생기는 에너지 분자를 '케톤ketone'이라고 한다. 또 이 케톤체가 증가하는 상태를 '케토시스ketosis'라고 부르는데, 이에 대해서는 조금 뒤에 자세히 설명하겠다. 인간은 누구나 케톤을 가지고 있고 저인슐린 상태(혹은 제1형 당뇨병에서처럼 인슐린이 전혀 없을 때)라면 언제든 케톤을 만들 수 있다. **인슐린 수치**

가 낮을 때에 신체는 에너지의 공급원을 바꾼다. 포도당 연소가 아닌 지방 연소 쪽에 많이 의존하게 되는 것이다. 이런 현상은 상당 기간의 단식(예를 들어 18~24시간)이나 탄수화물 제한 후에 나타난다. 지방 연소가 계속되면서 간은 지방의 일부를 케톤으로 바꾼다. 케톤은 몸의 여러 부분, 특히 뇌에서 꼭 필요한 예비 연료이다.

케톤은 한때 '대사 쓰레기'로 간주되었다. 과학자들이 케톤의 역할에 대해 알지 못했기 때문이다. 이제 케톤은 뇌와 근육을 비롯한 거의 모든 세포의 귀중한 연료원으로 인정받고 있을 뿐 아니라, 다양한 이로운 효과를 내는 중요한 신호 분자임이 확인되었다. **세포 내 미토콘드리아**(지방이 분해되는 곳)**의 수를 늘리고,**[64] **산화 스트레스를 줄이고, 염증을 조절하는 것이 케톤의 혜택이다.**[65] 벌레나 쥐와 같은 일부 동물의 경우 케톤은 그들의 수명까지 연장한다. 다만 인간에게서는 수명을 연장한다는 증거가 아직 없다.[66] 우리 연구실의 연구를 통해서는 케톤이 건강한 베타 세포와 근육 세포의 미토콘드리아 기능을 촉진한다는 것이 발견되었다.[67]

케톤은 신체 내 에너지(칼로리) 대사에 흥미로운 옵션을 제공한다. 케토시스 상태는 신체로 하여금 에너지를 저장하거나 이용하는 대신 낭비하게 만든다. 케톤은 몸에서 에너지로 사용될 수도 있지만, 소변이나 호흡을 통해 배출될 수도 있다. 이것은 케톤만 가진 특유의 능력인데 케톤이 작은 분자의 에너지이기 때문에 몸 밖으로 내보낼 수 있는 것이다. 이것은 잉여 칼로리를 배출하는 결과를 가져오며 각 케톤 분자는 약 4칼로리에 해당한다.[68]

인슐린은 케톤 생성의 강력한 억제제이다. 인슐린 수치가 높으면 케톤 생성이 중단되고, 인슐린 수치가 낮으면 케톤 생성이 일어난다. 따라서 인슐린을 일관적으로 낮게 유지하는 모든 식이 요법은 케톤식이라고 할 수 있다.

나는 고지방 식이와 케톤식을 구분해야 할 필요가 있다고 생각한다. 연구에 따르면, 고지방 식이는 탄수화물 섭취를 줄이는 개입 없이 지방 함량을 높이는 식이가 될 수도 있다. 따라서 그런 모호한 식이를 하는 사람은, 보통의 탄수화물 섭취량에 지방을 추가해 칼로리가 높아진 식이로 인슐린 급증 효과를 얻게 될 가능성이 대단히 높다. 이것은 분명 건강에 해롭다. 반대로, 케톤식은 탄수화물을 식이 지방으로 대체한다. 식이 지방은 인슐린에 아무런 영향을 주지 않기 때문에, 인슐린을 낮게 유지할 수 있고 따라서 케톤을 생성을 정상보다 높이는 식이가 된다.

케토시스 대 케톤 산증

일반적인 식이는 전형적인 미국인들의 혈중 케톤 수치를 낮게 만들지만, 저탄수화물 식이를 채택했을 때는 케톤 수치가 약 10배 높아진다(혈중 케톤은 1리터당 약 1~2몰mmol에 이른다). 혈액 산성도에 대한 어떤 영향도 없이 케톤이 '정상' 이상으로 상승하는 이런 상태를 케토시스 상태라고 한다. 하지만 케톤이 지나치게 높아서 케토시스 상태일 때보다 10배 높아지는 지점(1리터당 약 10~20몰)에 이르면 산성도에 영향을 줄 수 있다. 혈액이 산성이 되는 것이다.

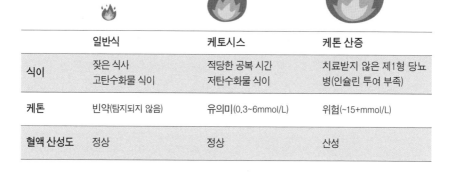

	일반식	케토시스	케톤 산증
식이	잦은 식사 고탄수화물 식이	적당한 공복 시간 저탄수화물 식이	치료받지 않은 제1형 당뇨병(인슐린 투여 부족)
케톤	빈약(탐지되지 않음)	유의미(0.3~6mmol/L)	위험(~15+mmol/L)
혈액 산성도	정상	정상	산성

왜 아플까

이런 두 번째 10배의 변화는 케토시스와 케톤 산증 사이의 구분점이다. 대부분의 사람들은 케톤과 제1형 당뇨병에 대해 알고 있기 때문에, 케토시스와 케톤식에 부정적인 생각을 가지고 있다. 제1형 당뇨병인 사람은 인슐린이 부족하게 투여될 경우 틀림없이 케톤 산증이 생겨 생명을 위협받을 수 있다(그리고 이것은 극히 많은 케톤 때문만은 아니다). 그렇지만 췌장이 제대로 기능하는 사람은 케톤 산증을 막을 만큼의 충분한 인슐린을 생성한다. 단식 중에라도 말이다.

케톤 보충제

케톤에 대한 인식이 높아지면서 케톤 보충제가 탄생하게 되었다. 너무 새로운 것이기 때문에, 인슐린 조절에 대한 외인성 케톤 효과는 아직 초기 이해 단계에 있을 뿐이다. 그렇지만 현재까지의 증거는 긍정적이다.

과학자들은 한 집단의 건강한 남성과 여성을 실험 대상으로 케톤이 함유된 음료를 마시게 한 뒤 바로 경구 당 부하 검사(피험자에게 시럽 같은 음료를 주는 것)를 실시했다.[69] 연구팀은 혈당과 인슐린 수치를 측정함으로써 케톤 음료를 마셨을 때 피험자들이 혈액 속의 포도당을 보다 빨리 제거할 수 있다는 것을 발견했다. 인슐린의 추가적인 상승 없이 일어난 이런 현상은, 케톤의 인슐린 민감성 강화 효과를 암시한다. 피험자의 수치는 전체 그룹이 모두 비슷했다. 인슐린이 일을 더 잘 해낸 것이다.

케톤 보충제에 관심이 있다면 케톤을 마시는 것이 인슐린 저항성에 도움이 될 가능성은 낮다는(혜택이 없지는 않지만) 점을 염두에 두길 바란다. 결국 우리가 관심을 두는 것은 인슐린이다. 인슐린 저항성의 맥락에서 케톤이 유용한 것은, 주로 케톤이 인슐린 수치에 반대되는 지표이기 때문이다. 케톤은 우리가 인슐린 억제를 얼마나 잘 해내고 있는지 말해 줄 뿐이다. 인슐린 저항성을 개선하고 그에 따르는 여러 효과를 거두기 위해서라면 낮은 인슐린 수치를 목표로 두어야 하고, 높은 케톤 수치를 목표로 하는 것은 큰 의미가 없다.

음식을 먹을 때 인슐린 저항성을 염두에 두는 사람은 많지 않다. 대신 사람들은 '이것이 내 체중에 어떤 영향을 미칠까?'를 더 고민한다. 우리가 먹는 음식이 중요하다는 데에는 의심의 여지가 없다. 얼마나 먹는지, 어떤 종류를 먹는지가 모두 중요하다. 그래서 칼로리의 양만큼 중요한 것이 칼로리의 유형이다. 지방, 단백질, 탄수화물… 어떤 것에서 비롯되었는지를 말하는 칼로리 유형이 몸이 호르몬을 통해서 그 칼로리로 무슨 일을 할지 결정하기 때문이다.

체중 조절

인슐린 조절이 가져오는 대사적 혜택 중 한 가지는 대사 속도의 변화에 따른 결과이다. 이것은 최근의 발견이 아니다. 지난 세기 위대한 과학자 두 명이 인슐린이 대사 속도를 떨어뜨리는 역할을 한다는 것을 처음으로 밝혀냈다. 내분비 대사와 신진대사 연구로 유명한 엘리어트 P. 조슬린Elliot P. Joslin과 프랜시스 G. 베네딕트Francis G. Benedict는 1912년, 인슐린 결핍 제1형 당뇨병 환자의 대사율이 비슷한 체중의 정상 인슐린 피험자에 비해 약 15퍼센트 높다고 말했다.[70] 하지만 인슐린 치료를 받고 있는 제2형 당뇨병 환자들에게는 반대의 현상이 관찰되었다. 이것은 인슐린이 대사 속도를 저하시킨다는 것을 의미한다.[71]

인슐린이 대사율에 어떻게 영향을 미치는지 이해하기 위해서 갈색 지방BAT을 다시 한번 살펴보자. 지난 장에서 우리는 갈색 지방이 어떻게 지방 연소에 도움을 주는지 이야기했다. 탄수화물 제한이 가져오는 대사적 혜택은 인슐린 조절에 그치지 않는다. 인슐린이 갈색 지방을 억제하는 반면, 케톤은 갈색 지방을 활성화시킨다.[72] 이런 조합 때문에 인슐린을 조절하는 탄수화물 제한 식이가 전형적인 식이에 비해 칼로리 균형에 관한 대사적 '자유 재량권'을 더 많이 제공하는 것이다. 칼로리 제한이 없는 저탄수화물 식이를 고수하는 사람들이 전형적인 칼로리 제한 저지방 다이어트를 하는 사람들보다 지방을 더 많이 없앨 수 있는 것이 이 때문이다.[73] 훨씬 더 많은 칼로리를 섭취한다고 하더라도 말이다.[74]

그 가장 좋은 예는 비만과 과체중 피험자들에게 지방과 탄수화물 비율은 다르되 칼로리는 동일한 네 가지 식단을 교대로 실시한 연구이다.

대사율(에너지 소모를 쉬고 있을 때 측정한)은 지방이 가장 적은 식이를 할 때 가장 낮았다가, 단계적으로 지방 함량을 올리고 탄수화물 함량을 줄이는 식단을 거치면서 서서히 올라간다. 결국 저탄수화물 고지방 식이 요법을 할 때, 피험자들의 대사율은 동일한 피험자들이 저지방 고탄수화물 식이 요법을 따를 때보다 하루 약 80칼로리가 높았다.[75]

보다 최근에는 미국국립보건원National Institutes of Health과 하버드 대학이 엄격한 통제 연구를 통해 같은 사실을 발견했다. **케토시스 상태에서는 대사율이 하루 약 100~300칼로리 높아진다는 것이다.**[76] 하버드 대학의 연구에서 참가자들은 고탄수화물(탄수화물 60퍼센트, 지방 20퍼센트), 보통 탄수화물(탄수화물 40퍼센트, 지방 40퍼센트), 저탄수화물(탄수화물 20퍼센트, 지방 60퍼센트)의 세 그룹으로 나눠 진행하였고 이 연구는 대사율을 측정하는 데 대단히 정교한 기법을 사용했다.

전형적으로는 대사율을 측정할 때 우주인이 쓰는 헬멧과 같은 장치 밑에 피험자를 눕혀 놓거나(간접 열량 측정법), 폐소 공포증을 일으킬 것 같은 작은 방에서 피험자가 시간을 보내게 한다(직접 열량 측정법). 그런데 두 방법 모두 문제가 있다. 실생활에서 사람들은 이런 식으로 움직임에 제한을 받지 않기 때문이다. 데이비드 러드윅David Ludwig 박사가 주도한 이 하버드 대학 연구에서는 '이

중 라벨링된 물doubly labeled water'이라는 비교적 새롭고 영리한 방법을 썼다.

이 방법에서는 피험자가 특정한 라벨링이 된 물을 마시며 평소대로 생활하게 하면서, 신체가 그 물을 사용한 정도를(대사율에 의해 유도된) 측정했다. 그 결과, 대사율은 탄수화물 소비량과 반비례했다. 탄수화물을 가장 많이 먹은 집단의 대사율이 가장 낮고, 탄수화물을 가장 적게 먹은 집단의 대사율이 가장 높았다. 시작 시점에 공복 인슐린 수치가 가장 높았던 집단은 저탄수화물 식이로 대사율에 가장 큰 변화를 경험했다(또한 이 집단은 혈중 중성 지방 수치가 가장 많이 떨어지고, HDL 콜레스테롤 수치가 가장 많이 올라갔다).

이 장에서는 음식이 인슐린 저항성에 미치는 영향을 살펴보았다. 인슐린 저항성에 관한 한 식이는 그 어떤 요인보다 중요하다. 운동과 식습관은 인슐린 저항성을 유발하기도 하고 치료하기도 한다. 운동과 식습관 개선은 강력한 효과를 가져오는 만큼 힘들고 의미 있는 변화가 필요한 일이기도 하다. 그렇기 때문에 사람들은 효과가 적지만 이것보다는 쉬운 옵션을 선택하곤 한다.

탄수화물 제한의 다른 혜택

앞서 우리는 인슐린 저항성과 연관된 여러 가지 질환을 알아보았다. 인슐린 저항성이 이런 질환들을 유발한다면 인슐린을 통제하는 것은 인슐린 저항성 문제를 해결하는 효과적인 전략일 테고, 인슐린을 낮추는 탄수화물 제한 식이는 이런 인슐린 저항성 연관 질환을 극적으로 개선시키는 열쇠가 될 것이다. 이 문제에 대해 과학자들은 어떤 탐구를 해왔는지 잠시 살펴보도록 하자.

혈중 콜레스테롤

LDL 패턴 A(크기와 부력이 큰 입자)는 LDL 패턴 B(크기가 작고 밀도가 큰 입자)에 비해 문제가 적고 덜 병적이라는 것을 기억하는가? 모순적이게도, 많은 지방 섭취는 LDL 콜레스테롤 중에서 '패턴 A'를 증가시킨다.

한 연구는 20명의 남성을 나누어 6주간 고탄수화물 식이 혹은 저탄수화물 식이(저탄고지)를 하도록 했다.[77] 탄수화물 제한 식이를 한 피험자들은 인슐린 수치가 크게 떨어졌고 평균적으로 LDL 크기의 증가를 경험했다. 중요한 것은 패턴 B가 많았던 피험자들조차 LDL 입자 크기가 커짐으로 써 패턴 A가 눈에 띄게 많아졌다는 점이다. 두 번째 연구에서는 먼저 연구와 동일하게 고탄수화물 식이 혹은 저탄수화물 식이를 하도록 했고 기간은 6개월, 대상자는 100명으로 늘렸다.[78] 이 연구에서도 처음 연구와 비슷한 결과를 발견했다.

지방과 콜레스테롤(저탄수화물 식이의 주식)을 먹어도 LDL의 밀도는 증가하지 않았는데, 그러면 다른 무엇이 밀도를 증가시키는 걸까? 명시적으로 언급하지는 않지만, 이런 연구들의 주제는 인슐린을 낮게 유지시키는 식이는 혈중 지질 농도에 긍정적인 변화를 이끌어낸다는 것이다.

인슐린은 LDL 입자를 작고 조밀하게 변화시킨다(패턴 B). 실제로 인슐린 저항성이 높은 사람들은 같은 또래의 비슷한 체중의 인슐린에 민감한 사람들보다 작고 조밀한 LDL의 양이 평균 두 배 이상 많다.[79] 요약하면, 고지방 식이는 완벽한 역설을 보여준다. 지방을 많이 먹는 것이 혈중 지질 농도에 긍정적인 변화를 주는 것이다.

혈압

일부 전통주의자들은 고지방 식이가 고혈압을 유발한다고 주장한다. 하지만 증거는 그 반대의 이야기를 하고 있다. 한 연구에서 피험자들을 지방과 탄수화물의 섭취 비율이 각기 다른 네 가지 식이 그룹으로 나누어 관찰했는

데 고지방 식이 집단은 중성 지방이 가장 많이 감소하고, HDL(좋은) 콜레스테롤이 가장 많이 증가한 것 외에도, 네 집단 중에 혈압도 가장 큰 폭으로 하락하였다. 저지방 식이 집단에 비해 4배나 많이 떨어진 것이다.[80]

다낭성 난소 증후군

다이어트와 다낭성 난소 증후군의 역할을 조사한 한 연구에서 다낭성 난소 증후군이 있는 다섯 명의 여성(약간 과체중인)에게 24주간 저탄수화물 식이를 시켰다.[81] 중요한 것은 이 여성들의 유리-테스토스테론 양이 거의 25퍼센트 감소했다는 점이다. 이는 인슐린 수치가 거의 절반으로 떨어진 결과로 보인다(인슐린이 난소의 테스토스테론 생성을 촉진한다는 것을 기억하라). 또한 모든 여성이 정서적 안정, 원치 않는 체모·체중·난임·월경 문제를 비롯한 모든 자가 보고 항목에서 확연한 개선을 보였다. 이 가운데 난임 치료에 여러번 실패했던 두 명은 연구 기간 중 임신에 성공했다.

낮은 테스토스테론

정상적인 생식 건강을 위해서라면 남성은 여성보다 테스토스테론 수치가 높아야 하지만, 불행히도 우리가 수십 년간 따라온 저칼로리 저지방 체중 감량 식이는 오히려 건강을 해쳐왔다. 저지방 식이를 한 남성들의 테스토스테론 수치가 눈에 띄게 하락한 것이다.[82] 이 연구 결과에 따른 해법은 간단하다. 지방을 더 많이 먹는 것이다.

알츠하이머병

4장에서 살펴보았듯이, 쥐를 이용한 여러 연구를 통해서 당분이 많은 식이가 뇌 기능을 손상시킨다는 것이 드러났다.[83] 또한 노인 대상의 한 연구에서는 탄수화물을 선호하는 사람들의 경우 인지 장애, 기억 장애, 운동 장애, 분리(disengagement, 갈등, 활동, 조직에 참여하는 것을 서서히 멈추는 것) 등 가장 심각한 정도의 신경학적 증상을 가질 가능성이 높다는 것을 발견했다.[84]

알츠하이머병이나 약한 인지 장애가 있는 사람들이 저탄수화물 고지방 식이를 하자 인지 기능이 향상되었다.[85] 흥미로운 점은 뇌가 지방을 사용하지 않는데도 이런 변화가 일어났다는 사실이다. 지방을 주된 다량 영양소로 섭취할 경우, 간은 필요보다 많은 지방 대사를 하게 되며 여분의 지방은 케톤이 된다. 방금 언급했던 연구에서 케톤이 가장 많이 증가한 사람들은 개선 효과가 가장 컸다. 또 다른 연구에서도 정도는 다르지만 알츠하이머병과 관련된 인지 저하를 경험하고 있는 10명의 피험자에게서 이와 비슷한 효과를 발견했다. 그들은 저탄수화물 고지방 식이를 했고 매일 밤 12시간 공복 상태를 유지했으며 케톤 생성을 증가시키기 위해 코코넛 오일을 먹었다. 모두 인지 기능이 향상되었으며, 직장으로 돌아가거나 직장에서의 성과가 개선되었다. 이런 긍정적인 영향은 거의 3년 뒤까지 지속되었다.[86]

사실 케톤을 사용할 수 있는 조건이 되면 뇌는 케톤을 에너지로 사용하려는 전환을 시작한다. 이것은 뇌가 연료로 포도당보다 케톤을 선호한다는 증거일 수 있다. 포도당과 달리 뇌에서 케톤을 흡수할 때는 인슐린에 의존하지 않는 것이 선호의 이유인 듯하다. 따라서 인슐린 저항성이 높은 사람이라면 뇌 역시 높은 인슐린 저항성 때문에 포도당을 더 적게 흡수할 가능성이 있다.[87]

파킨슨병

저탄수화물 고지방 식이가 파킨슨병 환자에게 미치는 영향에 대한 인간 대상의 연구는 극히 소수이다. 한 소규모 연구에서 파킨슨병 환자들에게 한 달간 케톤식을 시켰더니, 모든 피험자의 증상이 '어느 정도' 또는 '상당히' 개선되는 결과가 나타났다.[88] 파킨슨병이 있는 쥐를 이용한 연구에서는, 케톤이 산화 스트레스의 생성을 억제함으로써 필수 뉴런(예를 들어 도파민 생성 뉴런)을 강화시킨다는 사실이 확인되었다.[89]

편두통

케톤식이 편두통 치료에 미치는 영향을 뒷받침하는 증거는 많지 않으며, 대부분이 실험 구상 이후의 과정에서 추가된 정도에 그친다. 그렇지만 그리 새로운 아이디어는 아니다. 저탄수화물 고지방 식이로 편두통이 개선되었다는 것은 이미 1928년에 보고되었으며,[90] 이어 1930년에는 보다 규모가 큰 연구 보고가 있었다.[91]

예를 들어 한 연구에서는, 자매가 체중 감량을 위해 저탄수화물 고지방 식이를 택했다.[92] 두 사람 모두 심각한 편두통을 종종 겪는다고 했는데 두 사람이 저탄수화물 고지방 식이를 진행하는 동안 편두통의 문제가 해결되었고, 식이를 중단하자 편두통이 되돌아왔다. 또 다른 연구에서는 편두통을 경험하는 인슐린 저항성이 높은 사람들이(인슐린 저항성이 있다는 것을 알지 못할 수도 있다는 점을 기억하라) 설탕 등 당류 식품을 제한함으로써 편두통의 빈도와 정도가 75퍼센트 개선되는 결과가 나타났다.[93]

가슴쓰림

저탄수화물 고지방 식이를 택한 사람들이 가장 흔히 보고하는 혜택은 위식도 역류 질환의 가장 흔한 증상인 가슴쓰림(7장 참조)의 즉각적인 완화이다. 연구 참가자들은 저탄수화물 고지방 식이를 할 때, 가슴쓰림의 빈도가 절반으로 줄어들었다고 보고했다.[94] 또 다른 연구는 이 식단을 따른 다섯 명 환자 모두가 가슴쓰림의 상당한 개선을 보였다고 상세히 기술하고 있다.[95] 이 연구 결과는 '저탄수화물 고지방 식이를 시작하고 하루 내에 가슴쓰림 증상이 사라졌다'는 문구가 너무 자주 등장하는 바람에 오히려 놀라움이 반감되는 상황을 보여준다. 가슴쓰림을 자주 경험하는 사람들에게는 퍽 흥미로운 이야기일 것이다.

피부

저탄수화물 고지방 식이가 피부 질환 치료에 주는 혜택을 조사하려는 연구는 극히 적지만, 몇몇 연구가 흑색가시세포증,[96] 여드름,[97] 건선과 같은 염증성 피부 질환에[98] 긍정적인 효과가 있음을 보여주고 있다.

노화

2004년 한 저명한 과학 논문이 '내분비 조작으로 노화를 늦출 수 있다'는 결론을 냈다.[99] 따라서 인슐린을 낮게 유지하는 식단은 노화의 견지에서 탐구해 볼 가치가 있다고 생각된다. 곤충과 쥐를 대상으로 한 연구는 명확한 증거를 보여준다. 탄수화물을 제한하고 지방을 늘리는 식이는 노화 과정을 효과적으로 늦추고,[100] 근육을 유지하고 지방을 감소시키며, 혈중 지질 농도를 개선하고, 인슐린과 렙틴 수치를 낮추고, 뇌 기능을 개선하는[101] 등 신체의 여러 측면을 '젊게' 유지해 수명을 연장한다. 결국 이런 사실은 장수하는 사람들이 인슐린 민감성이 높은 경향을 보이는 이유를 설명해 주는 것이기도 하다.

Chapter 16

전형적인 해결책:
약물 요법과 수술

이 책을 15장까지 읽고 난 지금쯤이면 "약을 먹어서 해결할 수는 없나?" 하는 의문이 들 것이다.

물론 그렇게 할 수도 있다. 인슐린 저항성이 만연하고 있는 상황과 그로 인한 합병증까지 생각한다면 약물과 수술을 통한 해결책이 우후죽순으로 생겨난 것도 이상한 일은 아니다. 인슐린 저항성을 치료하는 가장 흔한 방법은 약물 요법이다. 그러나 이 방법은 증상을 어느 정도 개선할 수는 있지만 인슐린 저항성의 근본 원인을 해결하지는 못한다.

그럼에도 불구하고 대부분의 의사가 인슐린 저항성 환자에게 처음으로 권하는 치료 방법은 약물이다. 안타깝지만 한편으로는 이해가 된다. 의사는 환자를 대하기 전에 수없이 많은 시간을 약리학과 약물의 기전을 공부하는 데 사용한다. 그러나 라이프스타일을 공부하는 데 할애하는 시간은 얼마 되지 않는다. 더구나 환자들도 힘들게 식습관을 바꾸고 운동을 하는 것보다는 약으로 증상을 치료하는 편을 선호한다. 하지만 약물보다는 라이프스타일을 바꾸는 것이 문제를 완벽하게 교정하는 데 더 큰 힘을 발휘한다.

그렇더라도 어떤 의학적 선택이 가능한지를 알아두는 것은 가치 있는 일이다. 220쪽의 표는 주요 약물, 약물의 작용 방식, 그에 따른 위험을 개술하고 있다. 그리고 각 치료 방법이 부작용에 비해서 치료 효과가 얼마나 좋은지를 토대로 내가 매긴 등급도 표기되어 있다. 식이와 운동만으로는 효과가 없다면 이런 치료법을 의사와 논의해 보는 것도 좋다.

비만 대사 수술

비만 대사 수술은 1950년대부터 발전하기 시작해 상당한 체중 감량과 인슐린 민감성을 비롯한 모든 대사 요인을 개선시키는 여러 가지 수술법을 포괄하게 되었다. 그렇지만 수술은 비만으로 분류되는 사람이나 인슐린 저항성과 같이 비만 합병증을 가진 사람에 한해서만 최소한으로 시행된다. 이런 모든 수술은 위의 크기를 감소시키며(위 절제술), 일부는 위장의 해부적 구조까지 바꾼다(위 우회술).

이에 대해 자세히 알아보기 전에, 비만 대사 수술을 받은 환자의 거의 절반 이상이 수술 후 6개월 내에 잦은 부작용(경증에서 중증에 이르는)을 겪는다는 점을 유념하길 바란다. 환자들은 수술 후에 심한 설사, 감염, 탈장, 비타민 결핍 등의 신체적 부작용 외에 자해와 우울증 같은 심리적 합병증을 경험하기도 한다.[1] 건강한 장기를 제거하는 과정이 포함된 이런 수술은 대사 기능의 통제가 절박한 상황에서 이루어진다.

비만 대사 수술은 체중과 인슐린 저항성의 개선에 놀라운 효과를 보인다.

주요 약물	하는 일
글리플로진(Gliflozin)계 약물: 포시가(Farxiga), 자디앙(Jardiance), 인보카나(Invokana), 슈글렛(Suglat), 디베르자(Deberza), 기타 개발 중인 약	이 계열의 약물은 포도당을 소변을 통해 몸 밖으로 배출함으로써 혈액으로 재흡수되는 것을 막아 혈당을 낮춘다. 이때 혈당이 떨어지면서 혈중 인슐린도 같이 떨어질 수 있는데, 이는 체중 감소와 혈압 개선으로 이어질 수 있다.
치아졸리딘디온[TZD, 글리타존(Glitazone)]계 약물: 액토스(Actos), 아반디아(Avandia), 듀비에(Duvie), 레줄린(Rezulin)	이 계열의 약물은 지방 세포를 분열시켜 세포 수를 늘림으로써 더 많은 포도당(그리고 지방)이 더 많은 지방 세포로 들어가게 하여 혈당을 낮춘다. 이런 약물은 혈당을 낮추는 데 효과적이긴 하나, 인슐린 수치는 크게 변하지 않는다. 대신 인슐린을 이용하는 지방 세포의 수를 늘려 그 효능을 효과적으로 개선시킨다.
설포닐유레아(Sulfonylurea)계 약물: 글루코트롤(Glucotrol), 미크로나제(Micronase), 아마릴(Amaryl), 글리미프라임(Glimiprime) 등	이 계열 약물은 인위적으로 인슐린 수치를 높인다. 인슐린을 증가시킴으로써 혈중 인슐린 농도를 높여서 환자의 혈당 수치를 정상에 이르게 한다. 이 약물들은 특정한 신경학적 상태를 치료하는 데에도 유용하다.
메트포르민[Metformin, 글루코파지(Glucophage)]	이 계열의 약물은 직접적으로 근육과 간(그리고 어쩌면 다른 장기)의 인슐린 민감성을 개선시켜 혈당과 인슐린을 효과적으로 낮춘다. 제2형 당뇨병과 인슐린 저항성으로 유발되는 모든 질환, 특히 다낭성 난소 증후군과 비알코올성 지방간을 치료하는 데 사용된다.
아스피린(Aspirin)	항염 효과가 인슐린 민감성을 개선시킨다. 염증을 치료하고, 인슐린 저항성의 위험을 낮추고, 제2형 당뇨병과 죽상경화증성 급성 혈관 질환의 발생을 막는 데 사용된다.

왜 아플까

작용 원리	단점과 부작용	등급
모든 혈당은 신장에서 걸러져 혈액으로 재흡수된다. 혈당 수치가 높은 수준에 이르면 신장은 모든 포도당을 재흡수하지 못해 소변을 통해 일부를 내보내게 된다. 글리플로진 약물은 포도당을 혈액으로 되돌려 보내는 신장의 능력을 차단함으로써 이 과정을 효과적으로 증진시킨다.	소변량의 증가로 인한 탈수 위험 증가. 소변 내의 포도당이 박테리아의 먹이가 되면서 요로 감염 위험 증가. 방광암의 위험이 증가한다는 제한적인 증거 존재(추가 연구를 통한 확인 필요).	C
지방 세포는 포도당 흡수를 위해 인슐린을 필요로 하는 세포 중 하나이다. 인슐린 저항성은 이런 효과를 방해할 수 있다. 이 약물은 몸이 더 많은 지방 세포를 만들어내면서(과다증식) 혈액으로부터 포도당을 흡수하는 지방 세포의 수를 늘린다.	이런 약들은 거의 항상 체지방을 증가시키므로 몸 전체의 관점에서는 좋은 거래가 아니다. 지방이 늘어나는 것은 인슐린 저항성에 대한 이상적인 해법이 아니기 때문이다. 그러나 이 약물은 확실히 혈당을 낮춘다.	B
제2형 당뇨병 확진을 받은 환자의 경우, 인슐린 저항성이 심해져서 혈당을 조절하기에 충분한 인슐린을 생산할 수 없다(췌장이 여전히 많은 양의 인슐린을 생산하고는 있지만). 이런 약물은 인위적으로 인슐린 생산을 늘린다.	심혈관 질환, 복통, 두통의 위험이 증가하는 등의 여러 가지 부작용이 있다. 환자의 체지방량이 상당히 늘어나는 경우도 흔하다.	F
특히 이들 약물은 특정 세포의 인슐린 민감성이 강화되도록 돕는 작용을 한다. 근육의 인슐린 민감성을 높임으로써 근육이 인슐린에 반응해 쉽게 포도당을 소비하면서 혈당 수치의 하락을 유도한다. 간의 인슐린 민감성을 개선시켜 간에서 혈액으로 보내는 포도당의 양을 감소시킨다.	사소한 부작용: 위장 장애, 설사, 오심 등의 가능성이 있다.	A-
염증은 인슐린 저항성의 원인이다.	연구에서는 고용량(하루 4~10그램)이 사용되었으며, 용량을 낮춘 여러 연구는 불분명한 결과를 냈다. 부작용은 주로 장에서 일어난다(더부룩함, 궤양, 출혈).	B+

하지만 안타깝게도 이 효과가 오래 지속되지 않고 체중과 인슐린 저항성은 수술 전으로 되돌아올 수 있다. 전체 환자의 25퍼센트가 수술 후 빠진 체중을 회복했으며, 체중이 돌아오면서 인슐린 저항성과 다른 질환이 되돌아오기도 한다. 우울증이나 중독 행동과 같은 특성을 통해 환자가 다시 살이 찔 가능성이 높은지 여부를 예측할 수 있다.[2]

다음의 표는 가장 흔한 세 가지 유형의 비만 대사 수술, 그 작용 방식, 그에 따르는 위험을 정리한 것이다. 비만의 정도가 심해서 이런 수술의 혜택을 봐야 할 것 같다는 생각이 든다면 수술이 가능한지 의사와 상담해 보도록 하라.

{ 표- 비만 대사 수술 요법 }

수술법	수술 효과
위 우회술 (gastric bypass, Roux-en-Y gastric bypass)	위 우회술은 인슐린 저항성과 제2형 당뇨병을 거의 즉각적으로(1주 이내) 치료하기 때문에 모든 비만 대사 수술 중 인슐린 민감성 개선에 가장 효과적이며, 가장 많은 체중 감량을 이끌어낸다.[3] 이런 급속한 개선 이후 상당한 체중 감량이 뒤따르기 때문에 체지방과 인슐린 저항성이 항상 연관되는 것은 아님을 보여준다.
위 밴드 수술 (adjustable gastric banding)	이 수술은 사람이 한 번에 먹을 수 있는 양을 크게 제한시킴으로써 인슐린 민감성을 개선한다.
위 소매 절제술 (sleeve gastrectomy)	위 우회술의 축소 버전이다. 그렇지만 인슐린 민감성이 미치는 효과는 상당하고, 위 우회술의 효과에 매우 근접한다.[4]

왜 아플까

비만 대사 수술 건강보험 적용 대상

대한비만대사외과학회는 2018년 비만 대사 수술 진료 지침에 '수술적 치료를 고도 비만 환자의 유일한 치료법'으로 명시했으며 이에 따라 2019년 1월부터 비만 대사 수술의 요양 급여가 적용되었다. 기존의 내과적 치료와 생활 습관 개선만으로는 치료가 어렵거나, 비용 문제로 치료를 미뤄왔던 병적 비만 환자들이 적극적인 치료를 받을 수 있게 되었다. 비만 대사 수술 요양 급여 대상자는 다음과 같다.

1. 체질량 지수(BMI)가 35kg/m² 이상인 고도 비만

2. 체질량 지수(BMI)가 30kg/m² 이상이면서 대사와 관련된 합병증을 동반한 경우
   - 고혈압, 수면 무호흡증, 관절 질환, 위식도 역류, 제2형 당뇨병, 고지혈증, 천식 등

3. 체질량 지수(BMI)가 27.5kg/m² 이상인 제 2형 당뇨병 환자
   - 위 소매 절제술 및 루와이 위 우회술을 시행하는 경우

작용 원리	단점과 부작용
위의 최상단에 외과적으로 작은 주머니를 만들고, 소장과 이 주머니를 바로 연결시켜 위의 대부분과 소장의 시작 부분인 십이지장을 우회시킨다. 그 결과 먹는 양이 제한되며 장의 소화·흡수 기능이 크게 떨어진 상태가 된다. 따라서 이 수술의 주요 효과는 먹는 음식의 양을 엄청나게 제한하는 것이라 할 수 있다.	모든 비만 대사 수술의 신체적 부작용에는 심한 설사, 감염, 탈장, 비타민 결핍 등이 있다. 우울증과 자해를 비롯한 심리적 합병증. 전체 환자 중 약 25퍼센트는 수술로 감량한 체중을 다시 회복한다. 다시 살이 찌면서 인슐린 저항성과 다른 질환도 다시 돌아온다.
조절 가능한 밴드를 위의 윗부분에 둘러 주머니의 크기를 필요한 만큼 줄인다. 주머니는 위 우회술만큼 극단적으로 작아지지 않으며 주머니 이외의 위와 장 전체가 그대로 연결되어 있어 섭취한 모든 음식은 정상적으로 소화·흡수된다.	부작용이 나타날 가능성이 매우 낮지만, 인슐린 민감성 개선과 체중 감소 효과도 가장 낮다.[5] 밴드를 제거하면 체중과 대사 문제는 다시 돌아올 가능성이 높다.
위의 상당 부분(최대 75퍼센트)을 제거한 뒤 남은 부분을 좁은 튜브(혹은 소매) 형태로 만들어 장에 연결시킨다. 소매 모양이기 때문에 주머니의 부피가 정상보다 작기는 하지만, 위 우회술로 만들어진 주머니보다는 크다.	위 우회술보다는 합병증이 적지만, 위 밴드 수술보다는 많다. 위 우회술보다 간단한 수술임에도 불구하고 체중과 인슐린 민감성의 변화는 위 우회술과 매우 비슷하다. 한번 수술한 뒤에는 원상태로 되돌릴 수 없고 라이프스타일에 변화가 없다면 최대 30퍼센트는 감량 전 상태로 돌아갈 수 있다.[6]

Chapter 17

인슐린 저항성을
개선하는 생활

나는 이 책을 통해 인슐린 저항성이 유발할 수 있는 심각한 만성 질환들을 드러낼 뿐 아니라 인슐린 저항성을 효과적으로 개선하는 해결책에 대해서도 알려주고 싶다. 그렇지만 해결책에 대해 아무리 많이 알고 있어도 그 지식을 실천에 옮기기 위한 계획이 없다면 무슨 가치가 있겠는가?

이제 당신도 알고 있다시피, 이를 해결할 수 있는 가장 효과적인 방법은 라이프스타일의 변화를 꾀하는 것이다. 방법이 명확하게 드러나는 것들도 있다. 예를 들어 담배 연기에 주기적으로 노출되고 있다면 담배를 끊거나 다른 사람들이 흡연을 하는 환경으로부터 멀어져야 한다. 하지만 좀 더 까다로운 것들도 있다. 인슐린 민감성을 개선하고 인슐린 저항성에서 비롯되는 수많은 질환의 위험을 낮추기 위해서는 반드시 신체 활동과 식습관 개선이 중심이 되어야 한다. 이 장에서는 내가 식이와 운동에 관해 인용했던 모든 연구의 결과를, 인슐린 민감성을 크게 개선시키기 위해 따라야 할 지침으로 바꾸어 놓았다. (당신의 계획에 대해서는 주치의와 상담하기를 권한다. 건강상의 문제를 갖고 있다면 의사와의 의논이 꼭 필요하다.)

현 상황을 파악한다

어떤 여정이든 시작하려면 우선 당신이 어디에 있는지 알아야 한다. 인슐린 저항성을 되돌리거나 예방하기 위해 라이프스타일의 변화를 꾀하고 있다면 우선 자신의 인슐린 저항성 상태를 파악해야 한다. 이 책 초반에 나오는 인슐린 저항성 퀴즈(17~18쪽)를 풀어보았는가? 아직이라면 다시 돌아가서 풀어보도록 하라. 현재의 위험 수준을 파악할 수 있을 것이다.

두 개 이상의 질문에 "예"라고 답했다면 당신은 인슐린 저항성일 가능성이 대단히 높다. 하지만 이런 증상에 너무 오래 집중하지는 말자. 퀴즈 안의 증상을 관찰하고 추적하는 것이 유용하기는 하지만, 그것들은 일반적인 인슐린 민감성을 알게 해주는 것에 불과하다. 정확한 평가를 위해서는 인슐린 수치를 측정해야 한다.

솔직히 말해, 혼자서는 인슐린 저항성의 정도를 정확히 측정할 수 없다. 혈당처럼 집에서 채혈을 해서 테스트하는 방법이 존재하지 않으므로 병원에서 혈액 검사를 하는 수밖에 없다. 하지만 모든 혈액 검사가 답을 주는 것은 아니다. 포도당 수치는 공복 혈액 검사로도 알 수 있지만, 인슐린 수치를 알려주는 혈액 검사는 거의 없다. 다행히 몇 가지 옵션이 있다.

첫째, 의사에게 인슐린 혈액 검사를 의뢰할 수 있다. 이 검사는 보험이 적용되는 경우가 많지만 항상 그런 것은 아니다(때로는 이 점 때문에 의사들이 검사를 꺼리기도 한다). 보험이 적용되지 않는다면 병원에서 비용이 얼마나 될지 알려줄 것이다. 미국의 경우 글을 쓰고 있는 현재 100달러 미만이다.

인슐린 검사에 보험이 적용되지 않거나 병원에 예약을 하고 기다리고 싶지 않다면 직접 검사를 의뢰할 수도 있다. 미국에서는 인슐린(그리고 다른) 검사를 소비자들이 온라인으로 주문할 수 있게 하는 여러 회사가 생겨났다. 워크인랩 walkinlab.com이나 랩테스트온라인labtestonline.org을 예로 들 수 있다(나는 두 곳과 어떤 연관도 없다). 이런 회사들은 지역의 혈액 검사 서비스와 연계해 직접 검사를 의뢰한다. 지역의 연구소로 가서 채혈을 하면 회사가 결과를 보내준다. 테스트 비용은 약 30~60달러이다.

안타깝게도 관심의 초점이 너무나 오랫동안 포도당에만 집중되어왔기 때문에, 인슐린 수치에 대한 광범위한 합의는 존재하지 않는다. 이상적으로라면 혈중 인슐린 수치는 혈액 1밀리리터당 6 μU(마이크로유닛) 이하여야 한다. 평균적인 인슐린 수치는 8-9μU/mL이지만, 이 경우에는 '평균'에 드는 것이 좋은 일이 아니다. 인슐린 수치가 8μU/mL인 사람은 5μU/mL인 사람에 비해 제2형 당뇨병의 발병 위험이 두 배 높다.[1]

6μU/mL 이하	7-17μU/mL	18μU/mL 이상

공복 인슐린 수치만 얻을 수 있는 경우라면 동시에 혈당 수치도 측정해 보라. 이를 통해 HOMA Homostatic Model Assessment(생체 항상성 모델 평가) 점수를 파악할 수 있다. 이것은 공복 혈당과 공복 인슐린 모두를 고려하는 유용한 공식이다. 동전의 양면을 모두 다루기 때문에, 인슐린만을 보는 것보다 상황을 보다 정확하게 보여준다. 값은 다음과 같이 결정된다.

왜 아플까

$$\frac{[포도당(mg/dL) \times 인슐린(\mu U/mL)]}{405}$$

아직까지 합의된 바는 없지만 1.5를 넘으면 인슐린 저항성을 나타내며, 3이 넘으면 대체로 제2형 당뇨병에 걸릴 확률이 높다고 볼 수 있다.

불행히도, 공복 인슐린 수치에도 한계가 있다. 공복 인슐린 수치는 정상이지만 식이 포도당에 대한 인슐린 반응은 비정상적인 사람들도 있기 때문이다. 이런 경우 의사나 연구소의 도움을 받아 75g의 포도당이 들어 있는 물 1컵을 마신 뒤 30분 간격으로 2시간 동안 채혈한다. 인슐린을 면밀히 검사하는 방법이 몇 가지 있지만[2] 가장 간단한 것은 이 방법이다.

1. 인슐린 수치가 30분이 되었을 때 최고에 이르렀다가 서서히 떨어진다면 그 사람은 인슐린 민감성일 가능성이 높다(양호).

2. 인슐린 수치가 60분에 최고에 이른다면 그 사람은 조심해야 한다. 인슐린 저항성이 있으며, 정상인 사람보다 제2형 당뇨병의 발병 가능성이 5배 높다(주의).

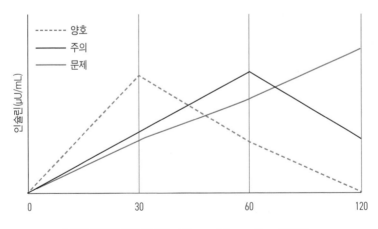

{ 경구 포도당 부하 검사(Oral Glucose Tolerance Test, OGTT) }

3. 인슐린 수치가 서서히 올라가서 120분에 최고에 이른다면 그 사람은 거의 확실하게 인슐린 저항성이며, 정상인보다 제2형 당뇨병의 발병 가능성이 15배 높다(문제).[3]

한 가지 지적해 두어야 할 것이 있다. 제2형 당뇨병 환자이고 인슐린을 처방받고 있다면 일일 인슐린 투약량도 변화의 징후로 추적해야 한다. 혈당 수치를 자주 확인하는 것이 가장 좋다.

라이프스타일에 변화를 준 후에는 인슐린에 보다 민감해져서 기존의 인슐린 투약량이 과량이 될 수 있으므로 주의가 필요하다. 식단에 변화를 주면 상황이 매우 빠르게 변화할 수 있다. 탄수화물을 제한한 어떤 연구 과정에서는 단 하루만에 인슐린 치료를 받는 제2형 당뇨병 환자들의 투약량을 절반으로 줄여야 했다.[4]

인슐린을 쉽게 측정할 수 없다면 몇 가지 대안이 있다. 첫째, 혈압을 측정하라. 인슐린 수치를 낮추면 혈압도 며칠 안에 낮아진다. 둘째, 케톤을 측정한다. 케톤 측정기를 구입하면 간접적이나마 인슐린이 어느 정도 조절되는지 파악할 수 있다. 인슐린 수치가 떨어지기 시작할 때 케톤 수치가 올라간다는 전제에서 말이다. 여기에는 며칠이 소요될 수 있다.

인슐린을 낮게 유지시키는 식이가 간에서의 케톤 생성을 높인다는 사실을 기억하는가? 이런 케톤 생성 과정은 정상적이고 건강한 상태이다. 몸이 지방을 높은 속도로 사용해서 지방이 케톤으로 변하고 있는 상태이기 때문이다.

대부분의 케톤은 체내, 특히 뇌에서 에너지로 사용되지만, 일부는 호흡과 소변을 통해 배출하기도 한다. 이 때문에 케톤은 다양한 방법으로 측정할 수 있다. 가장 비싸긴 하지만 정확한 방법은 한 장당 1달러 정도 하는 혈중 케톤 시험지를 사용하는 것이다.

가장 비용이 싼 방법은 소변 시험지를 사용하는 것인데, 이 시험지 한 장은 몇 센트에 불과하다. 마지막 방법은 호흡 케톤 분석기로, 이는 비용 면에서는 소변 케톤 테스트와 혈중 케톤 테스트의 중간 정도이다. 모든 방법에는 고려해야 할 장단점이 있다.

많은 사람이 케톤을 측정해서 식이의 변화를 통해 인슐린을 얼마나 효과적으로 낮추고 있는지 판단하는 것이, 의욕을 불어넣는 데 아주 좋다고 말한다.

사람에 따라 편차가 크기는 하지만, 혈중 케톤이 1mM(밀리몰) 정도라면 인슐린 수치는 10μU/mL 이하이므로 시작점으로는 괜찮은 수치이다. 하지만 시간이 흐르면 케톤은 인슐린 변화 지표로서의 유용성이 떨어진다. 식이 변화가 계속되면서 케톤은 꾸준히 조금씩 증가하지만 혈중 인슐린 수치는 그리 많이 떨어지지 않기 때문이다. 그러나 가정에서 인슐린을 측정하는 방법이 생길 때까지는, 그나마 인슐린 수치를 스스로 파악할 수 있는 가장 편한 방법이다.

목표는 시작점에 따라 달라진다

인슐린 수치를 측정할 수 있다면 지금 당신의 건강 상태를 짐작할 수 있으며 다음에 무슨 일을 해야 하는지 알려줄 것이다.

인슐린 수치가 최저 수준에 있다면(6μU/mL 이하 혹은 41pmol/L) 당신의 상황이 꽤 좋고 인슐린 민감성이 높다고 추정해도 좋다. 당신은 이미 현명한 라이프 스타일을 선택해서 따르고 있거나, 아직까지는 어린 나이일 것이다.

인슐린 수치가 약간 높은 정도라면(7~17μU/mL 혹은 48~118pmol/L) 변화, 특히 먹는 음식과 먹는 빈도에 변화를 주기 시작해야 한다.

인슐린 수치가 높다면(18μU/mL 이상 혹은 125pmol/L) 당장 오늘부터 라이프 스타일을 바꿔야 한다. 다음 끼니부터 바로 적용하도록 하라!

인슐린 민감성을 높이는 운동

14장에서 보았듯이, 근육을 이용하는 활동은 인슐린 저항성과 싸우는 데 꼭 필요하다. 아직 운동을 하고 있지 않다면 당신에게 적절한 운동이 어떤 종류인지, 그것을 생활에 어떻게 통합시킬지 파악하기가 힘들 것이다. 지금 당장 당신이 할 수 있는 최선의 일은 겁을 먹지 않는 것이다. 지금부터 운동을 시작하는 데 도움을 주는 방법들을 알아볼 것이다.

어떤 종류의 운동을 해야 할까

어떤 운동이든, 유산소 운동이든, 웨이트 트레이닝이든 효과가 있다. 하지만 웨이트 트레이닝이 투자한 시간에 비해 인슐린 민감성 개선에 큰 효과를 가져올 것이다. 그럼에도 불구하고 분명히 말해 두어야 할 것이 있다. 인슐린 민감성을 개선하는 데(혹은 다른 건강상의 결과를 달성하는 데) 유용한 최고의 운동은, 당신이 현실적으로 실천할 수 있는 운동이다.

이런 식으로 생각을 하도록 하자. 인슐린 저항성을 줄이기 위해 일주일에 세 번씩 역기를 들어야겠다고 마음을 먹었는데, 가까운 체육관이 50킬로미터 떨어진 곳에 있다면 운동을 하지 않을 아주 좋은 핑곗거리가 생기는 셈이다. 결국 당신은 아무것도 하지 않게 된다. 그렇지만 동네를 걷거나 조깅을 하기로 마음먹는다면, 이론적으로 이런 운동이 웨이트 트레이닝에 비해 '효과'가 떨어질지라도, 이런 운동을 하지 못하게 막는 장애물은 훨씬 적을 것이고 운동을 할 가능성은 높아질 것이다. **운동 습관을 들일 때는 상황의 현실적인 한계(변명이 아닌)를 고려하고 그에 따라 행동해야 한다.**

즉 유산소 운동과 웨이트 트레이닝 모두가 인슐린 민감성을 높이는 데 효과적이며, 두 가지를 함께 하는 것이 이상적이다. 요약하면 유산소 운동은 심박 수와 호흡수를 높임으로써, 특히 심혈관계와 호흡기계를 단련시키려는 목적의 모든 활동이다. 이런 목표는 흔히 달리기, 자전거 타기(혹은 회전 운동), 수영을 비롯한 여러 가지 방법으로 달성될 수 있다.

웨이트 트레이닝은 근육(과 뼈)의 힘을 키울 의도로 근육이 반복적으로 수축하거나 저항에 반하는 자세를 유지하도록 한다. 초보자의 경우, 아래에 설명하는 운동 중에 친숙하지 못한 것도 있을 것이다. 웨이트 트레이닝에는 학습 곡선이 있다. 온라인 자료를 이용하거나 가능하다면 트레이너를 구해 여러 운동과 적절한 동작에 친숙해지는 데 도움을 받기 권한다.

첫째, 웨이트 트레이닝을 가장 실용적이고 유익하게 하는 방법은 '복합적'으로 하는 것이다. 이상적인 웨이트 트레이닝은 현실적인 움직임 뒤에 일련의 상호 보완적 근육(표적 근육을 지지하면서 스스로 운동도 하는 근육)이 관련된 복합적인 운동들로 이루어진다.

이런 방법의 장점은 인위적인 동작과 달리 당신이 훈련시키는 근육이 일상생활을 반영하는 방식으로 사용된다는 점이다. 인위적인 동작의 한 예는 그 유명한 바이셉스 컬biceps curl이다. 팔꿈치를 구부려 덤벨을 올렸다 내리는 이 동작은, 현실에서는 그에 상응하는 움직임을 찾아볼 수 없다. 그 유일한 목적은(운동을 하는 사람은 인지하든 못 하든) 상박 주위로 티셔츠가 꼭 맞게 만드는 것이다.

웨이트 트레이닝을 통해 더 강하고 유능한 몸을 만들고 인슐린 저항성을 개선하려면 리프팅 운동을 밀고 당기는 두 가지 핵심 동작으로 구분해야 한다. 이 간단한 전략을 통해 자연스런 동작을 따르고, 적절하고 상호 보완적인 근육 발달을 촉진하는(자연히 같이 움직이는 근육들이 함께 단련된다) 훈련이 가능해진다. 예를 들어 이두근이 아무리 강해도 등 근육이 약하면 아무 소용이 없다.

이두근이 관련되는 모든 실제 움직임에는(팔꿈치가 접힐 때마다) 등 근육이 포함되기 때문이다.

둘째, 체육관에 갈 수 없다면 집 주변에 있는 것을 이용하라. 팔굽혀펴기를 하거나, 의자를 이용한 스쿼트squat를 하거나, 물을 담은 우유 통을 들어 올리거나, 윗몸 일으키기를 하는 등 '홈메이드' 운동으로도 얼마든지 근육을 피로하게 만들 수 있다. 환경이 허락한다면 웨이트리프팅용 벤치와 당신 근력에 맞는 덤벨 세트를 구입하는 것도 좋겠다(시간이 흐르면서 장비가 늘어날 것이다.)

셋째, 웨이트 트레이닝은 누구에게나 유용하다. 일부 여성들은 울퉁불퉁한 근육이 생길까 봐 웨이트 트레이닝을 피한다. 대부분 여성의 경우 그런 일은 생기지 않는다. 남성의 경우 웨이트 트레이닝의 모든 세트를 높은 강도로 해낸다면 근력이 강해지고 근육이 커질(어쩌면 극적으로) 것이다.

그러나 여성은 웨이트 트레이닝을 높은 강도로 실시해도 힘이 세지고 근육이 조금 붙고, 보디라인이 더 분명해질 뿐이다. 비슷한 강도로 운동을 해도 남성과 여성의 근육 크기에 차이가 생기는 이유는 무엇일까? 호르몬 때문이다.

친구! 팔뚝이 밥 먹여주나?

이두근(팔의 앞쪽)이나 삼두근(팔의 뒤쪽)만을 단련시키는 운동은 좋은 일이기는 하지만, 거기에 할애할 시간이 있는 사람은 드물다. 밀고(삼두근) 당기는(이두근) 동작으로 자연스럽게 사용하는 동안 이런 근육들이 운동이 되도록 하라. 어깨와 가슴이 허약한 상황에서 삼두근만 강하다면 무슨 소용이겠는가? 의자에서 일어나거나 땅을 딛고 일어서는 데는 아무 도움도 안 된다.

팔 운동만 하는 사람들은 더 나은 운동법을 모르기 때문이거나 그저 근육 자랑이 필요할 뿐이다. 팔 근육을 키우는 데 집중할 시간이 있다면 다리와 복부에 더 많은 시간을 투자하는 편이 나을 것이다.

왜 아플까

성별에 따라 혈액 속의 호르몬 조성이 다르며, 웨이트 트레이닝에 따른 근육의 발달은 호르몬의 조성에 좌우된다. 근육의 크기와 근력에 관계없이 1주일에 60분의 웨이트 트레이닝은 60분의 유산소 운동보다 인슐린 저항성을 더욱 많이 개선시킨다.[5]

신체적으로 보다 활동적이 되고, 몸을 보다 인슐린에 민감하게 단련하는데 도움을 줄 유용한 자료는 대단히 많다. 유튜브나 TV를 통해 무료 제공되는 홈 트레이닝을 난이도에 맞춰 선택할 수도 있다. 바로 시작하고 싶다면 부록 A를 참고하라.

운동은 얼마나 자주, 얼마나 오래, 언제 해야 할까

가능하다면 일주일에 6일간 신체 활동을 해야 한다. 하루는 온전히 휴식함으로써 신체가 회복할 수 있도록 한다. 운동의 유형에 따라, 지나친 사용으로 인한 부상을 막고 특정 근육의 적절한 회복을 위해 매일의 운동에는 변화를 주어야 한다.

20분이면 확연한 이득을 얻기에 충분하다는 것이 내 생각이다. 시간이 제한적이라면(20분 이하) 활동의 강도가 보다 중요하다. 그 날의 운동 요법을 완벽하게 마무리하려면 30~40분을 할애하는 것이 좋다. 개인적으로는 40분을 목표로 한다. 그보다 더 긴 시간을 목표로 하면 우선순위가 뒤바뀌는 듯한 기분이 든다(가족과 시간을 보내는 등).

하루 중 어느 시간에 운동을 하느냐보다는 운동을 실제로 하는 것이 중요하다. 아침 운동, 오후 운동, 저녁 운동에 따른 특별한 효과는 없다. 그렇지만 아침에 운동을 하는 사람들은 변명 거리를 찾기 힘들고, 따라서 보다 꾸준하게 운동을 할 수 있다. 현실적으로 저녁 6시에 운동을 하는 것보다는 새벽 6시에 하는 것이 방해가 적을 것이다.

운동 강도는 어느 정도여야 할까

운동 강도는 지속성을 비롯한 다른 어떤 변수들보다 인슐린 저항성을 개선하는 데 중요하다.[6] 주의할 점이 있다. 할 수 있는 것보다 더 하려고 애쓰지 말라. 고강도 훈련을 실시할 때는 쉬운 것부터 시작하고, 몸이 적응할 수 있게 하고, 천천히 강도를 높여가는 것이 중요하다.

유산소 운동의 경우, 그저 운동을 활기차게 하는 것만으로 고강도 운동이 된다. 그 가장 이상적인 방법은 1분의 저강도 운동 후에 1분을 최대 강도로 운동하는 식으로, 원하는 만큼 반복하는 인터벌 트레이닝interval training이다. 예를 들어 달리기를 선택했다면 35분으로 타이머를 맞추고 단순히 뛰는 것이 아니라, 시계를 주시하면서 가벼운 조깅과 전력 질주를 번갈아하는 것이다.

웨이트 트레이닝의 경우에는 모든 세트를 더 이상 할 수 없는 실패점까지 실시함으로써 강도를 높일 수 있다. 달리 말하면 운동을 시작할 때마다 횟수를 신경 쓰지 않고, 더 이상 할 수 없을 때까지 그 운동을 계속하는 것이다. 고강도 유산소 운동과 마찬가지로 이런 식으로 운동하는 것은 대단히 고단하다. 하지만 인슐린의 측면에서 최대의 효과를 얻어내려면 꼭 필요하다. 매번 더 이상 할 수 없을 때까지 몇 개의 동작만 해도 인슐린 저항성을 개선하는 데 충분하다.[7]

유산소 운동과 웨이트 트레이닝에서 강도를 높이는 일의 가장 큰 혜택은, 각 운동 유형을 다른 운동 유형과 유사하게 만들어준다는 것이다. 유산소 운동을 하는 동안 높은 강도로 인터벌 운동을 실시한다면 사용되는 근육을 더 많이 지치게 만들고 더 많이 강화시킬 수 있는 것처럼, 세트 간에 휴식 시간을 짧게 하면서 강도 높은 웨이트 트레이닝을 한다면 심장과 폐를 강하게 압박하여 단련시킬 수 있다.

왜 아플까

인슐린을 낮게 유지하는 식이

식이는 라이프스타일 변화에 있어 우리가 할 수 있는 가장 중요한 실천 방법이다. 인슐린 저항성을 개선하는 데 과학적으로 가장 건전한 식이는 인슐린을 낮게 유지하는 식이이다. 식이의 모든 측면(무엇을 먹고, 언제 먹느냐)은 인슐린을 낮게 유지하기 위한 수단이다. 인슐린 민감성을 높이고 건강을 관리하기 위한 영양 변화 계획의 토대가 되는 네 가지 필수 요건이 여기 있다.

1. *탄수화물을 제한하라*
2. *단백질을 우선하라*
3. *지방으로 채워라*
4. *시계를 보라*

이 간단하게 보이는 조언이 얼마나 강력한 힘을 발휘하는지 보여주는 사례로, 우리 연구실에서 최근 경험한 일을 이야기해 보려 한다. 지역 병원과의 연계로 우리는 제2형 당뇨병 환자인 11명의 여성에게 90일간 이 조언을 따르게 했다. 운동에는 변화가 없었고, 칼로리에 제한이 없었으며, 놀랍게도 약물도 사용하지 않았다. 이런 식이 조언을 따른 것만으로 제2형 당뇨병은 사라졌다.[8]

탄수화물을 제한하라

이것은 인슐린을 빠르고 효과적으로 통제하기 위한 가장 우선적이고 가장 기본적인 원칙이다.

타고난 대사 차이 때문에 모든 사람에게 맞는 일률적인 전략을 만드는 것은 불가능하다. 이상적인 다량 영양소의 조합(지방, 단백질, 탄수화물에서 얻는 칼로리의 비율)은 사람마다 다르지만, 각자에게 적절한 균형이 어떤 것이든, 탄수화물은 전형적인 '서구식 식이'(대개 탄수화물의 비율이 50~60퍼센트)에서보다 훨씬 적어야 한다. 우리는 지금까지 이어져온 식이 요법의 추세를 뒤집어야 한다.

이 책의 초반(17~18쪽)에 있는 '인슐린 저항성 퀴즈'에서 두 개 이상의 질문에 "예"라고 답을 했다면 당신은 포도당에 대한 내성이 떨어져 있는 것이고, 따라서 당신이 먹는 탄수화물의 종류와 양에 더 주의를 기울여야 한다. "예"라는 답이 한 번 이하로 나왔다면 식이에 탄수화물이 들어갈 여지가 조금 더 있는 것이다. 이런 차이가 생기는 이유는, 식사 후에 혈액에서 포도당을 제거하기 위해 인슐린을 더 많이 만들어 오랫동안 인슐린 수치를 높게 유지해야 하기 때문이다.

탄수화물은 인슐린의 급증을 촉발하는 반면(탄수화물의 종류에 따라 큰 차이가 있기는 하다. 가령 브로콜리는 거의 영향이 없지만, 감자칩은 큰 영향을 미친다), 단백질은 중간 정도의 영향력이 있고, 식이 지방은 전혀 영향이 없다. 인슐린 저항성을 예방하거나 개선하기 위한 새로운 영양 계획을 세울 때는 이런 사실을 염두에 두고 다음의 일반적인 다량 영양소의 비율(지방, 단백질, 탄수화물에서 얻는 칼로리의 비율)를 참고하도록 하라.

- 두 개 이상의 질문에 "예"라고 답을 했다면: 지방에서 얻는 칼로리 70퍼센트, 단백질에서 얻는 칼로리 25퍼센트, 탄수화물에서 얻는 칼로리 5퍼센트(50그램 이하)
- 한 개 이하의 질문에 "예"라고 답을 했다면: 65퍼센트-25퍼센트-10퍼센트(75그램 이하)
- "예"라고 답한 질문이 없다면 훨씬 자유롭게 식단을 구성할 수 있다: 55퍼센트-25퍼센트-20퍼센트 또는 55퍼센트-30퍼센트-15퍼센트(100그램 이하의 탄수화물: 건강이나 신체 활동이 보장된다면 더 많이))

왜 아플까

이런 범위에는 나름의 최적화가 필요하다는 것을 유념하라. 이 숫자들은 '결정적'인 것이 아니다. 하루에 50그램 이하의 탄수화물을 먹는다면 대부분의 사람은 케톤 생성에 들어갈 가능성이 높다는 것을 기억하라. 이런 식단이 너무 불편하고 탄수화물이 더 필요하다면 GL이 낮은 채소와 과일에 집중하도록 노력하라. 무엇보다 중요하게 생각해야 할 것이 있다. 계속 케토시스 상태에 있어야만 탄수화물 제한 접근법이 주는 인슐린 민감성 강화의 혜택을 누릴 수 있는 것은 아니다.

과일과 채소의 경우, 탄수화물과 영양소의 균형을 찾도록 노력하라. 영양이 풍부하고 탄수화물은 적은 음식을 선택하라. 호박이나 감자 등 전분이 많은 채소, 바나나·파인애플·사과와 같이 당이 많이 함유된 과일은 피하도록 하라. 좋은 과일과 채소를 몇 가지 예로 들어보겠다.

인슐린 친화적인 과일과 채소	지방(g)	순 탄수화물(g)	단백질(g)
양배추	0.1	3.5	1.3
콜리플라워	0.3	3.0	1.9
브로콜리	0.4	4.0	2.8
시금치	0.4	1.4	2.9
로메인 상추	0.3	1.2	1.2
피망	0.2	2.8	0.9
그린빈	0.2	3.6	1.8
양파	0.1	7.3	1.1
블랙베리	0.5	4.3	1.4
라즈베리	0.7	5.0	1.2

100g당 함유량(출처: 미국 농무부)

인슐린 친화적인 식이 변화를 시작할 때 도움이 될 두 가지 자료가 있다. 첫 번째는 이 책의 부록 B이다. 여기에는 자세한 음식 목록이 담겨 있다.

다음은 GL(혈당 부하)을 알 수 있는 식품의 데이터베이스이다.

GL	평가	식품의 예
15 이하	좋음	비전분 채소(시금치와 케일과 같은 잎채소, 브로콜리, 콜리플라워, 고추, 오이 등) 지방이 많은 과일(아보카도와 올리브 등) 지방이 많은 식재료(달걀, 모든 고기, 버터, 치즈, 사워크림 등)
16~30	주의	대부분의 주류(알코올), 플레인 요구르트, 전유(全乳), 베리, 감귤류 과일, 대부분의 견과류, 당근과 완두콩처럼 전분이 적은 특정 채소, 렌틸콩 등 대부분의 콩류
30 이상	위험	거의 모든 가공식품, 주스, 빵, 크래커, 시리얼, 아이스크림, 파인애플, 바나나 등 당분이 많은 과일

다음의 일반 지침을 유념하라. 탄수화물 제한에 관한 이런 일반적인 아이디어들과 함께 고려해야 할 추가적인 사항들이 있다.

1. 달게 먹지 말라!

인슐린 민감성 강화 영양 계획에는 설탕을 제외하는 것이 중요한데 어디에나 다양한 형태로 설탕이 존재한다는 것을 먼저 인식해야 한다. '사탕수수 설탕'이든 '사탕수수 주스'이든 '액상 과당'이든 '현미 시럽'이든 모두 똑같은 쓰레기이다. 가정에서 쉽게 발견할 수 있는 대부분의 음식은 설탕이 들어 있지 않은 버전으로 구할 수 있다. 맛에는 큰 차이가 없다. 특히 소스, 드레싱, 케첩, 땅콩버터 등에 주의를 기울여라. 음식에 설탕이 많이 든 것을 반기는 사람이 누가 있겠나? 디저트는 일주일에 한 번 정도로 횟수를 제한하고, 탄수화물이 적은 것으로 만들거나 구입하는 방법을 찾을 것을 권한다.

2. 탄수화물은 현명하게 소비하라!

탄수화물은 믿을 수 없을 정도로 다양한 다량 영양소이며, 자연적일수록 몸에 좋다. 최악의 탄수화물을 피하는 데 도움이 되는 일반 원칙이 있다. 바코드가 있는 봉지나 상자에 들어 있다면 피해야 하는 탄수화물로 보면 된다.

3. 과일은 갈아서 마시지 말라!

과일은 먹었을 때와 마셨을 때 인슐린에 미치는 영향에 큰 차이가 있다. 과일 속의 섬유질을 제거하거나 변형시키면 적절한 양의 섬유질과 함께 하는 과당이 아닌 순수 과당만을 섭취하게 된다. 천연 과일 섬유질의 존재는 과일에 대한 인슐린 반응을 극적으로 낮춘다.[9]

감미료가 인슐린에 미치는 영향

칼로리 없는 수많은 감미료들 덕분에 포도당과 인슐린 수치를 올리지 않고도 단맛을 즐길 수 있다. 단, 감미료를 사용할 때는 영양 성분 정보를 살펴보고 다음의 감미료가 인슐린에 미치는 영향을 참고하기 바란다.

감미료	단독으로 인슐린에 미치는 영향	탄수화물과 함께 미치는 영향
에리스리톨	없음	없음
나한과(몽크 프루트)	없음	없음
스테비아	없음	없음
아스파탐	없음	명확하지 않음, 증가 가능성 있음
수크랄로스	없음	증가
아세설팜칼륨	명확하지 않음, 증가 가능성 있음	명확하지 않음, 증가 가능성 있음
자일리톨	약간	약간
기타 당알코올	가변적, 증가 가능성 높음	가변적, 증가 가능성 매우 높음

4. 발효 식품을 이용하라!

가능하다면 김치(아래 참조)나 사우어크라우트sauerkraut(김치와 비슷하게 채소를 절여 먹는 독일 음식)를 비롯한 발효 탄수화물 식품을 즐겨 먹도록 노력하자. 발효 음식에 대한 자세한 내용은 아래를 참고하라. 발효 음식을 구할 수 없고 발효 음식이 포함되게끔 요리법을 바꿀 계획이 없다면 매일 아침에 사과 식초를 마시는 것도 간편한 대체 방법이다. 탄수화물이 가장 많은 식사를 하기 전에, 애플 사이다 식초를 1~2큰술 마시는 것도 좋다.

발효 식품의 혜택

문명의 이기는 거의 모든 면에서 축복이다. 그러나 냉장 기술은 우리가 먹는 음식을 소화·대사시키는 방식에 의도치 않은 결과를 가져오기도 한다. 우리가 음식이 상하는 것을 막기 위해 3℃에서 음식을 저장하기 이전에는 많은 음식과 음료가 고의든 아니든 발효되었다.

발효에는 당(과당, 유당, 포도당 등)을 소화시키고, 산(약간 시큼한 맛을 냄)과 이산화탄소(음료에는 기포를 음식에는 에어 포켓을 만드는), 때로는 알코올(발효의 성격과 기간에 따라 미미한 양에서 많은 양까지)을 생성하는 박테리아가 관여한다. 이런 화학적 산물도 흥미롭지만, 음식의 인슐린 민감성 강화 혜택을 탐구하는 데 있어서는 발효 과정에서 생성되는 것보다 소비되는 것에 더 주목할 필요가 있다.

세균이 곡식과 같은 음식을 발효시킬 때, 그들은 지방이나 단백질이 아닌 전분을 먹는다. 그렇다. 세균의 먹이는 포도당이다. 발효 과정에서 세균이 전분을 소비하므로 우리가 당의 섭취량을 줄이는 데 도움을 주고, 음식이 혈당과 인슐린에 미치는 영향을 줄이는 결과를 가져온다. 따라서 발효 음식을 섭취할 때는 두 가지 인슐린 민감성 강화 혜택을 보게 된다. 전분의 섭취량을 줄일 수 있고 장에 필요한 프로바이오틱스(probiotics, 체내에 들어가서 건강에 좋은 효과를 주는 살아 있는 균의 역할을 할 수 있는 유익한 세균, 활생균)를 얻게 되는 것이다.

애플 사이다 식초는 대단히 효과적인 발효 식품이다. 여러 연구를 통해 전분이 들어간 음식을 애플 사이다 식초 1~2큰술과 먹었을 경우, 인슐린 저항성이 있는 사람은 식사가 포도당과 인슐린에 주는 영향을 낮출 수 있고[10] 제2형 당뇨병 환자는 당 수치를 전반적으로 개선시킬 수 있다는 것이 밝혀졌다.[11] 저녁에 애플 사이다 식초 2큰술을 먹는 것은 다음 날 아침(보통 당 수치가 높아지는 시간)의 당 수치를 조절하는 데 도움이 된다.[12] (매일 아침저녁으로 애플 사이다 식초 2큰술과 물 한 잔을 마시라고 권하는 이유가 여기에 있다.)

어디에서나 쉽게 발견되는 '속효성' 효모균 대신 천연 세균으로 오랜 시간에 걸쳐 빵을 부풀게 만든 사워도우는 서구에서 발효 음식을 섭취할 수 있는 또 다른 방편이다. 인슐린 저항성 환자는 일반 빵을 사워도우 빵으로 대체할 때, 혈당과 인슐린 수치를 상당히 많이 떨어뜨릴 수 있다.[13] 더구나 사워도우 빵은 일반 빵에 비해 혈당에 대한 영향이 대단히 적다. 같은 곡물로 만들어도 말이다.[14]

사워도우 빵을 구입하기 위해 마트에 갔다면 세심하게 주의를 기울여야 한다. 가짜가 많다. 슈퍼마켓에 있는 대부분의 사워도우 빵들은 일반 빵에 식초를 넣어 진짜 사워도우 빵의 맛을 흉내 낸다. 진짜 사워도우 빵에는 재료 중에 '사워도우 스타터(sourdough starter)'가 포함되어 있으며, 슈퍼마켓에서는 잘 팔지 않고 주로 건강식품 전문점에서 판매한다. 전문점을 일부러 찾아갈 만한 가치가 충분하다.

요구르트는 우리 식단의 일부로 아직 남아 있지만, 발효유 혹은 '사워 밀크(sour milk)'(주의: 쉰 우유를 말하는 것이 아니다!)는 음식 재료 목록에서 거의 사라진 상태이다. 다행히 다양한 종류의 케피어(kefir)가 되돌아오기 시작했다. 사워도우와 마찬가지로, 요구르트 세균은 우유에서 선택적으로 유당만을 먹고 유지방과 단백질은 남겨둔다. 흥미롭게도 이런 발효 유제품들은 인슐린 저항성에 대한 뛰어난 보호제로 곡물이나 기타 음식이 주는 포도당과 인슐린 부담을 낮출 뿐 아니라[15] 장기적으로 혈당 조절을 향상시킨다.[16]

서구와 달리 동양의 요리법에는 발효 음식이 건강에 주는 혜택이 잘 유지되고 있다. 가장 눈에 띄는 것이 발효 채소를 혼합한 요리인 김치이다. 김치를 먹는 것은 인슐린 저항성이 높은 사람들의 혈당과 인슐린 수치를 낮추는 데 도움을 준다.[17] 더구나 막 담근 김치와 10일이 지난 김치의 효과를 비교한 연구는 채소가 아니라 발효 과정에서 채소에 일어나는 일이 중요하다고 말한다. 비슷한 혜택이 홍삼이나 된장에서도 관찰된다.[18]

하지만 발효 음식을 먹는 것이 유익균의 작용으로 혜택을 얻는 유일한 방법은 아니다. 프로바이오틱스(활생균)도 효과가 있다. 프로바이오틱스는 보통 캡슐이나 가루 형태로(발효 음식에 들어 있지 않다면) 되어 있는 세균으로, 건강을 개선하기 위해 먹는다. 몇 가지 증거가 프로바이오틱스의 인슐린 민감성 강화 효과를 뒷받침한다. 그 대부분은 17개의 무작위 실험 결과를 종합한 메타 분석으로 요약된다. 이 메타 분석에서는 프로바이오틱스가 혈당과 인슐린 수치를 효과적으로 낮춘다고 결론짓고 있다.[19]

단백질을 우선하라

단백질을 지나치게 적게 먹으려는 생각에서 벗어나라. 저탄수화물 고지방 식단을 택한 사람들은 단백질(고기와 달걀 같은)을 너무 많이 먹는 것이 아닌가 걱정한다. 특정 아미노산(혈액 속에 흐르는 식이 단백질의 부분)은 인슐린 분비를 유발하지만, 이런 일이 일어나는 정도는 거의 전적으로 혈액 속의 포도당 양에 좌우된다. 그 사람이 단백질과 함께 탄수화물을 먹었는지, 기존에 혈당 수치가 높은지(고혈당)가 문제가 되는 것이다.

탄수화물 섭취량과 혈당이 낮다면 식이 단백질에 대한 인슐린 반응은 적거나 없을 것이다. 반대로 탄수화물 섭취량이 많고 혈당이 올라간 상태라면 인슐린 반응이 상당히 클 것이다.

근육과 뼈의 성장과 운동으로부터의 회복을 최적화하기 위해서는 체중 1킬로그램당 1~1.5그램의 단백질을 섭취하는 것을 목표로 삼도록 한다.[20] 나이가 들었다면 단백질 섭취량을 1그램이 아니라 1.5그램까지 높일 필요가 있다. 나이가 들면서 식이 단백질을 근육 단백질로 바꿀 수 있는 능력이 점차 줄어들기 때문이다.[21]

앞서 언급했듯이, 인슐린을 조절하기 위한 식이에는 여러 방법이 있다. 잡식, 채식은 물론이고 심지어는 비건vegan(고기는 물론이고 우유, 달걀도 먹지 않는 엄

왜 아플까

격한 채식주의) 라이프스타일에서도 가능하다. 그렇지만 **동물성 식품을 먹는 것이 인슐린 조절을 훨씬 더 쉽게 만든다.** 인슐린을 급증시키는 전분이 상대적으로 부족하기 때문이다. 단백질이 가장 많이 함유되고, 전분과 설탕이 가장 적은 음식은 동물성 식품이다.[22]

그러나 채식주의자라도 얼마든지 인슐린 민감성을 높일 수 있는 영양 계획을 세울 수 있다. 전분이 적고 지방이 많은 메뉴를 찾기가 조금 더 어렵겠지만 불가능한 것은 아니다. 종자유를 너무 많이 소비하지 않도록 하라. **과일 지방**(아보카도, 올리브, 코코넛)을 많이 먹고, 가능하다면 고기가 아닌 **동물성 지방**(유제품과 달걀)을 섭취한다.

고기를 먹는다면 되도록 집에서 가까운 공급원에서 나온 고기, 유제품, 달걀을 구하도록 노력하라. 가능하다면 본래의 먹이(소는 곡식이 아닌 풀을 먹는다)를 먹여 방목한 가축을 선택하도록 하라. 방목 사육free-range 고기나 달걀이 건강에 더 좋다는 생각을 지지하는 증거는 많지 않지만, 보다 윤리적이고 지속 가능한 접근법임에는 틀림없다. 조금만 시간을 들여서 찾아보면 주변에서 구할 수 있는 것들이 얼마나 많은지 확인하고 놀라게 될 것이다.

채식을 기반으로 하는 사람도 마찬가지이다. 현지의 식품을 구입하고, '단일 작물 재배' 시스템을 운영하는 농장을 피한다면 지속 가능한 시스템을 지원하는 구매를 할 수 있을 것이다. 다시 말하지만, 인슐린 친화적인 음식에 대한 자세한 목록은 부록 B를 참조하라.

소시지와 특히 육포와 같은 염지육(절인 고기)에는 각별히 주의를 기울여라. 이런 식품들에는 상당한 양의 당이 들어 있다. 양과 연어를 비롯한 지방이 많은 고기와 생선을 겁내지 말라.

다음 표는 이상적인 단백질 공급원과 영양 성분의 목록이다.

인슐린 친화 단백질	지방(g)	순 탄수화물(g)	단백질(g)
소고기 분쇄육	20	0	17
꽃등심	22	0	23
베이컨	44	1.4	11
포크촙(돼지 갈비살)	16	0	26
닭 넓적다리	17	0	15
닭 가슴살	0.9	0	23
연어	13	0	20
양고기 분쇄육	23	0	17
달걀	4.3	0.4	5
두부	2.6	1.7	6
템페(tempeh, 인도네시아의 콩 발효 식품)	7.8	7.8	13
호박씨	36	3.5	28
땅콩버터	43	12	22

100g당 함유량(출처: 미국 농무부)

특정 유제품에는 유당이 놀랄 만큼 많이 들어 있다. 우유가 그 완벽한 예이다. 우유의 경우 세 가지 다량 영양소(단백질, 지방, 탄수화물)의 함량이 모두 높다. 이 때문에 아기의 성장에 도움을 주는 이상적인 식품으로 알려져 있다(이 때문에 포유류가 젖을 먹이는 것이다).

우유(전유) vs. 저지방 우유

살을 빼려면 유지방을 멀리해서는 안 된다. 남성들을 12년간 추적 조사한 연구와 어린이들에 대한 전향 연구를 비롯한 여러 연구는 유지방을 빼지 않은 전유(全乳)의 섭취가 지방을 제거한 우유 섭취에 비해 비만이거나 비만이 될 위험을 낮추는 결과를 가져온다는 것을 보여주었다.[23] 더욱이 최근의 분석 자료에서는 전유 유제품이 저지방 유제품에 비해 당뇨병의 위험을 낮추는 효과가 크다고 말하고 있다.[24]

인슐린을 급증시키지 않는 좋은 유제품을 선택하려면 해당 유제품의 발효 방식을 주의깊게 살펴야 한다. 다른 모든 발효 식품이 그렇듯이, 세균이 좋은 일을 해준(포도당을 먹고 지방과 단백질을 남겨주는) 유제품들이 있다. 또 발효 식품은 아니지만 크림과 마요네즈 같이 탄수화물을 제거하고 단백질을 남긴 이상적인 유제품도 있다. 다음 표는 권장하는 유제품의 목록이다.

인슐린 친화적인 유제품	지방(g)	순 탄수화물(g)	단백질(g)
생크림(유지방 35% 이상)	35	4	3
그릭 요구르트(첨가물 없이 발효한 것)	10	1~3	11
마요네즈(첨가물 없이 만든 것)	75	0.6	1
코티지 치즈	4.3	3.4	11
크림치즈	34	4.1	6
모차렐라 치즈	17	3.1	28
숙성 체더치즈	33	1.3	25
파르메산 치즈	26	4.1	38

100g당 함유량(출처: 미국 농무부)

지방으로 채워라

지방이 포함된 진짜 음식을 섭취하면 인슐린 민감성은 자연히 상승한다. 우리가 먹는 지방은 인슐린을 높이지 않으며, 신체에 영양분을 공급할 수 있는 유용한 음식이라는 것을 기억하라. 사실 조심해야 할 것은 지방이 포함되지 않은 식사이다. 지방이 없는 식사는 포만감을 주지 않으며, 식사가 인슐린에 미치는 영향이 다른 경우보다 더 높을 가능성이 크다.

우리는 생리적으로 식이 지방을 필요로 한다. 지방은 필수적 요소이다. 그 말이 모든 지방이 좋다는 의미는 아니다. 일반적으로 '진짜' 혹은 '천연' 지방은 좋은 것이고, 가공 음식의 지방은 그렇지 않다. '건강한 지방'은 곧 불포화 지방이라는 독단적인 정의에도 이의를 제기해야 한다. 불포화 지방이 많을수록 지방은 쉽게 산화되며(따라서 몸에 해롭다. 49쪽 참조) 가공되는 과정에서 원치 않는 화학 물질이 들어갈 가능성이 높다. 따라서 동물이나 과일(코코넛, 올리브, 아보카도)의 포화 지방과 단일 불포화 지방이 이상적이며, 콩기름 같은 다가 불포화 지방은 반드시 피해야 한다. 다음은 식이 지방에 대한 간략한 지침이다.

- 포화 지방(좋음): 동물성 지방(고기와 버터(기버터), 코코넛 오일
- 단일 불포화 지방(좋음): 대부분의 과일 지방(올리브 오일, 아보카도 오일), 특정한 견과 지방(마카다미아 오일)
- 다가 불포화 지방(주의): 고기와 견과 같은 천연 공급원에서 비롯된 다가 불포화 지방은 대개 그 양이 매우 적기 때문에 괜찮다. 오메가-3 지방 중 하나인 알파리놀렌산이 풍부한 치아 씨와 아마 씨도 여기에 포함된다. 반면 가공된 종자유(대두유, 옥수수기름 등)와 이들을 함유한 가공식품은 다중 불포화 오메가-6 지방이 수백, 수천 배 많기 때문에 반드시 피해야 한다.

지방과 기름에 대해서 지적해야 할 또 다른 중요한 점은, 요리를 배경으로 그것을 먹는 시점이다. 지방의 포화도가 높을수록 더 많은 열을 견딜 수 있는 반면 지방의 포화도가 낮을수록 열에 약하다. 그러므로 조리용 기름으로는 라드나 버터 같은 동물성 지방이나 코코넛오일이 좋고 드레싱에는 올리브오일이나 아보카도오일 같은 단일 불포화 지방이 이상적이다.

견과류 섭취에서 주의할 점이 있다. 유제품과 마찬가지로, 견과류는 세 가지 영양소의 함량이 모두 높은 경향이 있다(지방이 많기는 하지만). 그럼에도 불

구하고 견과류의 탄수화물 함량은 각기 다르기 때문에, 여기에서 언급할 만한 가치가 있을 것이다.

1. 탄수화물 최저: 마카다미아 , 피칸

2. 탄수화물 중: 땅콩, 아몬드, 호두를 비롯한 대부분의 견과류

3. 탄수화물 최고: 피스타치오, 캐슈너트

다음은 구체적인 목록이다(평균적인 1회 제공량은 60그램을 기준으로 한다).

인슐린 친화적인 견과류	지방(g)	순 탄수화물(g)	단백질(g)
마카다미아	45	3	4
브라질 너트	39	3	8
피칸	43	3	5
아몬드	30	5	13
헤이즐넛	36	3	9

미량 영양소와 비타민

지금까지의 식이와 인슐린 저항성에 대한 탐구에서는 다량 영양소, 즉 지방, 단백질, 탄수화물에 초점을 맞춰왔다. 식이에서 수많은 미량 영양소, 미네랄, 비타민, 기타 분자가 미치는 영향에 대한 증거는 모호한 편이다. 이런 화합물의 대다수는 인슐린 민감성에 영향을 주지 않는다. 하지만 몇 가지는 긍정적인 결과를 내는 것으로 밝혀졌기 때문에 언급할 만한 가치가 있다. 도움이 될 것 같다는 느낌이 든다면 이런 보조제 섭취를 고려해 보라. 하지만 이것만으로 건강하지 못한 식이를 상쇄시킬 수는 없다. 다량 영양소는 미량 영양소보다 훨씬 중요하다.

① 마그네슘

대부분 잎채소나 견과류/씨앗을 섭취하면서 얻는 마그네슘은 대체로 인슐린 민감성에 긍정적이라는 보고가 있다. 여러 연구에서 인슐린 저항성이 높은 사람은 마그네슘 수치가 낮다고 말한다.[25] 엄격한 통제 연구에서 4주 동안 하루 4.5g의 마그네슘을 처방 받은 피험자들은 대조군에 피해 인슐린 민감성이 높았다.[26] 제2형 당뇨병 환자를[27] 16주간 추적한 비슷한 연구 역시 인슐린 민감성의 개선을 확인했다. 유익성을 보여주는 증거로, 당뇨병이 없는 피험자의 인슐린을 낮추는 데에도 도움을 준 것으로 나타났다.[28]

② 크롬

크롬은 미네랄의 한 종류로 녹두, 브로콜리, 견과, 달걀노른자에 많이 들어 있다. 6주간의 경구 피콜린산 크롬(400μg/day) 투여로 제2형 당뇨병 환자군의 인슐린 저항성이 크게 개선되었다. 이 효과는 이후 6주간의 연구 기간 동안에도 지속되었다.[29] 하지만 크롬 보충제를 끊자 환자들의 개선된 인슐린 민감성은 몇 주 내에 원래의 상태로 되돌아갔다.

③ 시스테인

비필수 아미노산인 시스테인은 다른 아미노산(예를 들어 메티오닌)이 충분하다면 체내에서 생성된다. 주로 고기, 달걀, 고추, 마늘, 브로콜리 등에 많이 들어 있다.

임상 자료는 제한적이기 때문에, 쥐를 대상으로 한 연구에서 정보를 얻을 수밖에 없다. 쥐에게 6주간 자당이 많은 먹이와 저용량(5.8g) 혹은 고용량(20g)의 시스테인을 제공했다. 예상대로 자당이 많은 식이는 인슐린 저항성과 산화

왜 아플까

스트레스를 유발했다. 그러나 고용량 시스테인 보충 요법이 인슐린 상승을 막아주었다.[30]

④ 칼슘

미네랄에 있어서는 많은 사람이 인슐린 민감성을 개선하는 데 칼슘이 최고라고 말한다. 그렇지만 결과는 그렇게 분명하지 않다. 칼슘 섭취의 이점을 보고하는 대부분의 연구는 유제품을 많이 섭취하는 피험자를 기반으로 하고 있고, 칼슘만을 단독으로 관찰한 연구에서는 인슐린 민감성 개선의 측면에서 이점이 발견되지 않았다.[31] 유제품에 포함된 지방, 단백질, 탄수화물이 인슐린 민감성을 개선하는 데 도움이 되나 칼슘의 효용은 작위적인 결과일 수도 있다.

비만 피험자 그룹에서 유제품 소비를 통해 칼슘 섭취를 늘리자(하루 1,200 mg) 인슐린이 18퍼센트 감소했다.[32] 그리고 칼슘 보조제가 추가된 유제품이 많은 식사와, 칼슘 보조제가 추가되지 않은 유제품이 많은 식사를 피험자에게 제공하자 이 두 그룹은 인슐린 수치가 44퍼센트 감소했다. 하지만 칼슘 보조제의 추가 여부는 결과에 영향을 주지 않았다.[33] 과체중 피험자를 10년이라는 긴 시간 동안 추적한 장기 연구에서는, 유제품을 가장 많이 섭취한 피험자가 인슐린 저항성과 제2형 당뇨병 발병 위험이 가장 낮은 것으로 나타났다.[34]

⑤ 비타민 D

우리는 보통 뼈 건강의 맥락에서 비타민 D를 생각한다. 하지만 비타민 D는 사람들이 생각하는 것보다 더 복잡하고 유용하다. 비타민 D가 부족한 사람들은 다른 질환 외에도 인슐린 저항성이 생기는 경우가 많다. 실제로, 인슐린 저항성 발생 위험이 정상보다 약 30퍼센트 높다.[35] 해법은 간단하다. 하루 100마이크로그램의 비타민 D3(4000 IU) 보충제를 몇 달만 복용하면 인슐린 민감성을 정상으로 개선시킬 수 있다.[36] 보충제 외에 천연 비타민 D 공급원으로는 지방이 많은 생선(참치와 연어), 달걀노른자, 치즈가 있다.

⑥아연

아연은 붉은 살코기를 통해 주로 섭취할 수 있으며, 함량은 적지만 가금류에도 들어 있다. 인슐린 저항성이 높은 환자들에 대한 한 연구에서는, 6개월간 아연 30mg을 매일 복용한 환자들이 가짜약을 복용한 환자군에 비해 혈당과 인슐린 민감성에 훨씬 큰 개선을 보인 것을 발견했다.[37] 하지만 비슷한 다른 연구들에서는 영향이 없었다.[38]

단식을 활용하라

명심해야 할 가장 간단하면서도 중요한 개념이 있다. 하루 동안 혈당과 인슐린 수치가 낮게 유지되는 시간을 늘리는 것이 올바른 방향으로 가는 필수적인 단계이다. 이를 위해서 시간 제한 식이 전략을 채택하길 권한다. 나는 그 간단하고 효과적인 방법을 찾았다.

매일 밤 12시간 동안 단식을 한다(물은 제외!). 이것은 보통 저녁을 오후 5~7시에 먹고 다음 날 오전 5~7시까지 아무것도 먹지 않는 형태를 띤다. 일주일에 2~3일은 이 시간을 18시간 단식으로 늘린다(예를 들어 저녁을 오후 6시에 먹고 다음 날 첫 끼를 정오에 먹는다).

식사에 지방이 많고 정제 탄수화물이 적다면 몸이 자신의 체지방을 비롯한 지방을 연료로 사용하는 데 적응하면서(인슐린이 통제되면서 벌어지는 일) 이런 단식이 매우 쉬워지는 것을 느끼게 될 것이다. 일주일에 2~4번은 24시간 동안

왜 아플까

단식을 할 수도 있을 것이다.

기타 조언

일반적으로 전형적인 식사를 대체하는 셰이크에는 주의를 기울여야 한다. 셰이크를 사용할 수 없다고 말하는 것은 아니다. 단지 당뇨병이나 체중 감량을 위해 시판되는 음료는 지방에 대한 극도로 잘못된 일반적 두려움 때문에, 또 거기에 담긴 엄청난 양의 정제 탄수화물 때문에 최악의 선택이 될 수 있다고 이야기하는 것이다. 더구나 대부분의 이런 음료에 들어 있는 지방은 주로 대두유와 같은 종자유이다.

다행히도 요즘에는 몸에 좋은 셰이크가 많이 나와 있다. 영양 성분과 첨가물을 꼼꼼히 확인하여 설탕이나 과당이 아주 적거나 없고, 콩기름과 같은 종자유가 들어 있지 않은 셰이크를 선택해야 한다.

저탄수화물 식이를 선택하는 데 가장 큰 어려움은 탄수화물과 당에 대한 갈망을 처리하는 것이다. 이런 음식의 중독성 여부에는 많은 논란이 있지만[39] 나는 음식 중독을 다음과 같이 간단히 정의한다.

1. 음식에 대한 갈망이 있는가?
2. 먹는 양을 조절하는 데 어려움이 있는가?
3. 과식을 하면서 죄책감을 느끼는가?

토요일 밤에 집에서 영화를 보면서 달걀찜을 먹고 싶다고 생각하는 사람은 없다. 이럴 때 생각나는 음식은 감자칩과 아이스크림이다. 달콤하고 짭짤한 것이 먹고 싶다면 치즈, 견과류, 씨앗을 통해 갈망을 채우도록 노력하라. 부록 B의 상세 음식 목록을 확인하는 것을 잊지 말라.

식사에 대한 아이디어

간략하나마 하루 식사를 세끼를 기준으로 하는 식단 구성을 제안해본다. 각자 처해진 환경에 따라 메뉴 구성을 달라지겠으나 최대한 탄수화물을 줄이겠다는 마음가짐이 중요하다.

아침 식사

앞서 언급했던 이유로, 아침은 식이 변화에서 가장 중요한 끼니이다(194쪽의 '여명 현상'을 기억하라). 시간 제한 식이 요법을 사용하는 가장 쉬운 방법은 아침 식사까지 단식을 해서 인슐린 민감성을 높이는 것이다.[40] 이것이 내 자신이 사용하는 인슐린 민감화 전략의 주된 내용이다. 나는 아침 식사가 건너뛰기에 가장 쉽고, 편한 끼니라는 것을 발견했다.

아침 식사에 변화를 주는 것은 그리 어렵지 않다. 보통 온전히 당신에게 맡겨진 식사이기 때문이다. 동료나 가족과 먹어야 하는(그래서 선택이 제한될 수 있는) 점심이나 저녁과 달리, 당신이 먹는 것이 다른 사람에게 영향을 주지 않는다. 가족과 함께하더라도 아침 식사에는 선택의 여지가 있다. 단식을 하지 않는다면 다음과 같은 것을 먹을 수 있다.

1. 베이컨과 달걀(동물성 기름에 조리한!)
2. 다양한 채소를 곁들인 오믈렛(생 사우어크라우트를 곁들이면 좋다.)
3. 달걀 머핀(작은 머핀 팬에 달걀, 크림, 치즈를 넣고 섞어 굽는다.)
4. 전유(全乳) 요구르트나 코티지치즈와 베리류
5. 아몬드 우유-베리 스무디

점심 식사

외식을 한다면 대부분 지방과 단백질로 구성되어 있으며 탄수화물은 정제 전분(빵, 파스타, 감자 등)이 아닌 메뉴를 찾는다. 생각보다 힘들지 않다. 다음에 는 햄버거를 먹을 때 빵 대신 양상추를 이용하는 '프로틴 스타일'로 주문해 보 라. 테이크아웃해 먹는다면 여기 몇 가지 옵션이 있다.

1. 아보카도-참치 샐러드
2. 콥 샐러드(삶은 달걀과 고기가 잔뜩 든)
3. 프로틴 스타일 햄버거(소스에 주의! 설탕이 많이 들어갈 수 있다.)
4. 채소를 곁들인 고기
5. 산양 치즈 샐러드

나는 소금과 후추를 곁들인 삶은 달걀 2~3개와 올리브 반 컵, 오일과 식초 로 드레싱한 소량의 혼합 채소, 치즈 한두 조각으로 다양한(그러나 대단히 간단 한!) 점심을 먹곤 한다.

저녁 식사

저녁은 문제가 좀 까다로워질 수 있다. 상황과 가정생활에 따라 인슐린 민 감성을 높이는 식이에 맞춰 저녁 식사를 변화시키는 것이 어려울지도 모르겠 다. 가장 큰 장애는 같이 식사를 하는 사람들이다. 가족(혹은 룸메이트, 그 외 의미 가 있는 다른 사람들)은 당신과 같은 방식으로 먹는 것을 원치 않을 수도 있지만 당신은 사회적 관계를 유지해야 할 필요가 있으며 또 그래야 한다. 그렇다면 저녁 식사를 할 때 좀 더 까다로워져야 한다. 식사에 탄수화물이 많이 들어 있다면 식사 전에 물 한 잔과 함께 애플 사이다 식초 2큰술을 먹는 것도 좋다. 여기 외식으로 좋은 몇 가지를 소개한다.

1. 타코 샐러드(토르티야는 빼고)

2. 채소를 곁들인 연어 구이

3. 채소 파스타를 곁들인 미트볼

4. 베이컨으로 감싸 구운 닭고기와 채소

5. 콜리플라워를 이용한(마카로니 대신) 맥앤치즈

6. 주들(zoodle, 호박을 국수 모양으로 뽑은 것)이나 채소 누들 볼

디저트

디저트라고? 그렇다. 인슐린과 혈당을 올리지 않는 감미료를 이용한 디저트라면 인슐린 급증 없이 단맛을 즐길 수 있다. 그렇다 하더라도 아주 가끔 먹어야 한다(일주일에 한 번 정도).

1. 저탄수화물 아이스크림, 프로즌 요구르트 같은 저탄수화물 아이스크림 브랜드가 많아졌다. 가정용 아이스크림 제조기에 투자를 해서 직접 아이스크림을 만들어 먹을 수도 있다.

2. 키토빵이라고 일컬어지는 다양한 저탄수화물 쿠키, 머핀, 케이크 류를 만드는 업체도 많이 있다. 믿을만한 전문 업체를 골라 성분표를 살펴보도록 하자. 베이킹에는 감미료가 많이 들어가므로 어떤 감미료를 사용하였는지 확인할 필요가 있다.

왜 아플까

지금까지 인슐린 저항성과 싸우기 위해 계획을 세우고 실천에 옮기는 방법을 충분히 공부했다. 옛 방식에 의지하지 말라. 먹는 모든 음식의 칼로리를 걱정하면서 항상 배고픔을 느껴야 할 필요가 없다.

무엇을 언제 먹는지와 인슐린을 낮추는 데 좋은 운동 방식을 자세히 검토한다면 인슐린 저항성을 예방하거나 되돌릴 수 있으며, 인슐린 저항성이 유발하는 수많은 건강상의 문제를 해결할 수 있다.

인슐린을 생각하면서 생활하는 것이 이상하게 느껴질 수도 있고, 가족이나 친구들에게 당신의 행동이 이상하게 보일 수도 있다. 하지만 수십 년에 걸쳐 이를 연구해 온 과학적 결과가 당신을 응원할 것이다. 건강을 지키고 오래도록 건강한 삶을 영위하고자 한다면 낡은 신조가 아닌 증거 자료를 바탕으로 결정을 내려야 한다.

일간 운동 계획 샘플

여기서 소개하는 것은 초심자를 위한 운동이다. 보통 한 운동당 2~4세트 실행하며, 각 세트는 더 이상 할 수 없는 한계점까지(혹은 거의 그 지점까지) 실시한다(보통은 8~20회 정도). 제시한 운동법 중 자신의 상황에 맞는 운동 몇 가지를 선택하여 실행하면 된다. 운동에 숙달이 되고 관련 지식이 늘어나면 스스로 더 효과적인 근력 운동을 찾을 수 있을 것이다.

요즘은 운동법 관련 정보나 동영상을 인터넷에서 쉽게 찾아볼 수 있으니 이를 적극 활용하는 것도 좋겠다. 또한 같은 운동이라 하더라도 다양한 난이도의 운동법이 있으므로 친숙하지 않은 운동이 있다면 인터넷 검색을 통해 자세를 확인하도록 하라. 더 쉽게 접근할 수 있도록 맨몸 운동도 포함하고 있으니 자신에게 맞는 운동법을 선택해 보자.

월요일: 다리 당기기

무엇보다 몸의 뒤쪽, 즉 허리, 엉덩이, 넓적다리 뒤를 강화시키는 날이다. 큰 근육에 집중한 뒤에는 종아리에 집중하는 것으로 운동을 마무리한다.

step 1) 몸 뒤쪽 강화 운동

- 브리지(Bridge)
- 데드리프트(Deadlift)
- 한 다리 데드리프트(Single leg deadlift)
- 리버스 런지(Reverse lunge)
- 스티프 데드리프트(Straight-leg deadlift)
- 내추럴 햄스트링 컬(Natural hamstring curl)

step 2) 종아리 운동

- 브리지(Bridge)
- 데드리프트(Deadlift)
- 리버스 런지(Reverse lunge)
- 스티프 데드리프트(Straight-leg deadlift)

화요일: 상체 밀기

가슴과 어깨에 집중한다. 언제나 가슴에서 시작해서 어깨로 넘어간다. 모든 가슴 운동에는 어깨의 관여가 필요하다. 어깨에서 시작하면 어깨가 취약부가 되고, 가슴이 '운동되지 않은' 상태로 남겨진다.

step 1) 가슴 운동

- 팔굽혀펴기(Push-up)
- 덤벨 벤치 프레스(Dumbbell bench press)
- 유사 플란체 팔굽혀펴기(Pseudo planche push-up)
- 덤벨 플라이(Dumbbell fly)
- 벽 물구나무서기(Wall handstand, 팔굽혀펴기와 함께, 혹은 팔굽혀펴기 없이)
- 와이드그립 팔굽혀펴기(Wide-grip push-up, 정지 상태와 함께, 혹은 정지 상태 없이)

step 2) 어깨 운동

- 선 상태로 한 팔 덤벨 숄더 프레스(Standing one-arm dumbbell shoulder press)
- 선 상태로 바벨 숄더 프레스(Standing barbell shoulder press)
- 아놀드 프레스(Arnold press)

수요일: 유산소 운동과 복부 운동

전반적인 회복을 고려해서 가능하다면 20분의 고강도 인터벌 유산소 운동(인터벌 달리기 혹은 자전거 타기)을 하고 일련의 복부 운동으로 마무리한다. 복부 운동은 천천히 실시하는 것이 중요하다. 동작을 빨리 마무리하려는 유혹을 떨쳐내라. 동작은 천천히 실시하고, 모든 동작에서 복부를 강하게 조인다. 어느 때에도 복부의 긴장을 풀지 말라. 등과 벤치/바닥 사이의 공간을 두지 않는 것이 도움이 된다. 가장 많이 수축되었을 때 숨을 강하게 내쉰다. 평소대로 더 이상 할 수 없을 때까지 실시한다(20회 정도의 반복이 될 것이다).

- 니 크런치(Knee crunch)
- 레그 리프트(Leg lift)
- 힐 터치(Heel touch)

복부 운동은 천천히 해야 한다는 것을 잊지 말라. 횟수보다 자세가 중요하다.

목요일: 다리 밀기

달리는 동작, 바닥이나 앉은 자세에서 일어나는 동작을 비롯해 당신을 움직일 수 있게 하는 근육을 강화하는 중요한 날이다.

step 1) 다리 운동

- 스쿼트(Squat)
- 피스톨 스쿼트(Pistol squat, 벽의 도움으로 혹은 벽의 도움 없이)
- 스플릿 스쿼트(Split squat)
- 박스 점프(Box jump)
- 런지(Lunge)
- 싱글레그 워킹 런지(Single-leg walking lunge)
- 스텝업(Step-up)
- 스탠딩 스태틱 카프 프레스(Standing static calf press)

step 2) 종아리 운동

- 스티프 레그 카프 프레스(Straight leg calf press)
- 시티드 카프 레이즈(Seated calf raise)

월요일의 다리 당기기 때와 마찬가지로 종아리 운동으로 마무리해 준다.

금요일: 상체 당기기

이들 운동은 등을 목표로 하며, 팔을 머리 위로 하고 당겨서 손이 어깨 쪽으로 움직이는 동작, 팔을 앞쪽에서 당겨서 손이 몸 쪽으로 움직이는 동작, 이렇게 두 가지 방식의 당기는 동작과 관련된다.

- 턱걸이(Pull-up): 손을 잡는 위치(넓게 잡기, 좁게 잡기, 아처 풀업 등)에 따라 다양한 변형 동작이 있는데 동작 내내 가슴을 편 상태로 유지하는 것이 중요하다.
- 벤트오버 바벨 로(Bent-over barbell row)
- 프론트 레버(Front lever, 무릎을 굽힌 상태로 시작하고 점차 다리를 편다.)
- 랫 풀다운(Lat pulldown) ■ 원암 덤벨 로(One-arm dumbbell row)

토요일: 유산소 운동과 복부 운동(수요일의 반복)

전반적인 회복을 고려해서 가능하다면 20분의 고강도 인터벌 유산소 운동(인터벌 달리기 혹은 자전거 타기)을 하고 일련의 복부 운동으로 마무리한다. 복부 운동은 천천히 실시하는 것이 중요하다. 동작을 빨리 마무리하려는 유혹을 떨쳐내라. 동작은 천천히 실시하고, 모든 동작에서 복부를 강하게 조인다. 어느 때에도 복부의 긴장을 풀지 말라. 등과 벤치/바닥 사이의 공간을 두지 않는 것이 도움이 된다. 가장 많이 수축되었을 때 숨을 강하게 내쉰다. 평소대로 더 이상 할 수 없을 때까지 실시한다(20회 정도의 반복이 될 것이다).

- 니 크런치(Knee crunch) ■ 레그 리프트(Leg lift)
- 힐 터치(Heel touch)

복부 운동은 천천히 해야 한다는 것을 잊지 말라. 횟수보다 자세가 중요하다.

> ### 1주일간의 운동 루틴
> **월** 다리 당기기 ⇨ **화** 상체 밀기 ⇨ **수** 유산소 운동과 복부 ⇨ **목** 다리 밀기 ⇨ **금** 상체 당기기 ⇨ **토** 유산소 운동과 복부 운동

권장 식품 목록

다음은 인슐린 통제를 도울 현명한 음식의 보다 상세한 목록이며 음식 종류에 따라 나누었다. (www.ruled.me와 Insulin IQ의 자료를 기반으로 한다.)

인슐린 친화적 식품: 포만감을 느낄 때까지 먹어라

지방과 기름

- 아보카도 오일
- 기 버터
- 코코넛 오일
- 라드 혹은 정제 동물 지방(비계)
- 엑스트라 버진 올리브오일
- MCT 오일
- 생선 기름

유제품(민감하다면 섭취를 제한한다)

- 치즈(천연)
- 코티지치즈
- 그릭 요구르트
- 크림치즈
- 헤비 크림(유지방36%이상의 생크림)

단백질

- 모든 고기(소고기, 양고기, 돼지고기 등): 가능하다면 목초·방목한 것을 선택한다.
- 생선과 해산물: 양식된 것을 피하고 자연산을 선택한다.
- 모든 가금류(닭, 칠면조, 기타): 가능하다면 방목한 것을 선택한다.
- 두부와 템페: 채식주의자나 비건에게 적합하다.
- 달걀: 방목한 것을 선택하고 노른자를 먹는다.

채소와 과일(뿌리채소보다는 땅 위에서 자란 채소를 위주로 섭취)

- 푸른 잎채소(루콜라, 근대, 상추, 시금치, 청경채 등) ■ 아스파라거스
- 버섯 ■ 죽순 ■ 올리브 ■ 양파 ■ 셀러리 ■ 고추(피망, 할라피뇨 등)
- 오이 ■ 무 ■ 부추 ■ 수박 ■ 라임 ■ 레몬 ■ 아보카도
- 히카마(Jicama, 멕시코 감자) ■ 모든 허브와 향신료(바질, 고수, 파슬리, 로즈메리, 타임 등)

발효 식품

- 애플 사이다 식초(사과 식초) ■ 사우어크라우트 ■ 김치 ■ 피클
- 사워도우 빵(재료에 진짜 사워도우 스타터가 있는 것)

음료

- 커피(블랙 혹은 크림과) ■ 차 ■ 무가당 견과류 우유(아몬드 밀크, 코코넛 밀크)
- 콤부차(Kombucha, 발효시킨 차) ■ 탄산수(레몬, 라임, 사과 식초를 추가한다.)

양념과 감미료

- 에리스리톨 ■ 스테비아 ■ 나한과(몽크 프루트) ■ 자일리톨
- 마요네즈 ■ 샐러드 드레싱(무설탕)

하루 2회 이하로 제한하자

견과, 씨앗, 콩류

- 아몬드
- 땅콩
- 마카다미아
- 피칸
- 아마 씨
- 잣
- 헤이즐넛
- 호박씨
- 호두
- 해바라기씨
- 피넛 버터
- 아몬드 가루와 코코넛 가루

단백질

- 베이컨(보존제와 전분이 없는)
- 가루 형태의 단백질 보조제
- 발효 콩 제품

채소, 과일, 곡물

- 통보리
- 가지
- 양배추
- 콜리플라워
- 콩나물/숙주나물
- 브로콜리
- 케일
- 방울양배추
- 오크라
- 풋콩

음료

- 알코올 음료(드라이 와인, 증류주)
- 저탄수화물 맥주
- 우유(全乳)
- 칼로리가 없는 감미료를 첨가한 과일 향 음료

양념과 감미료

- 그릭 요구르트 소스
- 당 알코올 감미료(말티톨, 소르비톨)
- 후무스(hummus, 병아리콩 으깬 것과 오일, 마늘을 섞은 중동 음식)
- 2개 이하의 탄수화물이나 전분이 함유된 샐러드 드레싱

왜 아플까

피해야 할 식재료

지방과 기름

- 카놀라유
- 대두유
- 마가린
- 트랜스 지방
- 땅콩기름(낙화생유)

유제품

- 연유
- 탈지 우유 혹은 저지방 우유
- 설탕이 많이 든 아이스크림

※ 저지방 제품은 피한다.

단백질

빵가루를 입히거나 설탕이 든 소스와 함께 나오는 단백질은 피한다.

채소, 과일, 곡물

- 사과
- 살구
- 망고
- 바나나
- 멜론
- 통조림 과일
- 오렌지
- 체리
- 복숭아
- 대추
- 배
- 자몽
- 포도
- 건포도
- 잼, 젤리, 프리저브(과일 보존 제품)

음료

- 알코올(대부분의 맥주, 단맛의 와인, 희석 음료, 칵테일)
- 과일 주스
- 탄산음료(다이어트 탄산음료 포함)
- 스포츠 음료(게토레이 등)

양념과 감미료

- 아가베 시럽
- 꿀
- 메이플 시럽
- 옥수수 시럽과 액상 과당
- 수크랄로스
- 아스파탐
- 과당
- 설탕(백설탕과 흑설탕)

마치며

지금 바로 시작하라!

통계적으로 볼 때 당신이나 당신이 아끼는 사람들은 대개 인슐린 저항성이 있다. 아직 아니라면 곧 그렇게 될 것이다. 인슐린 저항성은 전 세계 대부분 나라의 성인들에게(심지어는 어린이에게도) 가장 흔한 신체 장애이다. 아직은 모르고 있지만 인슐린 저항성이라는 생각이 들거나 곧 인슐린 저항성이 될 것 같다는 걱정이 든다면 지체 없이 라이프스타일을 변화시켜야 한다.

체중이 증가하거나 혈압이 높아지거나, 초기 알츠하이머병, 다낭성 난소 증후군, 발기 부전, 당뇨병, 골다공증 진단을 받게 될 때까지 기다리지 말라. 이런 만성 질환의 가족력이 있다면 인슐린을 낮게 유지하고 몸의 인슐린 민감성을 높게 유지하는 생활을 하는 것이 이런 질병을 막는 최선책이 될 것이다. 이 책을 읽고 이해하는 것도 중요하지만, 새로운 지식을 행동으로 옮기는 것은 더 중요하다.

1. 더 건강하게 먹어라!

내일부터 아침 식사를 바꾸어라. 아침 식사를 금식하거나 설탕과 정제 전분을 피하라. 대신 (가공되지 않은) 자연 식품에서 비롯된 지방과 단백질을 포함시켜라. 가능하다면 다른 끼니에도 적용하라.

왜 아플까

2. 인슐린 수치를 측정하라!

대부분의 병원에서 인슐린 측정이 가능하다. 공복 인슐린이 6μU/mL 이상이라면 당장 변화가 필요하다. 의사가 동의한다면 한 단계 더 나아가 경구 당부하 검사로 인슐린을 측정해 보는 것이 좋다.

3. 도움을 요청하라!

이 책에서 다룬 내용에 대해서 의사와 이야기를 나누도록 하라. 한 단계 더 나아가서 가족과 친구들을 끌어들여라. 그들에게 인슐린 저항성의 영향이 얼마나 심각할 수 있는지, 어떻게 발생하는지, 당신이 할 수 있는 일이 무엇인지 배운 것들을 알려주어라. 통계가 당신에게 이미 인슐린 저항성이 있다고(혹은 곧 생길 것이라고) 말하고 있음을 기억하라.

4. 꾸준히 정보를 모아라!

과학자인 나는 직접 한 실험이나 다른 사람들의 실험, 발표된 연구 결과를 통해 인슐린 저항성에 대해서 더 많은 것을 배우는 데 열중하고 있다. 트위터(@BenBikmanPhd)나 페이스북(@BenjaminBikman), 인스타그램(@benbikmanphd)에서 필자의 계정을 찾으면 최근 발표된 문헌들을 놓치지 않고 쉽게 파악할 수 있다.

참고 문헌

머리글

1. Jones, D.S., et al., The burden of disease and the changing task of medicine. NEJM, 2012. 366: p. 2333-8.

2. Araujo, J., J. Cai, and J. Stevens, Prevalence of optimal metabolic health in American adults: National Health and Nutrition Examination Survey 2009-2016. Metab Syndr Relat Disord, 2019. 17(1): p. 46-52.

미리 보기

1. Araujo, J., J. Cai, and J. Stevens, Prevalence of optimal metabolic health in American adults: National Health and Nutrition Examination Survey 2009-2016. Metab Syndr Relat Disord, 2019. 17(1): p. 46-52.

Chapter 1

1. Menke, A., et al., Prevalence of and trends in diabetes among adults in the United States, 1988-2012. JAMA, 2015. 314(10): p. 1021-9; McClain, A.D., et al., Adherence to a lowfat vs. low-carbohydrate diet differs by insulin resistance status. Diabetes Obes Metab, 2013. 15(1): p. 87-90.

2. Araujo, J., J. Cai, and J. Stevens, Prevalence of Optimal Metabolic Health in American Adults: National Health and Nutrition Examination Survey 2009-2016. Metab Syndr Relat Disord, 2019. 17(1): p. 46-52.

3. Chiarelli, F. and M.L. Marcovecchio, Insulin resistance and obesity in childhood. Eur J Endocrinol, 2008. 159 Suppl 1: p. S67-74.

4. Roglic, G., C. Varghese, and T. Thamarangsi, Diabetes in South-East Asia: burden, gaps, challenges and ways forward. WHO South East Asia J Public Health, 2016. 5(1): p. 1-4.

5. International Diabetes Federation. IDF Diabetes Atlas. 9th ed. https://www.diabetesatlas.org/en/sections/demographic-and-geographic-outline.html. Published 2019. Accessed December 23, 2019.

6. International Diabetes Federation. 4: Diabetes by region. In: IDF Diabetes Atlas. 9th ed.https://www.diabetesatlas.org/upload/resources/2019/IDF_Atlas_9th_Edition_2019.pdf#page=68&zoom=auto. Published 2019. Accessed December 23, 2019.

7. Martin, B.C., et al., Role of glucose and insulin resistance in development of type 2 diabetes mellitus: results of a 25-year follow-up study. Lancet, 1992. 340(8825): p. 925-9; Pories, W.J. and G.L. Dohm, Diabetes: have we got it all wrong? Hyperinsulinism as the culprit: surgery provides the evidence. Diabetes Care, 2012. 35(12): p. 2438-42; Weyer, C., et al., A high fasting plasma insulin concentration predicts type 2 diabetes independent of insulin resistance: evidence for a pathogenic role of relative hyperinsulinemia. Diabetes, 2000. 49(12): p. 2094-101; Kekalainen, P., et al., Hyperinsulinemia

왜 아플까

cluster predicts the development of type 2 diabetes independently of family history of diabetes. Diabetes Care, 1999. 22(1): p. 86-92; Crofts, C.A.P., K. Brookler, and G. Henderson, Can insulin response patterns predict metabolic disease risk in individuals with normal glucose tolerance? Diabetologia, 2018. 61(5): p. 1233; DiNicolantonio, J.J., et al., Postprandial insulin assay as the earliest biomarker for diagnosing pre-diabetes, type 2 diabetes and increased cardiovascular risk. Open Heart, 2017. 4(2): p. e000656.

Chapter 2

1. Kraft, Joseph R. Diabetes Epidemic & You. Bloomington, IN: Trafford Publishing, 2008.

2. Haffner, S.M., et al., Cardiovascular risk factors in confirmed prediabetic individuals. Does the clock for coronary heart disease start ticking before the onset of clinical diabetes? JAMA, 1990. 263(21): p. 2893-8; Despres, J.P., et al., Risk factors for ischaemic heart disease: is it time to measure insulin? Eur Heart J, 1996. 17(10): p. 1453-4; Reaven, G.M., Insulin resistance and compensatory hyperinsulinemia: role in hypertension, dyslipidemia, and coronary heart disease. Am Heart J, 1991. 121(4 Pt 2): p. 1283-8; Pyorala, M., et al., Hyperinsulinemia predicts coronary heart disease risk in healthy middle-aged men: the 22-year follow-up results of the Helsinki Policemen Study. Circulation, 1998. 98(5): p. 398-404; Despres, J.P., et al., Hyperinsulinemia as an independent risk factor for ischemic heart disease. N Engl J Med, 1996. 334(15): p. 952-7.

3. Goff, D.C., Jr., et al., Insulin sensitivity and the risk of incident hypertension: insights from the Insulin Resistance Atherosclerosis Study. Diabetes Care, 2003. 26(3): p. 805-9.

4. DeFronzo, R.A. and E. Ferrannini, Insulin resistance. A multifaceted syndrome responsible for NIDDM, obesity, hypertension, dyslipidemia, and atherosclerotic cardiovascular disease. Diabetes Care, 1991. 14(3): p. 173-94.

5. Chiu, S., et al., Comparison of the DASH (Dietary Approaches to Stop Hypertension) diet and a higher-fat DASH diet on blood pressure and lipids and lipoproteins: a randomized controlled trial. Am J Clin Nutr, 2016. 103(2): p. 341-7.

6. DiNicolantonio, J.J., J.H. O'Keefe, and S.C. Lucan, An unsavory truth: sugar, more than salt, predisposes to hypertension and chronic disease. Am J Cardiol, 2014. 114(7): p. 1126-8; Stamler, J., A.W. Caggiula, and G.A. Grandits, Relation of body mass and alcohol, nutrient, fiber, and caffeine intakes to blood pressure in the special intervention and usual care groups in the Multiple Risk Factor Intervention Trial. Am J Clin Nutr, 1997. 65(1 Suppl): p. 338S-365S.

7. Goodfriend, T.L., B.M. Egan, and D.E. Kelley, Plasma aldosterone, plasma lipoproteins, obesity and insulin resistance in humans. Prostaglandins Leukot Essent Fatty Acids, 1999. 60(5-6): p. 401-5.

8. Steinberg, H.O., et al., Insulin-mediated skeletal muscle vasodilation is nitric oxide dependent. A novel action of insulin to increase nitric oxide release. J Clin Invest, 1994. 94(3):p. 1172-9.

9. Wilson, P.W., et al., Prediction of coronary heart disease using risk factor categories. Circulation, 1998. 97(18): p. 1837-47.

10. Barter, P., et al., HDL cholesterol, very low levels of LDL cholesterol, and cardiovascular events. N Engl J Med, 2007. 357(13): p. 1301-10; Schatz, I.J., et al., Cholesterol and allcause mortality in elderly people from the Honolulu Heart Program: a cohort study. Lancet, 2001. 358(9279): p. 351-5.

11. Lamarche, B., et al., Small, dense low-density lipoprotein particles as a predictor of the risk of ischemic heart disease in men. Prospective results from the Quebec Cardiovascular Study. Circulation, 1997. 95(1): p. 69-75.

12. Fan, X., et al., Triglyceride/high-density lipoprotein cholesterol ratio: a surrogate to predict insulin resistance and low-density lipoprotein cholesterol particle size in nondiabetic patients with schizophrenia. J Clin Psychiatry, 2011. 72(6): p. 806-12.

13. Selby, J.V., et al., LDL subclass phenotypes and the insulin resistance syndrome in women. Circulation, 1993. 88(2): p. 381-7; Reaven, G.M., et al., Insulin resistance and hyperinsulinemia in individuals with small, dense low density lipoprotein particles. J Clin Invest, 1993. 92(1): p. 141-6.

14 Luirink, I.K., et al., 20-year follow-up of statins in children with familial hypercholesterolemia. NEJM, 2019. 381(16): p. 1547-56.

15. Ray, K.K., et al., Statins and all-cause mortality in high-risk primary prevention: a metaanalysis of 11 randomized controlled trials involving 65,229 participants. Arch Intern Med, 2010. 170(12): p. 1024-31.

16. Choi, C.U., et al., Statins do not decrease small, dense low-density lipoprotein. Tex Heart Inst J, 2010. 37(4): p. 421-8.

17. Culver, A.L., et al., Statin use and risk of diabetes mellitus in postmenopausal women in the Women's Health Initiative. Arch Intern Med, 2012. 172(2): p. 144-52.

18. Graham, D.J., et al., Incidence of hospitalized rhabdomyolysis in patients treated with lipidlowering drugs. JAMA, 2004. 292(21): p. 2585-90; Volek, J.S., et al., Body composition and hormonal responses to a carbohydrate-restricted diet. Metabolism, 2002. 51(7): p. 864-70.

19. Urbano, F., et al., Impaired glucagon suppression and reduced insulin sensitivity in subjects with prediabetes undergoing atorvastatin therapy. Eur J Endocrinol, 2019. 181(6): p. 181-6.

20. Faxon, D.P., et al., Atherosclerotic Vascular Disease Conference: Executive summary: Atherosclerotic Vascular Disease Conference proceeding for healthcare professionals from a special writing group of the American Heart Association. Circulation, 2004. 109(21): p. 2595-604.

21. Steinberg, D. and J.L. Witztum, Oxidized low-density lipoprotein and atherosclerosis. Arterioscler Thromb Vasc Biol, 2010. 30(12): p. 2311-6.

22. Jira, W. and G. Spiteller, Dramatic increase of linoleic acid peroxidation products by aging, atherosclerosis, and rheumatoid arthritis. Adv Exp Med Biol, 1999. 469: p. 479-83.

23. Spiteller, G., Linoleic acid peroxidation—the dominant lipid peroxidation process in low density lipoprotein—and its relationship to chronic diseases. Chem Phys Lipids, 1998. 95(2): p. 105-62.

24. Haffner, S.M., et al., Insulin-resistant prediabetic subjects have more atherogenic risk factors than insulin-sensitive prediabetic subjects: implications for preventing coronary heart disease during

왜 아플까

the prediabetic state. Circulation, 2000. 101(9): p. 975-80; Festa, A., et al., Chronic subclinical inflammation as part of the insulin resistance syndrome: the Insulin Resistance Atherosclerosis Study (IRAS). Circulation, 2000. 102(1): p. 42-7.

25.Kawashima, S. and M. Yokoyama, Dysfunction of endothelial nitric oxide synthase and atherosclerosis. Arterioscler Thromb Vasc Biol, 2004. 24(6): p. 998-1005.

26. Ridker, P.M., et al., Comparison of C-reactive protein and low-density lipoprotein cholesterol levels in the prediction of first cardiovascular events. N Engl J Med, 2002. 347(20): p. 1557-65; Janoskuti, L., et al., High levels of C-reactive protein with low total cholesterol concentrations additively predict all-cause mortality in patients with coronary artery disease. Eur J Clin Invest, 2005. 35(2): p. 104-11.

27. Krogh-Madsen, R., et al., Effect of hyperglycemia and hyperinsulinemia on the response of IL-6, TNF-alpha, and FFAs to low-dose endotoxemia in humans. Am J Physiol Endocrinol Metab, 2004. 286(5): p. E766-72.

28. Fishel, M.A., et al., Hyperinsulinemia provokes synchronous increases in central inflammation and beta-amyloid in normal adults. Arch Neurol, 2005. 62(10): p. 1539-44.

29. Park, Y.M., et al., Insulin promotes macrophage foam cell formation: potential implications in diabetes-related atherosclerosis. Lab Invest, 2012. 92(8): p. 1171-80.

30. Sakai, Y., et al., Patients with dilated cardiomyopathy possess insulin resistance independently of cardiac dysfunction or serum tumor necrosis factor-alpha. Int Heart J, 2006. 47(6): p. 877-87.

31. Shah, A. and R.P. Shannon, Insulin resistance in dilated cardiomyopathy. Rev Cardiovasc Med, 2003. 4 Suppl 6: p. S50-7; Ouwens, D.M. and M. Diamant, Myocardial insulin action and the contribution of insulin resistance to the pathogenesis of diabetic cardiomyopathy. Arch Physiol Biochem, 2007. 113(2): p. 76-86.

32. Murakami, K., et al., Insulin resistance in patients with hypertrophic cardiomyopathy. Circ J, 2004. 68(7): p. 650-5; Geffner, M.E., T.V. Santulli, Jr., and S.A. Kaplan, Hypertrophic cardiomyopathy in total lipodystrophy: insulin action in the face of insulin resistance? J Pediatr, 1987. 110(1): p. 161.

Chapter 3

1. Bingham, E.M., et al., The role of insulin in human brain glucose metabolism: an 18fluorodeoxyglucose positron emission tomography study. Diabetes, 2002. 51(12): p.3384-90.

2. Swanson, R.A. and D.W. Choi, Glial glycogen stores affect neuronal survival during glucose deprivation in vitro. J Cereb Blood Flow Metab, 1993. 13(1): p.162-9.

3. Porte, D., Jr., D.G. Baskin, and M.W. Schwartz, Insulin signaling in the central nervous system: a critical role in metabolic homeostasis and disease from C. elegans to humans. Diabetes, 2005. 54(5): p.1264-76.

4 Zhao, W.Q. and D.L. Alkon, Role of insulin and insulin receptor in learning and memory. Mol Cell Endocrinol, 2001. 177(1-2): p. 125-34.

5. Biessels, G.J., et al., Water maze learning and hippocampal synaptic plasticity in streptozotocin-

diabetic rats: effects of insulin treatment. Brain Res, 1998. 800(1): p.125-35.

6. Bourdel-Marchasson, I., et al., Insulin resistance, diabetes and cognitive function: consequences for preventative strategies. Diabetes Metab, 2010. 36(3): p. 173-81.

7. Anthony, K., et al., Attenuation of insulin-evoked responses in brain networks controlling appetite and reward in insulin resistance: the cerebral basis for impaired control of food intake in metabolic syndrome? Diabetes, 2006. 55(11): p. 2986-92.

8. Whitlow, C.T., et al., Effects of type 2 diabetes on brain structure and cognitive function: African American-Diabetes Heart Study MIND. Am J Neuroradiol, 2015. 36(9): p. 1648-53.

9. Kamal, A., et al., Hyperinsulinemia in rats causes impairment of spatial memory and learning with defects in hippocampal synaptic plasticity by involvement of postsynaptic mechanisms. Exp Brain Res, 2013. 226(1): p. 45-51.

10. Querfurth, H.W. and F.M. LaFerla, Alzheimer's disease. N Engl J Med, 2010. 362(4): p. 329-44.

11. Qiu, C., D. De Ronchi, and L. Fratiglioni, The epidemiology of the dementias: an update. Curr Opin Psychiatry, 2007. 20(4): p. 380-5.

12. Accardi, G., et al., Can Alzheimer disease be a form of type 3 diabetes? Rejuvenation Res, 2012. 15(2): p. 217-21.

13. Sadigh-Eteghad, S., M. Talebi, and M. Farhoudi, Association of apolipoprotein E epsilon 4 allele with sporadic late onset Alzheimer's disease. A meta-analysis. Neurosciences (Riyadh), 2012. 17(4): p. 321-6.

14. Kuusisto, J., et al., Association between features of the insulin resistance syndrome and Alzheimer's disease independently of apolipoprotein E4 phenotype: cross sectional population based study. BMJ, 1997. 315(7115): p. 1045-9.

15. Owen, A.M., et al., Putting brain training to the test. Nature, 2010. 465(7299): p. 775-8.

16. Watson, G.S., et al., Insulin increases CSF Abeta42 levels in normal older adults. Neurology, 2003. 60(12): p. 1899-903.

17. Gasparini, L., et al., Stimulation of beta-amyloid precursor protein trafficking by insulin reduces intraneuronal beta-amyloid and requires mitogen-activated protein kinase signaling. J Neurosci, 2001. 21(8): p. 2561-70.

18. Hong, M. and V.M. Lee, Insulin and insulin-like growth factor-1 regulate tau phosphorylation in cultured human neurons. J Biol Chem, 1997. 272(31): p. 19547-53.

19. Schubert, M., et al., Insulin receptor substrate-2 deficiency impairs brain growth and promotes tau phosphorylation. J Neurosci, 2003. 23(18): p. 7084-92.

20. Zolochevska, O., et al., Postsynaptic proteome of non-demented individuals with Alzheimer's disease neuropathology. J Alzheimers Dis, 2018. 65(2): p. 659-82.

21. Owen, O.E., et al., Brain metabolism during fasting. J Clin Invest, 1967. 46(10): p. 1589-95.

22. Contreras, C.M. and A.G. Gutierrez-Garcia, Cognitive impairment in diabetes and poor glucose utilization in the intracellular neural milieu. Med Hypotheses, 2017. 104: p. 160-165; Mosconi,

L., et al., FDG-PET changes in brain glucose metabolism from normal cognition to pathologically verified Alzheimer's disease. Eur J Nucl Med Mol Imaging, 2009. 36(5): p. 811-22; Berger, A., Insulin resistance and reduced brain glucose metabolism in the aetiology of Alzheimer's disease. J Insulin Resistance, 2016. 1(1).

23. Kivipelto, M., et al., Midlife vascular risk factors and Alzheimer's disease in later life: longitudinal, population based study. BMJ, 2001. 322(7300): p. 1447-51.

24. Peila, R., et al., Type 2 diabetes, APOE gene, and the risk for dementia and related pathologies: The Honolulu-Asia Aging Study. Diabetes, 2002. 51(4): p. 1256-62.

25. Figlewicz, D.P., et al., Diabetes causes differential changes in CNS noradrenergic and dopaminergic neurons in the rat: a molecular study. Brain Res, 1996. 736(1-2): p. 54-60.

26. Lozovsky, D., C.F. Saller, and I.J. Kopin, Dopamine receptor binding is increased in diabetic rats. Science, 1981. 214(4524): p. 1031-3.

27. Caravaggio, F., et al., Reduced insulin sensitivity is related to less endogenous dopamine at D2/3 receptors in the ventral striatum of healthy nonobese humans. Int J Neuropsychopharmacol, 2015. 18(7): p. pyv014.

28. Pijl, H., Reduced dopaminergic tone in hypothalamic neural circuits: expression of a "thrifty" genotype underlying the metabolic syndrome? Eur J Pharmacol, 2003. 480(1-3): p. 125-31.

29. Henderson, D.C., et al., Clozapine, diabetes mellitus, weight gain, and lipid abnormalities: A five-year naturalistic study. Am J Psychiatry, 2000. 157(6): p. 975-81.

30. Ober, S.K., R. Hudak, and A. Rusterholtz, Hyperglycemia and olanzapine. Am J Psychiatry, 1999. 156(6): p. 970; Sharma, A.M., U. Schorr, and A. Distler, Insulin resistance in young salt-sensitive normotensive subjects. Hypertension, 1993. 21(3): p. 273-9.

31. Podolsky, S. and N.A. Leopold, Abnormal glucose tolerance and arginine tolerance tests in Huntington's disease. Gerontology, 1977. 23(1): p. 55-63.

32. Schubotz, R., et al., [Fatty acid patterns and glucose tolerance in Huntington's chorea (author's transl)]. Res Exp Med (Berl), 1976. 167(3): p. 203-15.

33. Hurlbert, M.S., et al., Mice transgenic for an expanded CAG repeat in the Huntington's disease gene develop diabetes. Diabetes, 1999. 48(3): p. 649-51.

34. Aviles-Olmos, I., et al., Parkinson's disease, insulin resistance and novel agents of neuroprotection. Brain, 2013. 136(Pt 2): p. 374-84.

35. Fava, A., et al., Chronic migraine in women is associated with insulin resistance: a crosssectional study. Eur J Neurol, 2014. 21(2): p. 267-72.

36. Cavestro, C., et al., Insulin metabolism is altered in migraineurs: a new pathogenic mechanism for migraine? Headache, 2007. 47(10): p. 1436-42.

37. Cavestro, C., et al., Alpha-lipoic acid shows promise to improve migraine in patients with insulin resistance: a 6-month exploratory study. J Med Food, 2018. 21(3): p. 269-73.

38. Kim, J.H., et al., Interictal metabolic changes in episodic migraine: a voxel-based FDG-PET study.

Cephalalgia, 2010. 30(1): p. 53-61.

39. Grote, C.W. and D.E. Wright, A Role for insulin in diabetic neuropathy. Front Neurosci, 2016. 10: p. 581.

Chapter 4

1. Seethalakshmi, L., M. Menon, and D. Diamond, The effect of streptozotocin-induced diabetes on the neuroendocrine-male reproductive tract axis of the adult rat. J Urol, 1987. 138(1): p. 190-4; Tesone, M., et al., Ovarian dysfunction in streptozotocin-induced diabetic rats. Proc Soc Exp Biol Med, 1983. 174(1): p. 123-30.

2. Pitteloud, N., et al., Increasing insulin resistance is associated with a decrease in Leydig cell testosterone secretion in men. J Clin Endocrinol Metab, 2005. 90(5): p. 2636-41.

3. Dunaif, A., Insulin resistance and the polycystic ovary syndrome: mechanism and implications for pathogenesis. Endocr Rev, 1997. 18(6): p. 774-800.

4. Dimartino-Nardi, J., Premature adrenarche: findings in prepubertal African-American and Caribbean-Hispanic girls. Acta Paediatr Suppl, 1999. 88(433): p. 67-72.

5. Hiden, U., et al., Insulin and the IGF system in the human placenta of normal and diabetic pregnancies. J Anat, 2009. 215(1): p. 60-8.

6. Berlato, C. and W. Doppler, Selective response to insulin versus insulin-like growth factor-I and -II and up-regulation of insulin receptor splice variant B in the differentiated mouse mammary epithelium. Endocrinology, 2009. 150(6): p. 2924-33.

7. Hadden, D.R. and C. McLaughlin, Normal and abnormal maternal metabolism during pregnancy. Semin Fetal Neonatal Med, 2009. 14(2): p. 66-71.

8. Catalano, P.M., et al., Longitudinal changes in insulin release and insulin resistance in nonobese pregnant women. Am J Obstet Gynecol, 1991. 165(6 Pt 1): p. 1667-72.

9. Milner, R.D. and D.J. Hill, Fetal growth control: the role of insulin and related peptides. Clin Endocrinol (Oxf), 1984. 21(4): p. 415-33.

10. Berkowitz, G.S., et al., Race/ethnicity and other risk factors for gestational diabetes. Am J Epidemiol, 1992. 135(9): p. 965-73.

11. Bellamy, L., et al., Type 2 diabetes mellitus after gestational diabetes: a systematic review and meta-analysis. Lancet, 2009. 373(9677): p. 1773-9.

12. Wolf, M., et al., First trimester insulin resistance and subsequent preeclampsia: a prospective study. J Clin Endocrinol Metab, 2002. 87(4): p. 1563-8.

13. Kaaja, R., Insulin resistance syndrome in preeclampsia. Semin Reprod Endocrinol, 1998. 16(1): p. 41-6.

14. Anim-Nyame, N., et al., Relationship between insulin resistance and tissue blood flow in preeclampsia. J Hypertens, 2015. 33(5): p. 1057-63.

15. Koga, K., et al., Elevated serum soluble vascular endothelial growth factor receptor 1 (sVEGFR-1)

왜 아플까

levels in women with preeclampsia. J Clin Endocrinol Metab, 2003. 88(5): p. 2348-51.

16. Ravelli, A.C., et al., Obesity at the age of 50 in men and women exposed to famine prenatally. Am J Clin Nutr, 1999. 70(5): p. 811-6.

17. Gillman, M.W., et al., Maternal gestational diabetes, birth weight, and adolescent obesity. Pediatrics, 2003. 111(3): p. e221-6.

18. Xiong, X., et al., Impact of preeclampsia and gestational hypertension on birth weight by gestational age. Am J Epidemiol, 2002. 155(3): p. 203-9.

19. Ayyavoo, A., et al., Pre-pubertal children born post-term have reduced insulin sensitivity and other markers of the metabolic syndrome. PLoS One, 2013. 8(7): p. e67966.

20. Phillips, D.I., et al., Thinness at birth and insulin resistance in adult life. Diabetologia, 1994. 37(2): p. 150-4; Byberg, L., et al., Birth weight and the insulin resistance syndrome: association of low birth weight with truncal obesity and raised plasminogen activator inhibitor-1 but not with abdominal obesity or plasma lipid disturbances. Diabetologia, 2000. 43(1): p. 54-60.

21. Friedrichsen, M., et al., Muscle inflammatory signaling in response to 9 days of physical inactivity in young men with low compared with normal birth weight. Eur J Endocrinol, 2012. 167(6): p. 829-38.

22. Li, C., M.S. Johnson, and M.I. Goran, Effects of low birth weight on insulin resistance syndrome in Caucasian and African-American children. Diabetes Care, 2001. 24(12): p. 2035-42.

23. Phillips, D.I., et al., Elevated plasma cortisol concentrations: a link between low birth weight and the insulin resistance syndrome? J Clin Endocrinol Metab, 1998. 83(3): p. 757-60.

24. Yajnik, C.S., et al., Paternal insulin resistance and fetal growth: problem for the "fetal insulin" and the "fetal origins" hypotheses. Diabetologia, 2001. 44(9): p. 1197-8; Knight, B., et al., Offspring birthweight is not associated with paternal insulin resistance. Diabetologia, 2006. 49(11): p. 2675-8.

25. Wannamethee, S.G., et al., Birthweight of offspring and paternal insulin resistance and paternal diabetes in late adulthood: cross sectional survey. Diabetologia, 2004. 47(1): p. 12-8.

26. Marasco, L., C. Marmet, and E. Shell, Polycystic ovary syndrome: a connection to insufficient milk supply? J Hum Lact, 2000. 16(2): p. 143-8.

27. Gunderson, E.P., et al., Lactation intensity and postpartum maternal glucose tolerance and insulin resistance in women with recent GDM: the SWIFT cohort. Diabetes Care, 2012. 35(1): p. 50-6.

28. Velazquez, E.M., et al., Metformin therapy in polycystic ovary syndrome reduces hyperinsulinemia, insulin resistance, hyperandrogenemia, and systolic blood pressure, while facilitating normal menses and pregnancy. Metabolism, 1994. 43(5): p. 647-54.

29. Murakawa, H., et al., Polycystic ovary syndrome. Insulin resistance and ovulatory responses to clomiphene citrate. J Reprod Med, 1999. 44(1): p. 23-7.

30. Mauras, N., et al., Testosterone deficiency in young men: marked alterations in whole body protein kinetics, strength, and adiposity. J Clin Endocrinol Metab, 1998. 83(6): p. 1886-92.

31. Wang, C., et al., Low testosterone associated with obesity and the metabolic syndrome contributes to sexual dysfunction and cardiovascular disease risk in men with type 2 diabetes. Diabetes Care, 2011.

34(7): p. 1669-75.

32. Niskanen, L., et al., Changes in sex hormone-binding globulin and testosterone during weight loss and weight maintenance in abdominally obese men with the metabolic syndrome. Diabetes Obes Metab, 2004. 6(3): p. 208-15.

33. Simon, D., et al., Interrelation between plasma testosterone and plasma insulin in healthy adult men: the Telecom Study. Diabetologia, 1992. 35(2): p. 173-7; Pitteloud, N., et al., Increasing insulin resistance is associated with a decrease in Leydig cell testosterone secretion in men. J Clin Endocrinol Metab, 2005. 90(5): p. 2636-41.

34. Ackerman, G.E., et al., Aromatization of androstenedione by human adipose tissue stromal cells in monolayer culture. J Clin Endocrinol Metab, 1981. 53(2): p. 412-7.

35. Walker, W.H., Testosterone signaling and the regulation of spermatogenesis. Spermatogenesis, 2011. 1(2): p. 116-120.

36. Braun, M., et al., Epidemiology of erectile dysfunction: results of the "Cologne Male Survey." Int J Impot Res, 2000. 12(6): p. 305-11.

37. De Berardis, G., et al., Identifying patients with type 2 diabetes with a higher likelihood of erectile dysfunction: the role of the interaction between clinical and psychological factors. J Urol, 2003. 169(4): p. 1422-8.

38. Yao, F., et al., Erectile dysfunction may be the first clinical sign of insulin resistance and endothelial dysfunction in young men. Clin Res Cardiol, 2013. 102(9): p. 645-51.

39. Sullivan, M.E., et al., Nitric oxide and penile erection: is erectile dysfunction another manifestation of vascular disease? Cardiovasc Res, 1999. 43(3): p. 658-65.

40. Ahima, R.S., et al., Leptin accelerates the onset of puberty in normal female mice. J Clin Invest, 1997. 99(3): p. 391-5.

41. Wehkalampi, K., et al., Patterns of inheritance of constitutional delay of growth and puberty in families of adolescent girls and boys referred to specialist pediatric care. J Clin Endocrinol Metab, 2008. 93(3): p. 723-8.

42. Ellis, B.J., et al., Quality of early family relationships and individual differences in the timing of pubertal maturation in girls: a longitudinal test of an evolutionary model. J Pers Soc Psychol, 1999. 77(2): p. 387-401.

43. Dunger, D.B., M.L. Ahmed, and K.K. Ong, Effects of obesity on growth and puberty. Best Pract Res Clin Endocrinol Metab, 2005. 19(3): p. 375-90.

44. Ismail, A.I., J.M. Tanzer, and J.L. Dingle, Current trends of sugar consumption in developing societies. Community Dent Oral Epidemiol, 1997. 25(6): p. 438-43.

45. Seidell, J.C., Obesity, insulin resistance and diabetes—a worldwide epidemic. Br J Nutr, 2000. 83 Suppl 1: p. S5-8.

46. Lee, J.M., et al., Weight status in young girls and the onset of puberty. Pediatrics, 2007. 119(3): p. e624-30.

47. Soliman, A., V. De Sanctis, and R. Elalaily, Nutrition and pubertal development. Indian J Endocrinol Metab, 2014. 18(Suppl 1): p. S39-47; Ibanez, L., et al., Metformin treatment to prevent early puberty in girls with precocious pubarche. J Clin Endocrinol Metab, 2006. 91(8): p. 2888-91.

48. Preece, M.A., Puberty in children with intrauterine growth retardation. Horm Res, 1997. 48 Suppl 1: p. 30-2; Ibanez, L., et al., Precocious pubarche, hyperinsulinism, and ovarian hyperandrogenism in girls: relation to reduced fetal growth. J Clin Endocrinol Metab, 1998. 83(10): p. 3558-62.

49. Cianfarani, S., D. Germani, and F. Branca, Low birthweight and adult insulin resistance: the "catch-up growth" hypothesis. Arch Dis Child Fetal Neonatal Ed, 1999. 81(1): p. F71-3.

50. Grinspoon, S., et al., Serum leptin levels in women with anorexia nervosa. J Clin Endocrinol Metab, 1996. 81(11): p. 3861-3.

51. Weimann, E., et al., [Effect of high performance sports on puberty development of female and male gymnasts]. Wien Med Wochenschr, 1998. 148(10): p. 231-4.

52. Russell, G.F., Premenarchal anorexia nervosa and its sequelae. J Psychiatr Res, 1985. 19(2-3): p. 363-9.

Chapter 5

1. Xu, J., et al., Deaths: final data for 2007. Natl Vital Stat Rep, 2010. 58(19): p. 1-19.

2. Seyfried, T.N., Cancer as a mitochondrial metabolic disease. Front Cell Dev Biol, 2015. 3: p. 43.

3. Kim, J.W. and C.V. Dang, Cancer's molecular sweet tooth and the Warburg effect. Cancer Res, 2006. 66(18): p. 8927-30.

4. Baserga, R., F. Peruzzi, and K. Reiss, The IGF-1 receptor in cancer biology. Int J Cancer, 2003. 107(6): p. 873-7; Peyrat, J.P., et al., Plasma insulin-like growth factor-1 (IGF-1) concentrations in human breast cancer. Eur J Cancer, 1993. 29A(4): p. 492-7; Cohen, P., D.M. Peehl, and R. Rosenfeld, Insulin-like growth factor 1 in relation to prostate cancer and benign prostatic hyperplasia. Br J Cancer, 1998. 78(4): p. 554-6.

5. Tsujimoto, T., H. Kajio, and T. Sugiyama, Association between hyperinsulinemia and increased risk of cancer death in nonobese and obese people: A population-based observational study. Int J Cancer, 2017. 141(1): p. 102-111.

6. Goodwin, P.J., et al., Fasting insulin and outcome in early-stage breast cancer: results of a prospective cohort study. J Clin Oncol, 2002. 20(1): p. 42-51.

7. Papa, V., et al., Elevated insulin receptor content in human breast cancer. J Clin Invest, 1990. 86(5): p. 1503-10.

8. Bodmer, M., et al., Long-term metformin use is associated with decreased risk of breast cancer. Diabetes Care, 2010. 33(6): p. 1304-8.

9. Cleary, M.P. and M.E. Grossmann, Minireview: Obesity and breast cancer: the estrogen connection. Endocrinology, 2009. 150(6): p. 2537-42.

10. Dahle, S.E., et al., Body size and serum levels of insulin and leptin in relation to the risk of benign prostatic hyperplasia. J Urol, 2002. 168(2): p. 599-604.

11. Hsing, A.W., et al., Insulin resistance and prostate cancer risk. J Natl Cancer Inst, 2003. 95(1): p. 67-71.

12. Barnard, R.J., et al., Prostate cancer: another aspect of the insulin-resistance syndrome? Obes Rev, 2002. 3(4): p. 303-8.

13. Albanes, D., et al., Serum insulin, glucose, indices of insulin resistance, and risk of prostate cancer. J Natl Cancer Inst, 2009. 101(18): p. 1272-9.

14. Cox, M.E., et al., Insulin receptor expression by human prostate cancers. Prostate, 2009. 69(1): p. 33-40.

15. Trevisan, M., et al., Markers of insulin resistance and colorectal cancer mortality. Cancer Epidemiol Biomarkers Prev, 2001. 10(9): p. 937-41; Kang, H.W., et al., Visceral obesity and insulin resistance as risk factors for colorectal adenoma: a cross-sectional, case-control study. Am J Gastroenterol, 2010. 105(1): p. 178-87; Colangelo, L.A., et al., Colorectal cancer mortality and factors related to the insulin resistance syndrome. Cancer Epidemiol Biomarkers Prev, 2002. 11(4): p. 385-91.

16. Komninou, D., et al., Insulin resistance and its contribution to colon carcinogenesis. Exp Biol Med (Maywood), 2003. 228(4): p. 396-405; Tran, T.T., et al., Hyperinsulinemia, but not other factors associated with insulin resistance, acutely enhances colorectal epithelial proliferation in vivo. Endocrinology, 2006. 147(4): p. 1830-7.

17. Sukhotnik, I., et al., Oral insulin enhances intestinal regrowth following massive small bowel resection in rat. Dig Dis Sci, 2005. 50(12): p. 2379-85.

Chapter 6

1. Colman, R.J., et al., Caloric restriction delays disease onset and mortality in rhesus monkeys. Science, 2009. 325(5937): p. 201-4.

2 Mattison, J.A., et al., Impact of caloric restriction on health and survival in rhesus monkeys from the NIA study. Nature, 2012. 489(7415): p. 318-21.

3. Wijsman, C.A., et al., Familial longevity is marked by enhanced insulin sensitivity. Aging Cell, 2011. 10(1): p. 114-21.

4. Bonafe, M., et al., Polymorphic variants of insulin-like growth factor I (IGF-I) receptor and phosphoinositide 3-kinase genes affect IGF-I plasma levels and human longevity: cues for an evolutionarily conserved mechanism of life span control. J Clin Endocrinol Metab, 2003. 88(7): p. 3299-304.

5. Flier, J.S., Metabolic importance of acanthosis nigricans. Arch Dermatol, 1985. 121(2): p. 193-4.

6. Kahana, M., et al., Skin tags: a cutaneous marker for diabetes mellitus. Acta Derm Venereol, 1987. 67(2): p. 175-7.

7. Davidovici, B.B., et al., Psoriasis and systemic inflammatory diseases: potential mechanistic links between skin disease and co-morbid conditions. J Invest Dermatol, 2010. 130(7): p. 1785-96.

8. Pereira, R.R., S.T. Amladi, and P.K. Varthakavi, A study of the prevalence of diabetes, insulin resistance, lipid abnormalities, and cardiovascular risk factors in patients with chronic plaque psoriasis. Indian J

Dermatol, 2011. 56(5): p. 520-6; Boehncke, S., et al., Psoriasis patients show signs of insulin resistance. Br J Dermatol, 2007. 157(6): p. 1249-51.

9. Del Prete, M., et al., Insulin resistance and acne: a new risk factor for men? Endocrine, 2012. 42(3): p. 555-60.

10. Frisina, S.T., et al., Characterization of hearing loss in aged type II diabetics. Hear Res, 2006. 211(1-2): p. 103-13.

11. Proctor, B. and C. Proctor, Metabolic management in Meniere's disease. Ann Otol Rhinol Laryngol, 1981. 90(6 Pt 1): p. 615-8.

12. Lavinsky, L., et al., Hyperinsulinemia and tinnitus: a historical cohort. Int Tinnitus J, 2004. 10(1): p. 24-30.

13. Updegraff, W.R., Impaired carbohydrate metabolism and idiopathic Meniere's disease. Ear Nose Throat J, 1977. 56(4): p. 160-3.

14. Srikanthan, P. and A.S. Karlamangla, Relative muscle mass is inversely associated with insulin resistance and prediabetes. Findings from the third National Health and Nutrition Examination Survey. J Clin Endocrinol Metab, 2011. 96(9): p. 2898-903.

15. DeFronzo, R.A., Lilly lecture 1987. The triumvirate: beta-cell, muscle, liver. A collusion responsible for NIDDM. Diabetes, 1988. 37(6): p. 667-87.

16. Goodpaster, B.H., et al., The loss of skeletal muscle strength, mass, and quality in older adults: the Health, Aging and Body Composition Study. J Gerontol A Biol Sci Med Sci, 2006. 61(10): p. 1059-64.

17. Siew, E.D., et al., Insulin resistance is associated with skeletal muscle protein breakdown in non-diabetic chronic hemodialysis patients. Kidney Int, 2007. 71(2): p. 146-52; Park, S.W., et al., Excessive loss of skeletal muscle mass in older adults with type 2 diabetes. Diabetes Care, 2009. 32(11): p. 1993-7; Guillet, C. and Y. Boirie, Insulin resistance: a contributing factor to age-related muscle mass loss? Diabetes Metab, 2005. 31 Spec No 2: p. 5S20-5S26.

18. Pappolla, M.A., et al., Is insulin resistance the cause of fibromyalgia? A preliminary report. PLoS One, 2019. 14(5): p. e0216079.

19. Verhaeghe, J., et al., The effects of systemic insulin, insulin-like growth factor-I and growth hormone on bone growth and turnover in spontaneously diabetic BB rats. J Endocrinol, 1992. 134(3): p. 485-92.

20. Thomas, D.M., et al., Insulin receptor expression in primary and cultured osteoclast-like cells. Bone, 1998. 23(3): p. 181-6.

21. Ferron, M., et al., Intermittent injections of osteocalcin improve glucose metabolism and prevent type 2 diabetes in mice. Bone, 2012. 50(2): p. 568-75.

22. Saleem, U., T.H. Mosley, Jr., and I.J. Kullo, Serum osteocalcin is associated with measures of insulin resistance, adipokine levels, and the presence of metabolic syndrome. Arterioscler Thromb Vasc Biol, 2010. 30(7): p. 1474-8.

23. Skjodt, H., et al., Vitamin D metabolites regulate osteocalcin synthesis and proliferation of human

bone cells in vitro. J Endocrinol, 1985. 105(3): p. 391-6.

24. Ronne, M.S., et al., Bone mass development is sensitive to insulin resistance in adolescent boys. Bone, 2019. 122: p. 1-7.

25. Haffner, S.M. and R.L. Bauer, The association of obesity and glucose and insulin concentrations with bone density in premenopausal and postmenopausal women. Metabolism, 1993. 42(6): p. 735-8.

26. Kelsey, J.L., et al., Risk factors for fractures of the distal forearm and proximal humerus. The Study of Osteoporotic Fractures Research Group. Am J Epidemiol, 1992. 135(5): p. 477-89.

27. Erbagci, A.B., et al., Serum prolidase activity as a marker of osteoporosis in type 2 diabetes mellitus. Clin Biochem, 2002. 35(4): p. 263-8; Krakauer, J.C., et al., Bone loss and bone turnover in diabetes. Diabetes, 1995. 44(7): p. 775-82; Isaia, G.C., et al., Bone metabolism in type 2 diabetes mellitus. Acta Diabetol, 1999. 36(1-2): p. 35-8.

28. Thrailkill, K.M., et al., Is insulin an anabolic agent in bone? Dissecting the diabetic bone for clues. Am J Physiol Endocrinol Metab, 2005. 289(5): p. E735-45.

29. Faulhaber, G.A., et al., Low bone mineral density is associated with insulin resistance in bone marrow transplant subjects. Bone Marrow Transplant, 2009. 43(12): p. 953-7.

30. Silveri, F., et al., Serum levels of insulin in overweight patients with osteoarthritis of the knee. J Rheumatol, 1994. 21(10): p. 1899-902.

31. Mobasheri, A., et al., Glucose transport and metabolism in chondrocytes: a key to understanding chondrogenesis, skeletal development and cartilage degradation in osteoarthritis. Histol Histopathol, 2002. 17(4): p. 1239-67.

32. Qiao, L., Li, Y., Sun, S., Insulin exacerbates inflammation in fibroblast-like synoviocytes. Inflammation, 2020. doi: 10.1007/s10753-020-01178-0.

33. Svenson, K.L., et al., Impaired glucose handling in active rheumatoid arthritis: relationship to peripheral insulin resistance. Metabolism, 1988. 37(2): p. 125-30.

34. Clegg, D.O., et al., Glucosamine, chondroitin sulfate, and the two in combination for painful knee osteoarthritis. N Engl J Med, 2006. 354(8): p. 795-808.

35. Pham, T., et al., Oral glucosamine in doses used to treat osteoarthritis worsens insulin resistance. Am J Med Sci, 2007. 333(6): p. 333-9.

36. Vuorinen-Markkola, H. and H. Yki-Jarvinen, Hyperuricemia and insulin resistance. J Clin Endocrinol Metab, 1994. 78(1): p. 25-9.

Chapter 7

1. Locke, G.R., 3rd, et al., Prevalence and clinical spectrum of gastroesophageal reflux: a population-based study in Olmsted County, Minnesota. Gastroenterology, 1997. 112(5): p. 1448-56.

2. Chung, S.J., et al., Metabolic syndrome and visceral obesity as risk factors for reflux oesophagitis: a cross-sectional case-control study of 7078 Koreans undergoing health check-ups. Gut, 2008. 57(10): p. 1360-5.

왜 아플까

3. Hsu, C.S., et al., Increasing insulin resistance is associated with increased severity and prevalence of gastro-oesophageal reflux disease. Aliment Pharmacol Ther, 2011. 34(8): p. 994-1004.

4. Duggan, C., et al., Association between markers of obesity and progression from Barrett's esophagus to esophageal adenocarcinoma. Clin Gastroenterol Hepatol, 2013. 11(8): p. 934-43.

5. Cameron, A.J., et al., Adenocarcinoma of the esophagogastric junction and Barrett's esophagus. Gastroenterology, 1995. 109(5): p. 1541-6.

6. Guy, R.J., et al., Diabetic gastroparesis from autonomic neuropathy: surgical considerations and changes in vagus nerve morphology. J Neurol Neurosurg Psychiatry, 1984. 47(7): p. 686-91; Annese, V., et al., Gastrointestinal motor dysfunction, symptoms, and neuropathy in noninsulin-dependent (type 2) diabetes mellitus. J Clin Gastroenterol, 1999. 29(2): p. 171-7.

7. Eliasson, B., et al., Hyperinsulinaemia impairs gastrointestinal motility and slows carbohydrate absorption. Diabetologia, 1995. 38(1): p. 79-85.

8. Playford, R.J., et al., Use of the alpha glucosidase inhibitor acarbose in patients with 'Middleton syndrome': normal gastric anatomy but with accelerated gastric emptying causing postprandial reactive hypoglycemia and diarrhea. Can J Gastroenterol, 2013. 27(7): p. 403-4.

9. Johnsson, K.M., et al., Urinary tract infections in patients with diabetes treated with dapagliflozin. J Diabetes Complications, 2013. 27(5): p. 473-8.

10. Kraegen, E.W., et al., Development of muscle insulin resistance after liver insulin resistance in high-fat-fed rats. Diabetes, 1991. 40(11): p. 1397-403.

11. Li, S., M.S. Brown, and J.L. Goldstein, Bifurcation of insulin signaling pathway in rat liver: mTORC1 required for stimulation of lipogenesis, but not inhibition of gluconeogenesis. Proc Natl Acad Sci U S A, 2010. 107(8): p. 3441-6.

12 Choi, S.H. and H.N. Ginsberg, Increased very low density lipoprotein (VLDL) secretion, hepatic steatosis, and insulin resistance. Trends Endocrinol Metab, 2011. 22(9): p. 353-63.

13. Ruhl, C.E. and J.E. Everhart, Fatty liver indices in the multiethnic United States National Health and Nutrition Examination Survey. Aliment Pharmacol Ther, 2015. 41(1): p. 65-76.

14. Paschos, P. and K. Paletas, Non alcoholic fatty liver disease and metabolic syndrome. Hippokratia, 2009. 13(1): p. 9-19.

15. Le, K.A., et al., Fructose overconsumption causes dyslipidemia and ectopic lipid deposition in healthy subjects with and without a family history of type 2 diabetes. Am J Clin Nutr, 2009. 89(6): p. 1760-5.

16. Stanhope, K.L., et al., Consuming fructose-sweetened, not glucose-sweetened, beverages increases visceral adiposity and lipids and decreases insulin sensitivity in overweight/obese humans. J Clin Invest, 2009. 119(5): p. 1322-34.

17. Vos, M.B., et al., Dietary fructose consumption among US children and adults: the Third National Health and Nutrition Examination Survey. Medscape J Med, 2008. 10(7): p. 160.

18. Wojcicki, J.M. and M.B. Heyman, Reducing childhood obesity by eliminating 100% fruit juice. Am J Public Health, 2012. 102(9): p. 1630-3.

19. Bray, G.A., S.J. Nielsen, and B.M. Popkin, Consumption of high-fructose corn syrup in beverages may play a role in the epidemic of obesity. Am J Clin Nutr, 2004. 79(4): p. 537-43.

20. Yuan, J., et al., Fatty Liver Disease Caused by High-Alcohol-Producing Klebsiella pneumoniae. Cell Metab, 2019. 30(4): p. 675-88 e7.

21. Marchesini, G., et al., Association of nonalcoholic fatty liver disease with insulin resistance. Am J Med, 1999. 107(5): p. 450-5.

22. Fabbrini, E. and F. Magkos, Hepatic steatosis as a marker of metabolic dysfunction. Nutrients, 2015. 7(6): p. 4995-5019.

23. Sheth, S.G., F.D. Gordon, and S. Chopra, Nonalcoholic steatohepatitis. Ann Intern Med, 1997. 126(2): p. 137-45.

24. El-Serag, H.B., Hepatocellular carcinoma: recent trends in the United States. Gastroenterology,2004. 127(5 Suppl 1): p. S27-34.

25. Fartoux, L., et al., Insulin resistance is a cause of steatosis and fibrosis progression in chronic hepatitis C. Gut, 2005. 54(7): p. 1003-8.

26 D'Souza, R., C.A. Sabin, and G.R. Foster, Insulin resistance plays a significant role in liver fibrosis in chronic hepatitis C and in the response to antiviral therapy. Am J Gastroenterol, 2005. 100(7): p. 1509-15.

27. Tsai, C.J., et al., Macronutrients and insulin resistance in cholesterol gallstone disease. Am J Gastroenterol, 2008. 103(11): p. 2932-9; Mendez-Sanchez, N., et al., Metabolic syndrome as a risk factor for gallstone disease. World J Gastroenterol, 2005. 11(11): p. 1653-7.

28. Dubrac, S., et al., Insulin injections enhance cholesterol gallstone incidence by changing the biliary cholesterol saturation index and apo A-I concentration in hamsters fed a lithogenic diet. J Hepatol, 2001. 35(5): p. 550-7.

29. Biddinger, S.B., et al., Hepatic insulin resistance directly promotes formation of cholesterol gallstones. Nat Med, 2008. 14(7): p. 778-82.

30. Nakeeb, A., et al., Insulin resistance causes human gallbladder dysmotility. J Gastrointest Surg, 2006. 10(7): p. 940-8; discussion 948-9.

31. Gielkens, H.A., et al., Effect of insulin on basal and cholecystokinin-stimulated gallbladder motility in humans. J Hepatol, 1998. 28(4): p. 595-602.

32. Festi, D., et al., Gallbladder motility and gallstone formation in obese patients following very low calorie diets. Use it (fat) to lose it (well). Int J Obes Relat Metab Disord, 1998. 22(6): p. 592-600.

33. Maringhini, A., et al., Biliary sludge and gallstones in pregnancy: incidence, risk factors, and natural history. Ann Intern Med, 1993. 119(2): p. 116-20.

34. Maringhini, A., et al., Biliary sludge and gallstones in pregnancy: incidence, risk factors, and natural history. Ann Intern Med, 1993. 119(2): p. 116-20.

35. Chiu, K.C., et al., Insulin sensitivity is inversely correlated with plasma intact parathyroid hormone level. Metabolism, 2000. 49(11): p. 1501-5.

36. Saxe, A.W., et al., Parathyroid hormone decreases in vivo insulin effect on glucose utilization. Calcif Tissue Int, 1995. 57(2): p. 127-32.

37. Kurella, M., J.C. Lo, and G.M. Chertow, Metabolic syndrome and the risk for chronic kidney disease among nondiabetic adults. J Am Soc Nephrol, 2005. 16(7): p. 2134-40.

38. Chen, J., et al., Insulin resistance and risk of chronic kidney disease in nondiabetic US adults. J Am Soc Nephrol, 2003. 14(2): p. 469-77.

39. Cusumano, A.M., et al., Glomerular hypertrophy is associated with hyperinsulinemia and precedes overt diabetes in aging rhesus monkeys. Am J Kidney Dis, 2002. 40(5): p. 1075-85.

Chapter 8

1. GBD 2017 Diet Collaborators, Health effects of dietary risks in 195 countries, 1990-2017: a systematic analysis for the Global Burden of Disease Study 2017. Lancet, 2019. 393(10184): 1958-72.

2. Carlsson, S., et al., Weight history, glucose intolerance, and insulin levels in middle-aged Swedish men. Am J Epidemiol, 1998. 148(6): p. 539-45.

3. Bao, W., S.R. Srinivasan, and G.S. Berenson, Persistent elevation of plasma insulin levels is associated with increased cardiovascular risk in children and young adults. The Bogalusa Heart Study. Circulation, 1996. 93(1): p. 54-9.

4. Lazarus, R., Sparrow, D., et al., Temporal relations between obesity and insulin: longitudinal data from the Normative Aging Study. Am J Epidemiol, 1998; 147: p. 173-179.

5. Hivert, M.F., et al., The entero-insular axis and adipose tissue-related factors in the prediction of weight gain in humans. Int J Obesity, 2007; 31: p. 731-742.

6. Falta, W., Endocrine Diseases, Including Their Diagnosis and Treatment. Philadelphia, PA: P. Blakiston's Son & Co., 1923.

7. Zhao, A.Z., K.E. Bornfeldt, and J.A. Beavo, Leptin inhibits insulin secretion by activation of phosphodiesterase 3B. J Clin Invest, 1998. 102(5): p. 869-73.

8. Martin, S.S., A. Qasim, and M.P. Reilly, Leptin resistance: a possible interface of inflammation and metabolism in obesity-related cardiovascular disease. J Am Coll Cardiol, 2008. 52(15): p. 1201-10; Feinstein, A.R., The treatment of obesity: an analysis of methods, results, and factors which influence success. J Chronic Dis, 1960. 11: p. 349-93.

9. Larranaga, A., M.F. Docet, and R.V. Garcia-Mayor, Disordered eating behaviors in type 1 diabetic patients. World J Diabetes, 2011. 2(11): p. 189-95.

10. ADVANCE Collaborative Group, et al., Intensive blood glucose control and vascular outcomes in patients with type 2 diabetes. N Engl J Med, 2008. 358(24): p. 2560-72.

11. Henry, R.R., et al., Intensive conventional insulin therapy for type II diabetes. Metabolic effects during a 6-mo outpatient trial. Diabetes Care, 1993. 16(1): p. 21-31.

12. Torbay, N., et al., Insulin increases body fat despite control of food intake and physical activity. Am J Physiol, 1985. 248(1 Pt 2): p. R120-4.

Chapter 9

1. Pankow, J.S., et al., Insulin resistance and cardiovascular disease risk factors in children of parents with the insulin resistance (metabolic) syndrome. Diabetes Care, 2004. 27(3): p. 775-80.

2. Vaag, A., et al., Insulin secretion, insulin action, and hepatic glucose production in identical twins discordant for non-insulin-dependent diabetes mellitus. J Clin Invest, 1995. 95(2): p. 690-8; Edwards, K.L., et al., Heritability of factors of the insulin resistance syndrome in women twins. Genet Epidemiol, 1997. 14(3): p. 241-53; Mayer, E.J., et al., Genetic and environmental influences on insulin levels and the insulin resistance syndrome: an analysis of women twins. Am J Epidemiol, 1996. 143(4): p. 323-32.

3. Gerich, J.E., The genetic basis of type 2 diabetes mellitus: impaired insulin secretion versus impaired insulin sensitivity. Endocr Rev, 1998. 19(4): p. 491-503.

4. Chiu, K.C., et al., Insulin sensitivity differs among ethnic groups with a compensatory response in beta-cell function. Diabetes Care, 2000. 23(9): p. 1353-8.

5. Fagot-Campagna, A., Emergence of type 2 diabetes mellitus in children: epidemiological evidence. J Pediatr Endocrinol Metab, 2000. 13 Suppl 6: p. 1395-402.

6. Neel, J.V., Diabetes mellitus: a "thrifty" genotype rendered detrimental by "progress"? Am J Hum Genet, 1962. 14: p. 353-62.

7. Baschetti, R., Diabetes epidemic in newly Westernized populations: is it due to thrifty genes or to genetically unknown foods? J R Soc Med, 1998. 91(12): p. 622-5.

8. Fink, R.I., et al., Mechanisms of insulin resistance in aging. J Clin Invest, 1983. 71(6): p. 1523-35.

9. Thurston, R.C., et al., Vasomotor symptoms and insulin resistance in the study of women's health across the nation. J Clin Endocrinol Metab, 2012. 97(10): p. 3487-94.

10. Verma, N., et al., Growth and hormonal profile from birth to adolescence of a girl with aromatase deficiency. J Pediatr Endocrinol Metab, 2012. 25(11-12): p. 1185-90; Rochira, V., et al., Oestradiol replacement treatment and glucose homeostasis in two men with congenital aromatase deficiency: evidence for a role of oestradiol and sex steroids imbalance on insulin sensitivity in men. Diabet Med, 2007. 24(12): p. 1491-5.

11. Carr, M.C., The emergence of the metabolic syndrome with menopause. J Clin Endocrinol Metab, 2003. 88(6): p. 2404-11.

12. Salpeter, S.R., et al., Meta-analysis: effect of hormone-replacement therapy on components of the metabolic syndrome in postmenopausal women. Diabetes Obes Metab, 2006. 8(5): p. 538-54.

13. Muller, M., et al., Endogenous sex hormones and metabolic syndrome in aging men. J Clin Endocrinol Metab, 2005. 90(5): p. 2618-23.

14. Kapoor, D., et al., Testosterone replacement therapy improves insulin resistance, glycaemic control, visceral adiposity and hypercholesterolaemia in hypogonadal men with type 2 diabetes. Eur J Endocrinol, 2006. 154(6): p. 899-906.

왜 아플까

Chapter 10

1. Marchesini, G., et al., Association of nonalcoholic fatty liver disease with insulin resistance. Am J Med, 1999. 107(5): p. 450-5.

2. Pontiroli, A.E., M. Alberetto, and G. Pozza, Patients with insulinoma show insulin resistance in the absence of arterial hypertension. Diabetologia, 1992. 35(3): p. 294-5; Pontiroli, A.E., et al., The glucose clamp technique for the study of patients with hypoglycemia: insulin resistance as a feature of insulinoma. J Endocrinol Invest, 1990. 13(3): p. 241-5.

3. Penicaud, L., et al., Development of VMH obesity: in vivo insulin secretion and tissue insulin sensitivity. Am J Physiol, 1989. 257(2 Pt 1): p. E255-60.

4. Del Prato, S., et al., Effect of sustained physiologic hyperinsulinaemia and hyperglycaemia on insulin secretion and insulin sensitivity in man. Diabetologia, 1994. 37(10): p. 1025-35.

5. Henry, R.R., et al., Intensive conventional insulin therapy for type II diabetes. Metabolic effects during a 6-mo outpatient trial. Diabetes Care, 1993. 16(1): p. 21-31.

6. Fourlanos, S., et al., Insulin resistance is a risk factor for progression to type 1 diabetes. Diabetologia, 2004. 47(10): p. 1661-7.

7. Kasper, J.S. and E. Giovannucci, A meta-analysis of diabetes mellitus and the risk of prostate cancer. Cancer Epidemiol Biomarkers Prev, 2006. 15(11): p. 2056-62; Shanik, M.H., et al., Insulin resistance and hyperinsulinemia: is hyperinsulinemia the cart or the horse? Diabetes Care, 2008. 31 Suppl 2: p. S262-8.

8. Gleason, C.E., et al., Determinants of glucose toxicity and its reversibility in the pancreatic islet beta-cell line, HIT-T15. Am J Physiol Endocrinol Metab, 2000. 279(5): p. E997-1002.

9. Lim, E.L., et al., Reversal of type 2 diabetes: normalisation of beta cell function in association with decreased pancreas and liver triacylglycerol. Diabetologia, 2011. 54(10): p. 2506-14.

10. Fiaschi-Taesch, N., et al., Survey of the human pancreatic beta-cell G1/S proteome reveals a potential therapeutic role for cdk-6 and cyclin D1 in enhancing human beta-cell replication and function in vivo. Diabetes, 2009. 58(4): p. 882-93.

11. McFarlane, S.I., et al., Near-normoglycaemic remission in African-Americans with type 2 diabetes mellitus is associated with recovery of beta cell function. Diabet Med, 2001. 18(1): p. 10-6.

12. Meier, J.J., Beta cell mass in diabetes: a realistic therapeutic target? Diabetologia, 2008. 51(5): p. 703-13.

13. Deibert, D.C. and R.A. DeFronzo, Epinephrine-induced insulin resistance in man. J Clin Invest, 1980. 65(3): p. 717-21.

14. Holland, W.L., et al., Inhibition of ceramide synthesis ameliorates glucocorticoid-, saturated-fat-, and obesity-induced insulin resistance. Cell Metab, 2007. 5(3): p. 167-79.

15. Fukuta, H., et al., Characterization and comparison of insulin resistance induced by Cushing syndrome or diestrus against healthy control dogs as determined by euglycemichyperinsulinemic

glucose clamp profile glucose infusion rate using an artificial pancreas apparatus. J Vet Med Sci, 2012. 74(11): p. 1527-30.

16. Galitzky, J. and A. Bouloumie, Human visceral-fat-specific glucocorticoid tuning of adipogenesis. Cell Metab, 2013. 18(1): p. 3-5.

17. Dimitriadis, G., et al., The effects of insulin on transport and metabolism of glucose in skeletal muscle from hyperthyroid and hypothyroid rats. Eur J Clin Invest, 1997. 27(6): p. 475-83; Dimitriadis, G., et al., Insulin action in adipose tissue and muscle in hypothyroidism. J Clin Endocrinol Metab, 2006. 91(12): p. 4930-7.

18. Bastemir, M., et al., Obesity is associated with increased serum TSH level, independent of thyroid function. Swiss Med Wkly, 2007. 137(29-30): p. 431-4.

19. Reinehr, T. and W. Andler, Thyroid hormones before and after weight loss in obesity. Arch Dis Child, 2002. 87(4): p. 320-3.

20. Arner, P., et al., Influence of thyroid hormone level on insulin action in human adipose tissue. Diabetes, 1984. 33(4): p. 369-75.

Chapter 11

1. Item, F. and D. Konrad, Visceral fat and metabolic inflammation: the portal theory revisited. Obes Rev, 2012. 13 Suppl 2: p. 30-9.

2. Tran, T.T., et al., Beneficial effects of subcutaneous fat transplantation on metabolism. Cell Metab, 2008. 7(5): p. 410-20.

3. Amatruda, J.M., J.N. Livingston, and D.H. Lockwood, Insulin receptor: role in the resistance of human obesity to insulin. Science, 1975. 188(4185): p. 264-6.

4. Taylor, R. and R.R. Holman, Normal weight individuals who develop Type 2 diabetes: the personal fat threshold. Clin Sci, 2015. 128: p. 405-410.

5. Tang, W., et al., Thiazolidinediones regulate adipose lineage dynamics. Cell Metab, 2011. 14(1): p. 116-22.

6. Tandon, P., R. Wafer, and J.E.N. Minchin, Adipose morphology and metabolic disease. J Exp Biol, 2018. 221(Pt Suppl 1).

7. Kim, J.Y., et al., Adipose tissue insulin resistance in youth on the spectrum from normal weight to obese and from normal glucose tolerance to impaired glucose tolerance to type 2 diabetes. Diabetes Care, 2019. 42(2): p. 265-72.

8. Elrayess, M.A., et al., 4-hydroxynonenal causes impairment of human subcutaneous adipogenesis and induction of adipocyte insulin resistance. Free Radic Biol Med, 2017. 104: p. 129-37.

9. Prabhu, H.R., Lipid peroxidation in culinary oils subjected to thermal stress. Indian J Clin Biochem, 2000. 15(1): p. 1-5; Schneider, C., et al., Two distinct pathways of formation of 4-hydroxynonenal. Mechanisms of nonenzymatic transformation of the 9- and 13-hydroperoxides of linoleic acid to 4-hydroxyalkenals. J Biol Chem, 2001. 276(24): p. 20831-8; Schneider, C., N.A. Porter, and A.R.

왜 아플까

Brash, Routes to 4-hydroxynonenal: fundamental issues in the mechanisms of lipid peroxidation. J Biol Chem, 2008. 283(23): p. 15539-43.

10. Guyenet, S.J. and S.E. Carlson, Increase in adipose tissue linoleic acid of US adults in the last half century. Adv Nutr, 2015. 6(6): p. 660-4.

11. Ordonez, M., et al., Regulation of adipogenesis by ceramide 1-phosphate. Exp Cell Res, 2018. 372(2): p. 150-7; Long, S.D. and P.H. Pekala, Lipid mediators of insulin resistance: ceramide signalling down-regulates GLUT4 gene transcription in 3T3-L1 adipocytes. Biochem J, 1996. 319 (Pt 1): p. 179-84.

12. Weyer, C., et al., Enlarged subcutaneous abdominal adipocyte size, but not obesity itself, predicts type II diabetes independent of insulin resistance. Diabetologia, 2000. 43(12): p. 1498-506.

13. Gustafson, B., et al., Insulin resistance and impaired adipogenesis. Trends Endocrinol Metab, 2015. 26(4): p. 193-200.

14. Chavez, J.A. and S.A. Summers, Lipid oversupply, selective insulin resistance, and lipotoxicity: molecular mechanisms. Biochim Biophys Acta, 2010. 1801(3): p. 252-65.

15. Catanzaro, R., et al., Exploring the metabolic syndrome: Nonalcoholic fatty pancreas disease. World J Gastroenterol, 2016. 22(34): p. 7660-75.

16. Wang, C.Y., et al., Enigmatic ectopic fat: prevalence of nonalcoholic fatty pancreas disease and its associated factors in a Chinese population. J Am Heart Assoc, 2014. 3(1): p. e000297; Lim, E.L., et al., Reversal of type 2 diabetes: normalisation of beta cell function in association with decreased pancreas and liver triacylglycerol. Diabetologia, 2011. 54(10): p. 2506-14.

17. Dube, J.J., et al., Exercise-induced alterations in intramyocellular lipids and insulin resistance: the athlete's paradox revisited. Am J Physiol Endocrinol Metab, 2008. 294(5): p. E882-8.

18. Turner, M.C., Martin, N.R.W., Player, D.J., et al., Characterising hyperinsulinaemia induced insulin resistance in human skeletal muscle cells. J Mol Endocrinol, 2020. doi: 10.1530/JME-19-0169.; Hansen, M.E., Tippetts, T.S., et al., Insulin increases ceramide synthesis in skeletal muscle. J Diabetes Res, 2014. 765784.

19. Bindlish, S., L.S. Presswala, and F. Schwartz, Lipodystrophy: Syndrome of severe insulin resistance. Postgrad Med, 2015. 127(5): p. 511-6.

Chapter 12

1. Sherrill, J.W. and R. Lawrence, Jr., Insulin resistance. The mechanisms involved and the influence of infection and refrigeration. U S Armed Forces Med J, 1950. 1(12): p. 1399-1409.

2. Drobny, E.C., E.C. Abramson, and G. Baumann, Insulin receptors in acute infection: a study of factors conferring insulin resistance. J Clin Endocrinol Metab, 1984. 58(4): p. 710-6.

3. Chee, B., B. Park, and P.M. Bartold, Periodontitis and type II diabetes: a two-way relationship. Int J Evid Based Healthc, 2013. 11(4): p. 317-29; Taylor, G.W., et al., Severe periodontitis and risk for poor glycemic control in patients with non-insulin-dependent diabetes mellitus. J Periodontol, 1996. 67(10 Suppl): p. 1085-93; Preshaw, P.M., et al., Periodontitis and diabetes: a two-way relationship.

Diabetologia, 2012. 55(1): p. 21-31.

4. Liefmann, R., Endocrine imbalance in rheumatoid arthritis and rheumatoid spondylitis; hyperglycemia unresponsiveness, insulin resistance, increased gluconeogenesis and mesenchymal tissue degeneration; preliminary report. Acta Med Scand, 1949. 136(3): p. 226-32; Chung, C.P., et al., Inflammation-associated insulin resistance: differential effects in rheumatoid arthritis and systemic lupus erythematosus define potential mechanisms. Arthritis Rheum, 2008. 58(7): p. 2105-12.

5. Bregenzer, N., et al., Increased insulin resistance and beta cell activity in patients with Crohn's disease. Inflamm Bowel Dis, 2006. 12(1): p. 53-6.

6. Wolfe, R.R., Substrate utilization/insulin resistance in sepsis/trauma. Baillieres Clin Endocrinol Metab, 1997. 11(4): p. 645-57.

7. Visser, M., et al., Elevated C-reactive protein levels in overweight and obese adults. JAMA, 1999. 282(22): p. 2131-5.

8. Hotamisligil, G.S., et al., IRS-1-mediated inhibition of insulin receptor tyrosine kinase activity in TNF-alpha- and obesity-induced insulin resistance. Science, 1996. 271(5249): p. 665-8.

9. Hotamisligil, G.S., N.S. Shargill, and B.M. Spiegelman, Adipose expression of tumor necrosis factor-alpha: direct role in obesity-linked insulin resistance. Science, 1993. 259(5091): p. 87-91.

10. Holland, W.L., et al., Lipid-induced insulin resistance mediated by the proinflammatory receptor TLR4 requires saturated fatty acid-induced ceramide biosynthesis in mice. J Clin Invest, 2011. 121(5): p. 1858-70; Hansen, M.E., et al., Lipopolysaccharide Disrupts Mitochondrial Physiology in Skeletal Muscle via Disparate Effects on Sphingolipid Metabolism. Shock, 2015. 44(6): p. 585-92.

11. Bikman, B.T., A role for sphingolipids in the pathophysiology of obesity-induced inflammation. Cell Mol Life Sci, 2012. 69(13): p. 2135-46.

12. Ibrahim, M.M., Subcutaneous and visceral adipose tissue: structural and functional differences. Obes Rev, 2010. 11(1): p. 11-8.

13. Robinson, A.B., et al., RAGE signaling by alveolar macrophages influences tobacco smokeinduced inflammation. Am J Physiol Lung Cell Mol Physiol, 2012. 302(11): p. L1192-9; Reynolds, P.R., K.M. Wasley, and C.H. Allison, Diesel particulate matter induces receptor for advanced glycation end-products (RAGE) expression in pulmonary epithelial cells, and RAGE signaling influences NF-kappaB-mediated inflammation. Environ Health Perspect, 2011. 119(3): p. 332-6.

14. Chuang, K.J., et al., The effect of urban air pollution on inflammation, oxidative stress, coagulation, and autonomic dysfunction in young adults. Am J Respir Crit Care Med, 2007. 176(4): p. 370-6.

15. Al-Shawwa, B.A., et al., Asthma and insulin resistance in morbidly obese children and adolescents. J Asthma, 2007. 44(6): p. 469-73.

16. Thuesen, B.H., et al., Insulin resistance as a predictor of incident asthma-like symptoms in adults. Clin Exp Allergy, 2009. 39(5): p. 700-7.

17. Shoelson, S.E., L. Herrero, and A. Naaz, Obesity, inflammation, and insulin resistance. Gastroenterology, 2007. 132(6): p. 2169-80.

왜 아플까

18. Fisher-Wellman, K.H. and P.D. Neufer, Linking mitochondrial bioenergetics to insulin resistance via redox biology. Trends Endocrinol Metab, 2012. 23(3): p. 142-53.

19. Furukawa, S., et al., Increased oxidative stress in obesity and its impact on metabolic syndrome. J Clin Invest, 2004. 114(12): p. 1752-61; De Mattia, G., et al., Influence of reduced glutathione infusion on glucose metabolism in patients with non-insulin-dependent diabetes mellitus. Metabolism, 1998. 47(8): p. 993-7.

20. Evans, J.L., et al., Are oxidative stress-activated signaling pathways mediators of insulin resistance and beta-cell dysfunction? Diabetes, 2003. 52(1): p. 1-8.

21. Asemi, Z., et al., Vitamin D supplementation affects serum high-sensitivity C-reactive protein, insulin resistance, and biomarkers of oxidative stress in pregnant women. J Nutr, 2013. 143(9): p. 1432-8; Fang, F., Z. Kang, and C. Wong, Vitamin E tocotrienols improve insulin sensitivity through activating peroxisome proliferator-activated receptors. Mol Nutr Food Res, 2010. 54(3): p. 345-52.

22. de Oliveira, A.M., et al., The effects of lipoic acid and alpha-tocopherol supplementation on the lipid profile and insulin sensitivity of patients with type 2 diabetes mellitus: a randomized, double-blind, placebo-controlled trial. Diabetes Res Clin Pract, 2011. 92(2): p. 253-60; Hsu, C.H., et al., Does supplementation with green tea extract improve insulin resistance in obese type 2 diabetics? A randomized, double-blind, and placebo-controlled clinical trial. Altern Med Rev, 2011. 16(2): p. 157-63.

Chapter 13

1. Coogan, P.F., et al., Air pollution and incidence of hypertension and diabetes mellitus in black women living in Los Angeles. Circulation, 2012. 125(6): p. 767-72; Brook, R.D., et al., Reduced metabolic insulin sensitivity following sub-acute exposures to low levels of ambient fine particulate matter air pollution. Sci Total Environ, 2013. 448: p. 66-71.

2. Nemmar, A., et al., Passage of inhaled particles into the blood circulation in humans. Circulation, 2002. 105(4): p. 411-4.

3. Pirkle, J.L., et al., Exposure of the US population to environmental tobacco smoke: the Third National Health and Nutrition Examination Survey, 1988 to 1991. JAMA, 1996. 275(16): p. 1233-40; Pirkle, J.L., et al., Trends in the exposure of nonsmokers in the U.S. population to secondhand smoke: 1988-2002. Environ Health Perspect, 2006. 114(6): p. 853-8.

4. Vital signs: nonsmokers' exposure to secondhand smoke—United States, 1999-2008. MMWR Morb Mortal Wkly Rep, 2010. 59(35): p. 1141-6.

5. Facchini, F.S., et al., Insulin resistance and cigarette smoking. Lancet, 1992. 339(8802): p. 1128-30.

6. Ebersbach-Silva, P., et al., Cigarette smoke exposure severely reduces peripheral insulin sensitivity without changing GLUT4 expression in oxidative muscle of Wistar rats. Arq Bras Endocrinol Metabol, 2013. 57(1): p. 19-26; Thatcher, M.O., et al., Ceramides mediate cigarette smoke-induced metabolic disruption in mice. Am J Physiol Endocrinol Metab, 2014. 307(10): p. E919-27; Borissova,

A.M., et al., The effect of smoking on peripheral insulin sensitivity and plasma endothelin level. Diabetes Metab, 2004. 30(2): p. 147-52; Attvall, S., et al., Smoking induces insulin resistance—a potential link with the insulin resistance syndrome. J Intern Med, 1993. 233(4): p. 327-32.

7. Borissova, A.M., et al., The effect of smoking on peripheral insulin sensitivity and plasma endothelin level. Diabetes Metab, 2004. 30(2): p. 147-52; Vital signs: nonsmokers' exposure to secondhand smoke—United States, 1999-2008. MMWR Morb Mortal Wkly Rep, 2010. 59(35): p. 1141-6.

8. Attvall, S., et al., Smoking induces insulin resistance—a potential link with the insulin resistance syndrome. J Intern Med, 1993. 233(4): p. 327-32; Thatcher, M.O., et al., Ceramides mediate cigarette smoke-induced metabolic disruption in mice. Am J Physiol Endocrinol Metab, 2014. 307(10): p. E919-27.

9. Adhami, N., et al., A Health Threat to Bystanders Living in the Homes of Smokers: How Smoke Toxins Deposited on Surfaces Can Cause Insulin Resistance. PLoS One, 2016. 11(3): p. e0149510.

10. Wu, Y., et al., Activation of AMPKα2 in adipocytes is essential for nicotine-induced insulin resistance in vivo. Nat Med, 2015. 21(4): p. 373-82.

11. Bergman, B.C., et al., Novel and reversible mechanisms of smoking-induced insulin resistance in humans. Diabetes, 2012. 61(12): p. 3156-66.

12. Assali, A.R., et al., Weight gain and insulin resistance during nicotine replacement therapy. Clin Cardiol, 1999. 22(5): p. 357-60.

13. van Zyl-Smit, R.N., Electronic cigarettes: the potential risks outweigh the benefits. S Afr Med J, 2013. 103(11): p. 833.

14. Olney, J.W., Brain lesions, obesity, and other disturbances in mice treated with monosodium glutamate. Science, 1969. 164(3880): p. 719-21.

15. Chevassus, H., et al., Effects of oral monosodium (L)-glutamate on insulin secretion and glucose tolerance in healthy volunteers. Br J Clin Pharmacol, 2002. 53(6): p. 641-3.

16. Insawang, T., et al., Monosodium glutamate (MSG) intake is associated with the prevalence of metabolic syndrome in a rural Thai population. Nutr Metab (Lond), 2012. 9(1): p. 50.

17. Cotrim, H.P., et al., Nonalcoholic fatty liver and insulin resistance among petrochemical workers. JAMA, 2005. 294(13): p. 1618-20.

18. Lin, Y., et al., Exposure to bisphenol A induces dysfunction of insulin secretion and apoptosis through the damage of mitochondria in rat insulinoma (INS-1) cells. Cell Death Dis, 2013. 4: p. e460; Magliano, D.J. and J.G. Lyons, Bisphenol A and diabetes, insulin resistance, cardiovascular disease and obesity: controversy in a (plastic) cup? J Clin Endocrinol Metab, 2013. 98(2): p. 502-4.

19. Alonso-Magdalena, P., et al., Pancreatic insulin content regulation by the estrogen receptor ER alpha. PLoS One, 2008. 3(4): p. e2069.

20. Alonso-Magdalena, P., et al., The estrogenic effect of bisphenol A disrupts pancreatic betacell function in vivo and induces insulin resistance. Environ Health Perspect, 2006. 114(1): p. 106-12.

21. Lee, D.H., et al., Low dose organochlorine pesticides and polychlorinated biphenyls predict obesity,

왜 아플까

dyslipidemia, and insulin resistance among people free of diabetes. PLoS One, 2011. 6(1): p. e15977.

22. Kim, K.S., et al., Associations of organochlorine pesticides and polychlorinated biphenyls in visceral vs. subcutaneous adipose tissue with type 2 diabetes and insulin resistance. Chemosphere, 2014. 94: p. 151-7; Lee, D.H., et al., Association between serum concentrations of persistent organic pollutants and insulin resistance among nondiabetic adults: results from the National Health and Nutrition Examination Survey 1999-2002. Diabetes Care, 2007. 30(3): p. 622-8.

23. Kim, K.S., et al., Associations of organochlorine pesticides and polychlorinated biphenyls in visceral vs. subcutaneous adipose tissue with type 2 diabetes and insulin resistance. Chemosphere, 2014. 94: p. 151-7.

24. Melanson, K.J., et al., Effects of high-fructose corn syrup and sucrose consumption on circulating glucose, insulin, leptin, and ghrelin and on appetite in normal-weight women. Nutrition, 2007. 23(2): p. 103-12; Basciano, H., L. Federico, and K. Adeli, Fructose, insulin resistance, and metabolic dyslipidemia. Nutr Metab (Lond), 2005. 2(1): p. 5.

25. Vos, M.B. and C.J. McClain, Fructose takes a toll. Hepatology, 2009. 50(4): p. 1004-6.

26. Diniz, Y.S., et al., Effects of N-acetylcysteine on sucrose-rich diet-induced hyperglycaemia, dyslipidemia and oxidative stress in rats. Eur J Pharmacol, 2006. 543(1-3): p. 151-7; Blouet, C., et al., Dietary cysteine alleviates sucrose-induced oxidative stress and insulin resistance. Free Radic Biol Med, 2007. 42(7): p. 1089-97; Feillet-Coudray, C., et al., Oxidative stress in rats fed a high-fat high-sucrose diet and preventive effect of polyphenols: Involvement of mitochondrial and NAD(P)H oxidase systems. Free Radic Biol Med, 2009. 46(5): p. 624-32.

27. Hu, Y., et al., Relations of glycemic index and glycemic load with plasma oxidative stress markers. Am J Clin Nutr, 2006. 84(1): p. 70-6; quiz 266-7.

28. Nettleton, J.A., et al., Diet soda intake and risk of incident metabolic syndrome and type 2 diabetes in the Multi-Ethnic Study of Atherosclerosis (MESA). Diabetes Care, 2009. 32(4): p. 688-94.

29. Blundell, J.E. and A.J. Hill, Paradoxical effects of an intense sweetener (aspartame) on appetite. Lancet, 1986. 1(8489): p. 1092-3.

30. Swithers, S.E. and T.L. Davidson, A role for sweet taste: calorie predictive relations in energy regulation by rats. Behav Neurosci, 2008. 122(1): p. 161-73.

31. Tonosaki, K., et al., Relationships between insulin release and taste. Biomed Res, 2007. 28(2): p. 79-83.

32. Anton, S.D., et al., Effects of stevia, aspartame, and sucrose on food intake, satiety, and postprandial glucose and insulin levels. Appetite, 2010. 55(1): p. 37-43.

33. Wolf-Novak, L.C., et al., Aspartame ingestion with and without carbohydrate in phenylketonuric and normal subjects: effect on plasma concentrations of amino acids, glucose, and insulin. Metabolism, 1990. 39(4): p. 391-6.

34. Spiers, P.A., et al., Aspartame: neuropsychologic and neurophysiologic evaluation of acute and chronic effects. Am J Clin Nutr, 1998. 68(3): p. 531-7.

35. Beards, E., K. Tuohy, and G. Gibson, A human volunteer study to assess the impact of confectionery sweeteners on the gut microbiota composition. Br J Nutr, 2010. 104(5): p. 701-8.

36. Suez, J., et al., Artificial sweeteners induce glucose intolerance by altering the gut microbiota. Nature, 2014. 514(7521): p. 181-6.

37. Fageras Bottcher, M., et al., A TLR4 polymorphism is associated with asthma and reduced lipopolysaccharide-induced interleukin-12(p70) responses in Swedish children. J Allergy Clin Immunol, 2004. 114(3): p. 561-7.

38. Ruiz, A.G., et al., Lipopolysaccharide-binding protein plasma levels and liver TNF-alpha gene expression in obese patients: evidence for the potential role of endotoxin in the pathogenesis of non-alcoholic steatohepatitis. Obes Surg, 2007. 17(10): p. 1374-80.

39. Cani, P.D., et al., Metabolic endotoxemia initiates obesity and insulin resistance. Diabetes, 2007. 56(7): p. 1761-2.

40. Dekker, M.J., et al., Fructose: a highly lipogenic nutrient implicated in insulin resistance, hepatic steatosis, and the metabolic syndrome. Am J Physiol Endocrinol Metab, 2010. 299(5): p. E685-94.

41. Wurfel, M.M., et al., Lipopolysaccharide (LPS)-binding protein is carried on lipoproteins and acts as a cofactor in the neutralization of LPS. J Exp Med, 1994. 180(3): p. 1025-35; Sprong, T., et al., Human lipoproteins have divergent neutralizing effects on E. coli LPS, N. meningitidis LPS, and complete Gram-negative bacteria. J Lipid Res, 2004. 45(4): p. 742-9; Vreugdenhil, A.C., et al., LPS-binding protein circulates in association with apoB-containing lipoproteins and enhances endotoxin-LDL/VLDL interaction. J Clin Invest, 2001. 107(2): p. 225-34; Munford, R.S., J.M. Andersen, and J.M. Dietschy, Sites of tissue binding and uptake in vivo of bacterial lipopolysaccharide-high density lipoprotein complexes: studies in the rat and squirrel monkey. J Clin Invest, 1981. 68(6): p. 1503-13.

42. Shor, R., et al., Low serum LDL cholesterol levels and the risk of fever, sepsis, and malignancy. Ann Clin Lab Sci, 2007. 37(4): p. 343-8; Kaysen, G.A., et al., Lipid levels are inversely associated with infectious and all-cause mortality: international MONDO study results. J Lipid Res, 2018. 59(8): p. 1519-1528.

43. Weder, A.B. and B.M. Egan, Potential deleterious impact of dietary salt restriction on cardiovascular risk factors. Klin Wochenschr, 1991. 69 Suppl 25: p. 45-50.

44. Garg, R., et al., Low-salt diet increases insulin resistance in healthy subjects. Metabolism, 2011. 60(7): p. 965-8.

45. Luther, J.M., Effects of aldosterone on insulin sensitivity and secretion. Steroids, 2014. 91: p. 54-60.

46. He, Y., et al., The transcriptional repressor DEC2 regulates sleep length in mammals. Science, 2009. 325(5942): p. 866-70.

47. Gil-Lozano, M., et al., Short-term sleep deprivation with nocturnal light exposure alters time-dependent glucagon-like peptide-1 and insulin secretion in male volunteers. Am J Physiol Endocrinol Metab, 2016. 310(1): p. E41-50.

48. Spiegel, K., R. Leproult, and E. Van Cauter, Impact of sleep debt on metabolic and endocrine

왜 아플까

function. Lancet, 1999. 354(9188): p. 1435-9.

49. Sweeney, E.L., et al., Skeletal muscle insulin signaling and whole-body glucose metabolism following acute sleep restriction in healthy males. Physiol Rep, 2017. 5(23).

50. Baoying, H., et al., Association of napping and night-time sleep with impaired glucose regulation, insulin resistance and glycated haemoglobin in Chinese middle-aged adults with no diabetes: a cross-sectional study. BMJ Open, 2014. 4(7): p. e004419.

51. Amati, F., et al., Physical inactivity and obesity underlie the insulin resistance of aging. Diabetes Care, 2009. 32(8): p. 1547-9.

52. Hamburg, N.M., et al., Physical inactivity rapidly induces insulin resistance and microvascular dysfunction in healthy volunteers. Arterioscler Thromb Vasc Biol, 2007. 27(12): p. 2650-6; Liatis, S., et al., Vinegar reduces postprandial hyperglycaemia in patients with type II diabetes when added to a high, but not to a low, glycaemic index meal. Eur J Clin Nutr, 2010. 64(7): p. 727-32.

53. Pereira, A.F., et al., Muscle tissue changes with aging. Acta Med Port, 2013. 26(1): p. 51-5.

54. Myllynen, P., V.A. Koivisto, and E.A. Nikkila, Glucose intolerance and insulin resistance accompany immobilization. Acta Med Scand, 1987. 222(1): p. 75-81.

55. Crossland, H., et al., The impact of immobilisation and inflammation on the regulation of muscle mass and insulin resistance: different routes to similar end-points. J Physiol, 2019. 597(5): p. 1259-70.

56. Kwon, O.S., et al., MyD88 regulates physical inactivity-induced skeletal muscle inflammation, ceramide biosynthesis signaling, and glucose intolerance. Am J Physiol Endocrinol Metab, 2015. 309(1): p. E11-21.

57. Yates, T., et al., Self-reported sitting time and markers of inflammation, insulin resistance, and adiposity. Am J Prev Med, 2012. 42(1): p. 1-7.

58. Dunstan, D.W., et al., Breaking up prolonged sitting reduces postprandial glucose and insulin responses. Diabetes Care, 2012. 35(5): p. 976-83.

59. Tabata, I., et al., Resistance training affects GLUT-4 content in skeletal muscle of humans after 19 days of head-down bed rest. J Appl Physiol (1985), 1999. 86(3): p. 909-14.

Chapter 14

1. Bergman, B.C., et al., Muscle sphingolipids during rest and exercise: a C18:0 signature for insulin resistance in humans. Diabetologia, 2016. 59(4): p. 785-98.

2. Miller, W.C., D.M. Koceja, and E.J. Hamilton, A meta-analysis of the past 25 years of weight loss research using diet, exercise or diet plus exercise intervention. Int J Obes Relat Metab Disord, 1997. 21(10): p. 941-7; Kratz, M., T. Baars, and S. Guyenet, The relationship between high-fat dairy consumption and obesity, cardiovascular, and metabolic disease. Eur J Nutr, 2013. 52(1): p. 1-24.

3. Lehmann, R., et al., Loss of abdominal fat and improvement of the cardiovascular risk profile by regular moderate exercise training in patients with NIDDM. Diabetologia, 1995. 38(11): p. 1313-9.

4. Oh, S., et al., Exercise reduces inflammation and oxidative stress in obesity-related liver diseases. Med

Sci Sports Exerc, 2013. 45(12): p. 2214-22.

5. Kubitz, K.A., et al., The effects of acute and chronic exercise on sleep. A meta-analytic review. Sports Med, 1996. 21(4): p. 277-91; de Geus, E.J., L.J. van Doorren, and J.F. Orlebeke, Regular exercise and aerobic fitness in relation to psychological make-up and physiological stress reactivity. Psychosom Med, 1993. 55(4): p. 347-63; Gerber, M., et al., Fitness and exercise as correlates of sleep complaints: is it all in our minds? Med Sci Sports Exerc, 2010. 42(5): p. 893-901.

6. Ferguson, M.A., et al., Effects of exercise training and its cessation on components of the insulin resistance syndrome in obese children. Int J Obes Relat Metab Disord, 1999. 23(8): p. 889-95; Poehlman, E.T., et al., Effects of resistance training and endurance training on insulin sensitivity in nonobese, young women: a controlled randomized trial. J Clin Endocrinol Metab, 2000. 85(7): p. 2463-8; Miller, J.P., et al., Strength training increases insulin action in healthy 50- to 65-yr-old men. J Appl Physiol (1985), 1994. 77(3): p. 1122-7.

7. Ishii, T., et al., Resistance training improves insulin sensitivity in NIDDM subjects without altering maximal oxygen uptake. Diabetes Care, 1998. 21(8): p. 1353-5; Ibanez, J., et al., Twice-weekly progressive resistance training decreases abdominal fat and improves insulin sensitivity in older men with type 2 diabetes. Diabetes Care, 2005. 28(3): p. 662-7.

8. Eriksson, J., et al., Aerobic endurance exercise or circuit-type resistance training for individuals with impaired glucose tolerance? Horm Metab Res, 1998. 30(1): p. 37-41.

9. Grontved, A., et al., A prospective study of weight training and risk of type 2 diabetes mellitus in men. Arch Intern Med, 2012. 172(17): p. 1306-12.

10. Lee, S., et al., Effects of aerobic versus resistance exercise without caloric restriction on abdominal fat, intrahepatic lipid, and insulin sensitivity in obese adolescent boys: a randomized, controlled trial. Diabetes, 2012. 61(11): p. 2787-95.

11. Yardley, J.E., et al., Resistance versus aerobic exercise: acute effects on glycemia in type 1 diabetes. Diabetes Care, 2013. 36(3): p. 537-42.

12. Kavookjian, J., B.M. Elswick, and T. Whetsel, Interventions for being active among individuals with diabetes: a systematic review of the literature. Diabetes Educ, 2007. 33(6): p. 962-88; discussion 989-90.

13. Taylor, H.L., et al., Post-exercise carbohydrate-energy replacement attenuates insulin sensitivity and glucose tolerance the following morning in healthy adults. Nutrients, 2018. 10(2).

14. Achten, J., M. Gleeson, and A.E. Jeukendrup, Determination of the exercise intensity that elicits maximal fat oxidation. Med Sci Sports Exerc, 2002. 34(1): p. 92-7.

15. Babraj, J.A., et al., Extremely short duration high intensity interval training substantially improves insulin action in young healthy males. BMC Endocr Disord, 2009. 9: p. 3.

16. Orava, J., et al., Different metabolic responses of human brown adipose tissue to activation by cold and insulin. Cell Metab, 2011. 14(2): p. 272-9.

17. Iwen, K.A., et al., Cold-induced brown adipose tissue activity alters plasma fatty acids and improves

glucose metabolism in men. J Clin Endocrinol Metab, 2017. 102(11): p. 4226-34; Saito, M., et al., High incidence of metabolically active brown adipose tissue in healthy adult humans: effects of cold exposure and adiposity. Diabetes, 2009. 58(7): p. 1526-31.

18. Sasaki, Y. and H. Takahashi, Insulin secretion in sheep exposed to cold. J Physiol, 1980. 306: p. 323-35; Harada, E., Y. Habara, and T. Kanno, Cold acclimation in insulin secretion of isolated perfused pancreas of the rat. Am J Physiol, 1982. 242(6): p. E360-7.

19. Imbeault, P., I. Depault, and F. Haman, Cold exposure increases adiponectin levels in men. Metabolism, 2009. 58(4): p. 552-9.

Chapter 15

1. Donnelly, J.E., et al., Effects of a very-low-calorie diet and physical-training regimens on body composition and resting metabolic rate in obese females. Am J Clin Nutr, 1991. 54(1): p. 56-61; Duska, F., et al., Effects of acute starvation on insulin resistance in obese patients with and without type 2 diabetes mellitus. Clin Nutr, 2005. 24(6): p. 1056-64; Bacon, L., et al., Low bone mass in premenopausal chronic dieting obese women. Eur J Clin Nutr, 2004. 58(6): p. 966-71.

2. Koffler, M. and E.S. Kisch, Starvation diet and very-low-calorie diets may induce insulin resistance and overt diabetes mellitus. J Diabetes Complications, 1996. 10(2): p. 109-12.

3. Kanis, J.A., et al., Anorexia nervosa: a clinical, psychiatric, and laboratory study. I. Clinical and laboratory investigation. Q J Med, 1974. 43(170): p. 321-38.

4. Douyon, L. and D.E. Schteingart, Effect of obesity and starvation on thyroid hormone, growth hormone, and cortisol secretion. Endocrinol Metab Clin North Am, 2002. 31(1): p. 173-89.

5. Maratou, E., et al., Studies of insulin resistance in patients with clinical and subclinical hypothyroidism. Eur J Endocrinol, 2009. 160(5): p. 785-90.

6. Kahleova, H., et al., Vegetarian diet improves insulin resistance and oxidative stress markers more than conventional diet in subjects with type 2 diabetes. Diabet Med, 2011. 28(5): p. 549-59.

7. Shukla, A.P., et al., The impact of food order on postprandial glycaemic excursions in prediabetes. Diabetes Obes Metab, 2019. 21(2): p. 377-81.

8. Barnard, N.D., et al., The effects of a low-fat, plant-based dietary intervention on body weight, metabolism, and insulin sensitivity. Am J Med, 2005. 118(9): p. 991-7.

9. Marshall, J.A., D.H. Bessesen, and R.F. Hamman, High saturated fat and low starch and fibre are associated with hyperinsulinaemia in a non-diabetic population: the San Luis Valley Diabetes Study. Diabetologia, 1997. 40(4): p. 430-8.

10. Tagliaferro, V., et al., Moderate guar-gum addition to usual diet improves peripheral sensitivity to insulin and lipaemic profile in NIDDM. Diabete Metab, 1985. 11(6): p. 380-5.

11. Cavallo-Perin, P., et al., Dietary guar gum supplementation does not modify insulin resistance in gross obesity. Acta Diabetol Lat, 1985. 22(2): p. 139-42.

12. McKeown, N.M., et al., Carbohydrate nutrition, insulin resistance, and the prevalence of the

metabolic syndrome in the Framingham Offspring Cohort. Diabetes Care, 2004. 27(2): p. 538-46.

13. Chandalia, M., et al., Beneficial effects of high dietary fiber intake in patients with type 2 diabetes mellitus. N Engl J Med, 2000. 342(19): p. 1392-8.

14. Lunde, M.S., et al., Variations in postprandial blood glucose responses and satiety after intake of three types of bread. J Nutr Metab, 2011. 2011: p. 437587.

15. Frost, G.S., et al., The effects of fiber enrichment of pasta and fat content on gastric emptying, GLP-1, glucose, and insulin responses to a meal. Eur J Clin Nutr, 2003. 57(2): p. 293-8.

16. Weickert, M.O. and A.F. Pfeiffer, Metabolic effects of dietary fiber consumption and prevention of diabetes. J Nutr, 2008. 138(3): p. 439-42.

17. Popkin, B.M. and K.J. Duffey, Does hunger and satiety drive eating anymore? Increasing eating occasions and decreasing time between eating occasions in the United States. Am J Clin Nutr, 2010. 91(5): p. 1342-7.

18. Horne, B.D., et al., Relation of routine, periodic fasting to risk of diabetes mellitus, and coronary artery disease in patients undergoing coronary angiography. Am J Cardiol, 2012. 109(11): p. 1558-62. 240 Notes

19. Hutchison, A.T. and L.K. Heilbronn, Metabolic impacts of altering meal frequency and timing— Does when we eat matter? Biochimie, 2016. 124: p. 187-97; Kahleova, H., et al., Eating two larger meals a day (breakfast and lunch) is more effective than six smaller meals in a reduced-energy regimen for patients with type 2 diabetes: a randomised crossover study. Diabetologia, 2014. 57(8): p. 1552-60.

20. Halberg, N., et al., Effect of intermittent fasting and refeeding on insulin action in healthy men. J Appl Physiol (1985), 2005. 99(6): p. 2128-36.

21. Soeters, M.R., et al., Intermittent fasting does not affect whole-body glucose, lipid, or protein metabolism. Am J Clin Nutr, 2009. 90(5): p. 1244-51.

22. Furmli, S., et al., Therapeutic use of intermittent fasting for people with type 2 diabetes as an alternative to insulin. BMJ Case Rep, 2018. 2018.

23. Zakaria, A., Ramadan-like fasting reduces carbonyl stress and improves glycemic control in insulin treated type 2 diabetes mellitus patients. Life Sci J, 2013. 10(2): p. 384-90.

24. Harvie, M.N., et al., The effects of intermittent or continuous energy restriction on weight loss and metabolic disease risk markers: a randomized trial in young overweight women. Int J Obes (Lond), 2011. 35(5): p. 714-27.

25. McCutcheon, N.B. and A.M. Tennissen, Hunger and appetitive factors during total parenteral nutrition. Appetite, 1989. 13(2): p. 129-41.

26. de Graaf, C., et al., Short-term effects of different amounts of protein, fats, and carbohydrates on satiety. Am J Clin Nutr, 1992. 55(1): p. 33-8.

27. Stewart, W.K. and L.W. Fleming, Features of a successful therapeutic fast of 382 days' duration. Postgrad Med J, 1973. 49(569): p. 203-9.

왜 아플까

28. Mehanna, H.M., J. Moledina, and J. Travis, Refeeding syndrome: what it is, and how to prevent and treat it. BMJ, 2008. 336(7659): p. 1495-8.

29. Bolli, G.B., et al., Demonstration of a dawn phenomenon in normal human volunteers. Diabetes, 1984. 33(12): p. 1150-3.

30. Jarrett, R.J., et al., Diurnal variation in oral glucose tolerance: blood sugar and plasma insulin levels morning, afternoon, and evening. Br Med J, 1972. 1(5794): p. 199-201.

31. Schmidt, M.I., et al., The dawn phenomenon, an early morning glucose rise: implications for diabetic intraday blood glucose variation. Diabetes Care, 1981. 4(6): p. 579-85.

32. Schlundt, D.G., et al., The role of breakfast in the treatment of obesity: a randomized clinical trial. Am J Clin Nutr, 1992. 55(3): p. 645-51.

33. Dhurandhar, E.J., et al., The effectiveness of breakfast recommendations on weight loss: a randomized controlled trial. Am J Clin Nutr, 2014. 100(2): p. 507-13.

34. Carrasco-Benso, M.P., et al., Human adipose tissue expresses intrinsic circadian rhythm in insulin sensitivity. FASEB J, 2016. 30(9): p. 3117-23.

35. Chakrabarti, P., et al., Insulin inhibits lipolysis in adipocytes via the evolutionarily conserved mTORC1-Egr1-ATGL-mediated pathway. Mol Cell Biol, 2013. 33(18): p. 3659-66.

36. Stahl, A., et al., Insulin causes fatty acid transport protein translocation and enhanced fatty acid uptake in adipocytes. Dev Cell, 2002. 2(4): p. 477-88.

37. Unger, R.H., Glucagon and the insulin: glucagon ratio in diabetes and other catabolic illnesses. Diabetes, 1971. 20(12): p. 834-8; Muller, W.A., G.R. Faloona, and R.H. Unger, The effect of alanine on glucagon secretion. J Clin Invest, 1971. 50(10): p. 2215-8.

38. Hans-Rudolf Berthoud, R.J.S., Neural and metabolic control of macronutrient intake. 1999: CRC Press. 528.

39. Goodman, B.E., Insights into digestion and absorption of major nutrients in humans. Adv Physiol Educ, 2010. 34(2): p. 44-53.

40. Unger, R.H., Insulin-glucagon ratio. Isr J Med Sci, 1972. 8(3): p. 252-7.

41. US Centers for Disease Control and Prevention, Trends in intake of energy and macronutrients— United States, 1971-2000. MMWR Morb Mortal Wkly Rep, 2004. 53(4): p. 80-2.

42. Shai, I., et al., Weight loss with a low-carbohydrate, Mediterranean, or low-fat diet. N Engl J Med, 2008. 359(3): p. 229-41.

43. Volek, J.S., et al., Dietary carbohydrate restriction induces a unique metabolic state positively affecting atherogenic dyslipidemia, fatty acid partitioning, and metabolic syndrome. Prog Lipid Res, 2008. 47(5): p. 307-18.

44. Nielsen, J.V. and E.A. Joensson, Low-carbohydrate diet in type 2 diabetes: stable improvement of bodyweight and glycemic control during 44 months follow-up. Nutr Metab (Lond), 2008. 5: p. 14.

45. Garg, A., S.M. Grundy, and R.H. Unger, Comparison of effects of high and low carbohydrate diets on plasma lipoproteins and insulin sensitivity in patients with mild NIDDM. Diabetes, 1992. 41(10): p.

참고 문헌

1278-85.

46. Hu, T., et al., Effects of low-carbohydrate diets versus low-fat diets on metabolic risk factors: a meta-analysis of randomized controlled clinical trials. Am J Epidemiol, 2012. 176 Suppl 7: p. S44-54; Santos, F.L., et al., Systematic review and meta-analysis of clinical trials of the effects of low carbohydrate diets on cardiovascular risk factors. Obes Rev, 2012. 13(11): p. 1048-66.

47. Lifestyle Management: Standards of Medical Care in Diabetes—2019. Diabetes Care, 2019. 42(s1): p. S46-S60.

48. Foster-Powell, K., S.H. Holt, and J.C. Brand-Miller, International table of glycemic index and glycemic load values: 2002. Am J Clin Nutr, 2002. 76(1): p. 5-56.

49. Fukagawa, N.K., et al., High-carbohydrate, high-fiber diets increase peripheral insulin sensitivity in healthy young and old adults. Am J Clin Nutr, 1990. 52(3): p. 524-8; Siri- Tarino, P.W., et al., Saturated fat, carbohydrate, and cardiovascular disease. Am J Clin Nutr, 2010. 91(3): p. 502-9.

50. Ebbeling, C.B., et al., Effects of a low-glycemic load vs low-fat diet in obese young adults: a randomized trial. JAMA, 2007. 297(19): p. 2092-102.

51. Smith, U., Impaired ('diabetic') insulin signaling and action occur in fat cells long before glucose intolerance—is insulin resistance initiated in the adipose tissue? Int J Obes Relat Metab Disord, 2002. 26(7): p. 897-904.

52. Gardner, C.D., et al., Comparison of the Atkins, Zone, Ornish, and LEARN diets for change in weight and related risk factors among overweight premenopausal women: the A TO Z Weight Loss Study: a randomized trial. JAMA, 2007. 297(9): p. 969-77; McClain, A.D., et al., Adherence to a low-fat vs. low-carbohydrate diet differs by insulin resistance status. Diabetes Obes Metab, 2013. 15(1): p. 87-90.

53. Goodpaster, B.H., et al., Skeletal muscle lipid content and insulin resistance: evidence for a paradox in endurance-trained athletes. J Clin Endocrinol Metab, 2001. 86(12): p. 5755-61.

54. Bikman, B.T. and S.A. Summers, Ceramides as modulators of cellular and whole-body metabolism. J Clin Invest, 2011. 121(11): p. 4222-30.

55. Helge, J.W., et al., Muscle ceramide content is similar after 3 weeks' consumption of fat or carbohydrate diet in a crossover design in patients with type 2 diabetes. Eur J Appl Physiol, 2012. 112(3): p. 911-8.

56. Volek, J.S., et al., Carbohydrate restriction has a more favorable impact on the metabolic syndrome than a low fat diet. Lipids, 2009. 44(4): p. 297-309.

57. Zeevi, D., et al., Personalized nutrition by prediction of glycemic responses. Cell, 2015. 163(5): p. 1079-94.

58. Teng, K.T., et al., Palm olein and olive oil cause a higher increase in postprandial lipemia compared with lard but had no effect on plasma glucose, insulin and adipocytokines. Lipids, 2011. 46(4): p. 381-8.

59. Ramsden, C.E., et al., Use of dietary linoleic acid for secondary prevention of coronary heart disease and death: evaluation of recovered data from the Sydney Diet Heart Study and updated meta-analysis. BMJ, 2013. 346: p. e8707; Gillman, M.W., et al., Margarine intake and subsequent coronary

왜 아플까

heart disease in men. Epidemiology, 1997. 8(2): p. 144-9; Ramsden, C.E., et al., Re-evaluation of the traditional diet-heart hypothesis: analysis of recovered data from Minnesota Coronary Experiment (1968-73). BMJ, 2016. 353: p. i1246.

60. Rhee, Y. and A. Brundt, Flaxseed supplementation improved insulin resistance in obese glucose intolerant people: a randomized crossover design. Nutr J, 2011. 10(44): p. 1-7.

61. Milder, J. and M. Patel, Modulation of oxidative stress and mitochondrial function by the ketogenic diet. Epilepsy Res, 2012. 100(3): p. 295-303; Forsythe, C.E., et al., Comparison of low fat and low carbohydrate diets on circulating fatty acid composition and markers of inflammation. Lipids, 2008. 43(1): p. 65-77.

62. Nazarewicz, R.R., et al., Effect of short-term ketogenic diet on redox status of human blood. Rejuvenation Res, 2007. 10(4): p. 435-40; Shimazu, T., et al., Suppression of oxidative stress by beta-hydroxybutyrate, an endogenous histone deacetylase inhibitor. Science, 2013. 339(6116): p. 211-4; Maalouf, M., et al., Ketones inhibit mitochondrial production of reactive oxygen species production following glutamate excitotoxicity by increasing NADH oxidation. Neuroscience, 2007. 145(1): p. 256-64; Kim, D.Y., et al., Ketone bodies are protective against oxidative stress in neocortical neurons. J Neurochem, 2007. 101(5): p. 1316-26; Facchini, F.S., et al., Hyperinsulinemia: the missing link among oxidative stress and age-related diseases? Free Radic Biol Med, 2000. 29(12): p. 1302-6; Krieger-Brauer, H.I. and H. Kather, Human fat cells possess a plasma membrane-bound H_2O_2-generating system that is activated by insulin via a mechanism bypassing the receptor kinase. J Clin Invest, 1992. 89(3): p. 1006-13; Evans, J.L., B.A. Maddux, and I.D. Goldfine, The molecular basis for oxidative stress-induced insulin resistance. Antioxid Redox Signal, 2005. 7(7-8): p. 1040-52.

63. Youm, Y.H., et al., The ketone metabolite beta-hydroxybutyrate blocks NLRP3 inflammasome-mediated inflammatory disease. Nat Med, 2015. 21(3): p. 263-9.

64. Bough, K.J., et al., Mitochondrial biogenesis in the anticonvulsant mechanism of the ketogenic diet. Ann Neurol, 2006. 60(2): p. 223-35.

65. Kim, D.Y., et al., Ketone bodies are protective against oxidative stress in neocortical neurons. J Neurochem, 2007. 101(5): p. 1316-26; Youm, Y.H., et al., The ketone metabolite beta-hydroxybutyrate blocks NLRP3 inflammasome-mediated inflammatory disease. Nat Med, 2015. 21(3): p. 263-9.

66. Edwards, C., N. Copes, and P.C. Bradshaw, D-ss-hydroxybutyrate: an anti-aging ketone body. Oncotarget, 2015. 6(6): p. 3477-8; Roberts, M.N., et al., A Ketogenic Diet Extends Longevity and Healthspan in Adult Mice. Cell Metab, 2018. 27(5): p. 1156.

67. Parker, B., et al., Beta-hydroxybutyrate favorably alters muscle cell survival and mitochondrial bioenergetics. FASEB J, 2017. 31.

68. Cahill, G.F., Jr., Fuel metabolism in starvation. Annu Rev Nutr, 2006. 26: p. 1-22.

69. Myette-Cote, E., et al., Prior ingestion of exogenous ketone monoester attenuates the glycaemic response to an oral glucose tolerance test in healthy young individuals. J Physiol, 2018. 596(8): p.

1385-95.

70. Benedict F.G. and E.P. Joslin, A Study of Metabolism in Severe Diabetes. Washington DC: Carnegie Institution of Washington, 1912.

71. Franssila-Kallunki, A. and L. Groop, Factors associated with basal metabolic rate in patients with type 2 (non-insulin-dependent) diabetes mellitus. Diabetologia, 1992. 35(10): p. 962-6; Weight gain associated with intensive therapy in the diabetes control and complications trial. The DCCT Research Group. Diabetes Care, 1988. 11(7): p. 567-73; Nathan, D.M., et al., Medical management of hyperglycemia in type 2 diabetes: a consensus algorithm for the initiation and adjustment of therapy: a consensus statement of the American Diabetes Association and the European Association for the Study of Diabetes. Diabetes Care, 2009. 32(1): p. 193-203.

72. Srivastava, S., et al., A ketogenic diet increases brown adipose tissue mitochondrial proteins and UCP1 levels in mice. IUBMB Life, 2013. 65(1): p. 58-66; Srivastava, S., et al., Mitochondrial biogenesis and increased uncoupling protein 1 in brown adipose tissue of mice fed a ketone ester diet. FASEB J, 2012. 26(6): p. 2351-62.

73. Brehm, B.J., et al., A randomized trial comparing a very low carbohydrate diet and a calorie-restricted low fat diet on body weight and cardiovascular risk factors in healthy women. J Clin Endocrinol Metab, 2003. 88(4): p. 1617-23.

74. Sharman, M.J., et al., A ketogenic diet favorably affects serum biomarkers for cardiovascular disease in normal-weight men. J Nutr, 2002. 132(7): p. 1879-85.

75. Ebbeling, C.B., et al., Effects of dietary composition on energy expenditure during weightloss maintenance. JAMA, 2012. 307(24): p. 2627-34.

76. Ebbeling, C.B., et al., Effects of a low carbohydrate diet on energy expenditure during weight loss maintenance: randomized trial. BMJ, 2018. 363: p. k4583; Hall, K.D., et al., Energy expenditure and body composition changes after an isocaloric ketogenic diet in overweight and obese men. Am J Clin Nutr, 2016. 104(2): p. 324-33.

77. Sharman, M.J., et al., A ketogenic diet favorably affects serum biomarkers for cardiovascular disease in normal-weight men. J Nutr, 2002. 132(7): p. 1879-85.

78. Westman, E.C., et al., Effect of a low-carbohydrate, ketogenic diet program compared to a low-fat diet on fasting lipoprotein subclasses. Int J Cardiol, 2006. 110(2): p. 212-6.

79. Garvey, W.T., et al., Effects of insulin resistance and type 2 diabetes on lipoprotein subclass particle size and concentration determined by nuclear magnetic resonance. Diabetes, 2003. 52(2): p. 453-62.

80. Gardner, C.D., et al., Comparison of the Atkins, Zone, Ornish, and LEARN diets for change in weight and related risk factors among overweight premenopausal women: the A TO Z Weight Loss Study: a randomized trial. JAMA, 2007. 297(9): p. 969-77.

81. Mavropoulos, J.C., et al., The effects of a low-carbohydrate, ketogenic diet on the polycystic ovary syndrome: a pilot study. Nutr Metab (Lond), 2005. 2: p. 35.

82. Hamalainen, E.K., et al., Decrease of serum total and free testosterone during a low-fat high-fibre diet.

왜 아플까

J Steroid Biochem, 1983. 18(3): p. 369-70.

83. Molteni, R., et al., A high-fat, refined sugar diet reduces hippocampal brain-derived neurotrophic factor, neuronal plasticity, and learning. Neuroscience, 2002. 112(4): p. 803-14; Jurdak, N. and R.B. Kanarek, Sucrose-induced obesity impairs novel object recognition learning in young rats. Physiol Behav, 2009. 96(1): p. 1-5.

84. Young, K.W., et al., A randomized, crossover trial of high-carbohydrate foods in nursing home residents with Alzheimer's disease: associations among intervention response, body mass index, and behavioral and cognitive function. J Gerontol A Biol Sci Med Sci, 2005. 60(8): p. 1039-45.

85. Reger, M.A., et al., Effects of beta-hydroxybutyrate on cognition in memory-impaired adults. Neurobiol Aging, 2004. 25(3): p. 311-4.

86. Bredesen, D.E., Reversal of cognitive decline: a novel therapeutic program. Aging (Albany NY), 2014. 6(9): p. 707-17.

87. Berger, A., Insulin resistance and reduced brain glucose metabolism in the aetiology of Alzheimer's disease. J Insulin Resistance, 2016. 1(1).

88. Vanitallie, T.B., et al., Treatment of Parkinson disease with diet-induced hyperketonemia: a feasibility study. Neurology, 2005. 64(4): p. 728-30.

89. Cheng, B., et al., Ketogenic diet protects dopaminergic neurons against 6-OHDA neurotoxicity via up-regulating glutathione in a rat model of Parkinson's disease. Brain Res, 2009. 1286: p. 25-31.

90. Schnabel, T.G., An experience with a ketogenic dietary in migraine. Ann Intern Med, 1928. 2(4): p. 341-7.

91. Barborka, C.J., Migraine: results of treatments by ketogenic diet in fifty cases. JAMA, 1930. 95(24): p. 1825-8.

92. Di Lorenzo, C., et al., Diet transiently improves migraine in two twin sisters: possible role of ketogenesis? Funct Neurol, 2013. 28(4): p. 305-8.

93. Dexter, J.D., J. Roberts, and J.A. Byer, The five hour glucose tolerance test and effect of low sucrose diet in migraine. Headache, 1978. 18(2): p. 91-4.

94. Austin, G.L., et al., A very low-carbohydrate diet improves gastroesophageal reflux and its symptoms. Dig Dis Sci, 2006. 51(8): p. 1307-12.

95. Yancy, W.S., Jr., D. Provenzale, and E.C. Westman, Improvement of gastroesophageal reflux disease after initiation of a low-carbohydrate diet: five brief case reports. Altern Ther Health Med, 2001. 7(6): p. 120, 116-9.

96. Hermanns-Le, T., A. Scheen, and G.E. Pierard, Acanthosis nigricans associated with insulin resistance: pathophysiology and management. Am J Clin Dermatol, 2004. 5(3): p. 199-203.

97. Paoli, A., et al., Nutrition and acne: therapeutic potential of ketogenic diets. Skin Pharmacol Physiol, 2012. 25(3): p. 111-7.

98. Fomin, D.A., B. McDaniel, and J. Crane, The promising potential role of ketones in inflammatory dermatologic disease: a new frontier in treatment research. J Dermatolog Treat, 2017: p. 1-16.

99. Tatar, M., A. Bartke, and A. Antebi, The endocrine regulation of aging by insulin-like signals. Science, 2003. 299(5611): p. 1346-51.

100. Li, Y., L. Liu, and T.O. Tollefsbol, Glucose restriction can extend normal cell lifespan and impair precancerous cell growth through epigenetic control of hTERT and p16 expression. FASEB J, 2010. 24(5): p. 1442-53; Mair, W. and A. Dillin, Aging and survival: the genetics of life span extension by dietary restriction. Annu Rev Biochem, 2008. 77: p. 727-54; Anderson, R.M., et al., Yeast life-span extension by calorie restriction is independent of NAD fluctuation. Science, 2003. 302(5653): p. 2124-6.

101. Yancy, W.S., Jr., et al., A low-carbohydrate, ketogenic diet versus a low-fat diet to treat obesity and hyperlipidemia: a randomized, controlled trial. Ann Intern Med, 2004. 140(10): p. 769-77; Gasior, M., M.A. Rogawski, and A.L. Hartman, Neuroprotective and diseasemodifying effects of the ketogenic diet. Behav Pharmacol, 2006. 17(5-6): p. 431-9; Wijsman, C.A., et al., Familial longevity is marked by enhanced insulin sensitivity. Aging Cell, 2011. 10(1): p. 114-21.

Chapter 16

1. Bhatti, J.A., et al., Self-harm emergencies after bariatric surgery: a population-based cohort study. JAMA Surg, 2015: p. 1-7.

2. Odom, J., et al., Behavioral predictors of weight regain after bariatric surgery. Obes Surg, 2010. 20(3): p. 349-56.

3. Wickremesekera, K., et al., Loss of insulin resistance after Roux-en-Y gastric bypass surgery: a time course study. Obes Surg, 2005. 15(4): p. 474-81.

4. Zhu, Y., et al., Evaluation of insulin resistance improvement after laparoscopic sleeve gastrectomy or gastric bypass surgery with HOMA-IR. Biosci Trends, 2017. 11(6): p. 675-81.

5. Stefater, M.A., et al., All bariatric surgeries are not created equal: insights from mechanistic comparisons. Endocr Rev, 2012. 33(4): p. 595-622.

6. Saliba, C., et al., Weight regain after sleeve gastrectomy: a look at the benefits of re-sleeve. Cureus, 2018. 10(10): p. e3450.

Chapter 17

1. Johnson, J.L., et al., Identifying prediabetes using fasting insulin levels. Endocr Pract, 2010. 16(1): p. 47-52.

2. Crofts, C., et al., Identifying hyperinsulinaemia in the absence of impaired glucose tolerance: An examination of the Kraft database. Diabetes Res Clin Pract, 2016. 118: p. 50-7.

3. Hayashi, T., Boyko, E.J., Sato, K.K., et al., Patterns of insulin concentration during the OGTT predict the risk of type 2 diabetes in Japanese Americans. Diabetes Care, 2013. 36: p. 1229-1235.

4. Westman, E.C. and M.C. Vernon, Has carbohydrate-restriction been forgotten as a treatment for diabetes mellitus? A perspective on the ACCORD study design. Nutr Metab (Lond), 2008. 5: p. 10.

왜 아플까

5. Grontved, A., et al., A prospective study of weight training and risk of type 2 diabetes mellitus in men. Arch Intern Med, 2012. 172(17): p. 1306-12.

6. Segerstrom, A.B., et al., Impact of exercise intensity and duration on insulin sensitivity in women with T2D. Eur J Intern Med, 2010. 21(5): p. 404-8.

7. Ismail, A.D., et al., The effect of short duration resistance training on insulin sensitivity and muscle adaptations in overweight men. Exp Physiol, 2019.

8. Walton, C.M., et al., Improvement in glycemic and lipid profiles in type 2 diabetics with a 90-day ketogenic diet. J Diabetes Res, 2019. 2019: p. 8681959.

9. Bolton, R.P., et al., The role of dietary fiber in satiety, glucose, and insulin: studies with fruit and fruit juice. Am J Clin Nutr, 1981 34(2): 211-7.

10. Liatis, S., et al., Vinegar reduces postprandial hyperglycaemia in patients with type II diabetes when added to a high, but not to a low, glycaemic index meal. Eur J Clin Nutr, 2010. 64(7): p. 727-32; Johnston, C.S., C.M. Kim, and A.J. Buller, Vinegar improves insulin sensitivity to a high-carbohydrate meal in subjects with insulin resistance or type 2 diabetes. Diabetes Care, 2004. 27(1): p. 281-2.

11. Johnston, C.S., A.M. White, and S.M. Kent, Preliminary evidence that regular vinegar ingestion favorably influences hemoglobin A1c values in individuals with type 2 diabetes mellitus. Diabetes Res Clin Pract, 2009. 84(2): p. e15-7.

12. White, A.M. and C.S. Johnston, Vinegar ingestion at bedtime moderates waking glucose concentrations in adults with well-controlled type 2 diabetes. Diabetes Care, 2007. 30(11): p. 2814-5.

13. Maioli, M., et al., Sourdough-leavened bread improves postprandial glucose and insulin plasma levels in subjects with impaired glucose tolerance. Acta Diabetol, 2008. 45(2): p. 91-6.

14. Lappi, J.S., et al., Sourdough fermentation of wholemeal wheat bread increases solubility of arabinoxylan and protein and decreases postprandial glucose and insulin responses. J Cereal Sci, 2010. 51(1): p. 152-8.

15. Ostman, E.M., H.G. Liljeberg Elmstahl, and I.M. Bjorck, Inconsistency between glycemic and insulinemic responses to regular and fermented milk products. Am J Clin Nutr, 2001. 74(1): p. 96-100.

16. Ostadrahimi, A., et al., Effect of probiotic fermented milk (kefir) on glycemic control and lipid profile in type 2 diabetic patients: a randomized double-blind placebo-controlled clinical trial. Iran J Public Health, 2015. 44(2): p. 228-37.

17. An, S.Y., et al., Beneficial effects of fresh and fermented kimchi in prediabetic individuals. Ann Nutr Metab, 2013. 63(1-2): p. 111-9.

18. Cheon, J.M., D.I. Kim, and K.S. Kim, Insulin sensitivity improvement of fermented Korean Red Ginseng (Panax ginseng) mediated by insulin resistance hallmarks in old-aged ob/ob mice. J Ginseng Res, 2015. 39(4): p. 331-7; Kwon, D.Y., et al., Long-term consumption of fermented soybean-derived Chungkookjang attenuates hepatic insulin resistance in 90% pancreatectomized diabetic rats. Horm Metab Res, 2007. 39(10): p. 752-7.

19. Ruan, Y., et al., Effect of probiotics on glycemic control: a systematic review and metaanalysis of randomized, controlled trials. PLoS One, 2015. 10(7): p. e0132121.

20. Morton, R.W., et al., A systematic review, meta-analysis and meta-regression of the effect of protein supplementation on resistance training-induced gains in muscle mass and strength in healthy adults. Br J Sports Med, 2018. 52(6): p. 376-84; Muller, W.A., G.R. Faloona, and R.H. Unger, The effect of alanine on glucagon secretion. J Clin Invest, 1971. 50(10): p. 2215-8; Unger, R.H., Insulin-glucagon ratio. Isr J Med Sci, 1972. 8(3): p. 252-7.

21. Traylor, D.A., S.H.M. Gorissen, and S.M. Phillips, Perspective: protein requirements and optimal intakes in aging: are we ready to recommend more than the recommended daily allowance? Adv Nutr, 2018. 9(3): p. 171-82.

22. Hoffman, J.R. and M.J. Falvo, Protein—which is best? J Sports Sci Med, 2004. 3(3): p. 118-30.

23. Holmberg, S. and A. Thelin, High dairy fat intake related to less central obesity: a male cohort study with 12 years' follow-up. Scand J Prim Health Care, 2013. 31(2): p. 89-94.

24. Yakoob, M.Y., et al., Circulating biomarkers of dairy fat and risk of incident diabetes mellitus among us men and women in two large prospective cohorts. Circulation, 2016. 133(17): p. 1645-54.

25. Humphries, S., H. Kushner, and B. Falkner, Low dietary magnesium is associated with insulin resistance in a sample of young, nondiabetic Black Americans. Am J Hypertens, 1999. 12(8 Pt 1): p. 747-56; Paolisso, G. and E. Ravussin, Intracellular magnesium and insulin resistance: results in Pima Indians and Caucasians. J Clin Endocrinol Metab, 1995. 80(4): p. 1382-5.

26. Paolisso, G., et al., Daily magnesium supplements improve glucose handling in elderly subjects. Am J Clin Nutr, 1992. 55(6): p. 1161-7.

27. Rodriguez-Moran, M. and F. Guerrero-Romero, Oral magnesium supplementation improves insulin sensitivity and metabolic control in type 2 diabetic subjects: a randomized double-blind controlled trial. Diabetes Care, 2003. 26(4): p. 1147-52.

28. Guerrero-Romero, F., et al., Oral magnesium supplementation improves insulin sensitivity in non-diabetic subjects with insulin resistance. A double-blind placebo-controlled randomized trial. Diabetes Metab, 2004. 30(3): p. 253-8.

29. Morris, B.W., et al., Chromium supplementation improves insulin resistance in patients with type 2 diabetes mellitus. Diabet Med, 2000. 17(9): p. 684-5.

30. Blouet, C., et al., Dietary cysteine alleviates sucrose-induced oxidative stress and insulin resistance. Free Radic Biol Med, 2007. 42(7): p. 1089-97.

31. Shalileh, M., et al., The influence of calcium supplement on body composition, weight loss and insulin resistance in obese adults receiving low calorie diet. J Res Med Sci, 2010. 15(4): p. 191-201.

32. Zemel, M.B., et al., Effects of calcium and dairy on body composition and weight loss in African-American adults. Obes Res, 2005. 13(7): p. 1218-25.

33. Zemel, M.B., et al., Calcium and dairy acceleration of weight and fat loss during energy restriction in obese adults. Obes Res, 2004. 12(4): p. 582-90.

34. Pereira, M.A., et al., Dairy consumption, obesity, and the insulin resistance syndrome in young adults: the CARDIA Study. JAMA, 2002. 287(16): p. 2081-9.

35. Chiu, K.C., et al., Hypovitaminosis D is associated with insulin resistance and beta cell dysfunction. Am J Clin Nutr, 2004. 79(5): p. 820-5.

36. von Hurst, P.R., W. Stonehouse, and J. Coad, Vitamin D supplementation reduces insulin resistance in South Asian women living in New Zealand who are insulin resistant and vitamin D deficient—a randomised, placebo-controlled trial. Br J Nutr, 2010. 103(4): p. 549-55.

37. Islam, M.R., Zinc supplementation for improving glucose handling in pre-diabetes: A double blind randomized placebo controlled pilot study. Diabetes Res Clin Prac, 2016. 115: p. 39-46.

38. Roshanravan, N., et al., Effect of zinc supplementation on insulin resistance, energy and macronutrients intakes in pregnant women with impaired glucose tolerance. Iran J Public Health, 2015. 44(2): p. 211-7.

39. Avena, N.M., P. Rada, and B.G. Hoebel, Evidence for sugar addiction: behavioral and neurochemical effects of intermittent, excessive sugar intake. Neurosci Biobehav Rev, 2008. 32(1): p. 20-39.

40. Hutchison, A.T. and L.K. Heilbronn, Metabolic impacts of altering meal frequency and timing—Does when we eat matter? Biochimie, 2016. 124: p. 187-97. 249

참고 도서

· 『The Art and Science of Low-Carbohydrate Living』, 제프 볼렉(Jeff Volek) & 스티븐 피니(Stephen Phinney)

· 『Good Calories, Bad Calories: 칼로리의 양이 아니라 종류가 문제다』, 게리 타우브스(Gary Taubes)

· 『지방의 역설』, 니나 타이숄스(Nina Teicholz)

· 『당뇨 코드』 & 『비만 코드』, 제이슨 펑(Jason Fung)

· 『The Alzheimer's Antidote』, 에이미 버거(Amy Berger)

· 『Protein Power』, 마이클 단 이데스(Michael Dan Eades) & 메리 단 이데스(Mary Dan Eades)

· 『Always Hungry』, 데이비드 러드윅(David Ludwig)

· 『The Diabetes Solution』, 리처드 번스타인(Richard Bernstein)

· 『Eat Rich, Live Long』, 아이보르 커민스(Ivor Cummins) & 제프 거버(Jeff Gerber)

· 『The Hungry Brain』, 스테판 구예네트(Stephan Guyenet)

· 『Get Strong』, 알 카바들로(Al Kavadlo) & 대니 카바들로(Danny Kavadlo)

왜
아
플
까

🌢

1판 1쇄 발행 2022년 1월 27일
1판 9쇄 발행 2024년 6월 12일

지은이 벤저민 빅먼
옮긴이 이영래 ㅣ 감수 황성혁
펴낸이 이수정 ㅣ 펴낸곳 북드림
표지디자인 북디자인경놈

등록 제2020-000127호
주소 경기도 남양주시 다산순환로20 현대프리미어캠퍼스 C동 4층 49
호 전화 02-463-6613 ㅣ 팩스 070-5110-1274
도서 문의 및 출간 제안 suzie30@hanmail.net

ISBN 979-11-91509-19-9 (03510)